U0138293

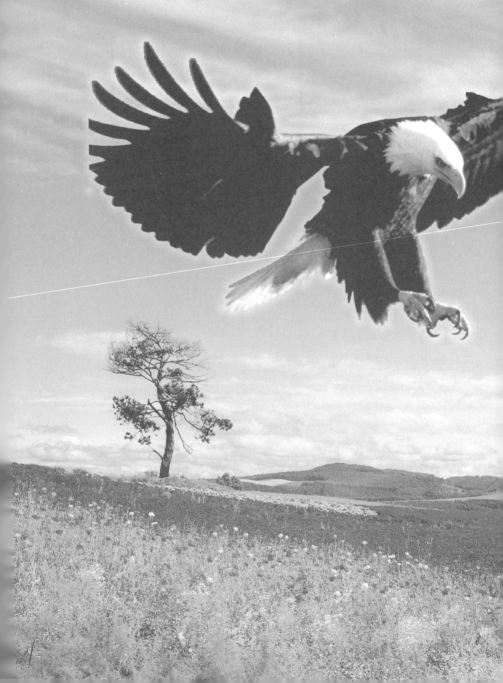

大展好書　好書大展
品嘗好書　冠群可期

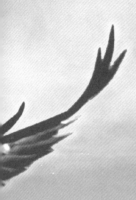

大展好書　好書大展

品嘗好書　冠群可期

中醫保健站：87

張英棟 談 銀屑病根治

《牛皮癬》

張英棟 著

序

——健康生活自無病

醫學發展最根本的目的不應只是診斷疾病、治療疾病，幫助人民群眾解除病痛，而應是引導人們用正確的方式健康地生活。讀完英棟這本書，我想你會有這樣的感覺。

中醫有句俗話：「內不治喘，外不治癬。」概因這兩種疾病在臨床上被歷代醫家視為難治之症，難以根除。而英棟卻獨闢蹊徑，在臨床上擅長於皮膚病，在皮膚病中又攻關銀屑病，其用廣汗法「給邪以出路」的大法不僅開闢了治療銀屑病的又一途徑，而且豐富了銀屑病治療的臨床實踐。

從學術發展的維度看，這本書是對其《銀屑病經方治療心法》和《銀屑病廣汗法治療心路》學術觀點的進一步延伸和豐富。這本書與前兩本書最大的不同在於他對臨床上怎樣運用「廣汗法」進行了很好的回答，初步構建了「廣汗法『三通六顧』方藥體系」，可以說是其臨床治療方法的高度概括。一招一式盡顯功底，遣方用藥初顯風範，在他這樣的年齡實屬難得。希望他進一步思考與總結，儘早形成自己的學術思想和學術體系。

從著書說理的維度看，這本書以銀屑病為主軸，巧妙地運用多種體裁，既有醫案小品、醫學雜文等體現其學術思想，又有科普文章、文學作品等增益其可讀性。可以說，這本書融學術與科普、醫理與醫術、醫案與雜文為一體，大大提高了該書的可讀性和服務可及性。讀來有這麼幾個特點：

　　一是說理清晰。用淺顯易懂的語言、貼近生活的例子，抽絲剝繭地按照疾病發展的脈絡詳細介紹了銀屑病的發病機理，十分「接地氣」，讓讀者能夠對銀屑病有準確而科學的認識。

　　二是案例生動。以臨床案例為主線，一步步地介紹其在臨床上的診治經過，讓讀者對銀屑病的臨床診治有更為清晰的認識，也為臨床上辨證施治銀屑病提供了鮮活經驗、實踐標竿和示範借鑑。

　　三是可及性強。這本書更多地運用科普的語言，對怎樣認識疾病、治療疾病、預防疾病進行了科學回答，讓讀者從中可以學得預防調攝的方法，趨而避之，順而養之，找到一個適合自己的健康生活的方式。

山西中醫學院博士生導師

張俊龍

序
——不忘初心

　　這麼快又看到英棟的第四部大作，非常感嘆其用功之勤。如果中醫同仁都能更專注些、更關注自身學術的進步，中醫復興的腳步就會更快一些了。

　　不出意外的是，書中一如既往地介紹了英棟立足於天、地、人、病四維的系統思維；讓人備感驚喜的是，英棟在這部書裏向大家展示了他治療許多病例的「實況」；更令人感動的是，他把自己臨床中形成的系列「協定方」統統貢獻出來。全盤托出是需要勇氣的，正如英棟所說「允許明天的自己向今天的自己說不對」，只有對自己的未來有信心的人，才會真實地留下今天的記錄，英棟經常說：「歡迎大家拍磚，把學問拍紮實了」。

　　在醫者之中，英棟是不求小道而求大道的一員。他專注於銀屑病，並期待從這一點突破，進而認識宇宙、人生、疾病、自然的道理。這些年來，他確實很有進益。

　　立足於「銀屑病是複雜疾病」的出發點，英棟對銀屑病的治療知難而進。在唯基因決定論的陰影下，我們是無法想像治好任何一種疾病的。但是，當我們一旦認識到任何一種與遺傳相關的疾病，其基因表達都是有前提的，疾病的發生、發展、變化、轉歸都會受整個身體狀況的影響，我們就會有信心透過「把身體控制在健康狀態」來達到「防治疾病」的目的了。

　　這也正是英棟敢於提出「銀屑病可以根治」的前提。這種

提法無疑給銀屑病患者帶來了巨大的希望，從而幫助他們走向健康生活方式之路，這一點的影響遠遠大於治癒疾病這一狹義的目的。

恢復皮膚的正常生理功能，是銀屑病治癒的核心環節。英棟認為，恢復皮膚正常生理功能的客觀指標就是「正汗」——正常的出汗。英棟的系列治療手段，內外治療方法，營造的諸多治療環境，如銀屑病患者康復樂園等，無一不是為了幫助患者重新獲得正汗抄近路、做鋪墊、做準備。

從學術上，我們可以說英棟無疑近則取法李士懋先生的部分思想，遠則上紹內難傷寒；從治法上，英棟正在逐漸遠離左右之偏。無論是他對海南療法不能根治原因的分析，還是他所倡導的發熱誘導療法，都體現了他辨證的思想。

英棟強調發汗不止要用麻黃，既包括腠理玄府通塞的調整，又包括機體內在環境氣血陰陽的補充，最終唯有達到陽氣內蒸、腠理開通的效果，「正汗」功能才能恢復。

英棟反覆強調預防「整體失調」才能根治，患者在治療疾病的過程中應該發揮更加積極、主動的作用。這個治療過程，對患者來說是一個學習的過程，對醫者來說是一個「培養合格患者」的過程。

書中對於根治銀屑病的技巧（包括對銀屑病的認識），廣汗法與正常出汗的關係，選擇醫生、用藥的細節，飲食的禁忌，以及無感溫度泡澡的概念，生活方式的調整，心態對於疾病治癒的重要性，等等，都做了非常具體的闡釋。這一部分既可以說是向同行介紹經驗，又可以說是向患者傳授方法。

我始終對英棟積極求索的精神感到敬重，並且樂於做第一個學習者，但是一如既往，我並不是同意英棟的所有看法。

比如，「發熱誘導療法」這一提法容易引起歧義，準確的「發熱誘導療法」在幾十年前已有人應用，但是經常難以控制其反應程度，確實有人痊癒了，但有的尋常型銀屑病患者會在發熱之後變為紅皮。無論我們如何向患者解釋「這是通向最終永久痊癒的過程」，患者都不能接受這種「加重」的後果。所以，我們在臨床中的態度是，遇到發熱，積極疏導而不主動創造發熱；接受人體主動提供的治癒機會，而不在人體上製造現象。

不過細讀文章，我們會發現，英棟所講的「發熱誘導療法」其實並非主動創造發熱，而是積極調整身體機能，期待人體自行出現「適度發熱」的狀況，把這種自行出現的發熱或者偶然遭遇的發熱當作一次治療的機會，不隨波逐流地立即撲滅它，而是因勢利導，誘導陽氣調和、體表通達，從而治癒頑疾。

古人云：「吾生也有涯，而知也無涯。」有志於學者，都是在用有限的生命去探求無涯的知識。在此過程中，我們會逐漸接近真理。

面對知識的浩瀚海洋，我們不必悲觀長嘆，只要持續地探求、追問，就可能在一定的時間、一定的範圍內達到極致的微細體驗，而由這一點的突破，我們有可能窺見宇宙的全貌！

英棟如此，我等皆當效仿。

北京中醫醫院

張蒼

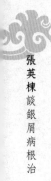

張英棟談銀屑病根治

自序
——理可頓悟、事宜漸修

銀屑病能根治的道理，只要知道三句話，就可以明白。

但前提是，先清空你原先的認識。

好了，放下心來，先試著聽懂這三句話：

1. 人體健康應正汗（健康本質：健康的本質是正常）。

2. 正汗不正病當現（疾病本質：病是身體問題的外在反映，是身體問題的信號）。

3. 復持正汗去不還（根治本質：有人對恢復和保持正常有畏懼心，認為根本不可能做到。實際上，遠不是完全正常才會皮損消失，只要向正常轉變，走一小半的路程，「病」就已經消失了）。

第一句話講健康。人體的整體健康，包括皮膚的健康，而皮膚健康可以從「正常（或者說是健康）的出汗」上體現。

第二句話講疾病。具體到皮膚上的疾病，如銀屑病來講，它只是結果或者說是表象，其病因是皮膚出汗由正常狀態變為不正常狀態，汗的變化是本質，皮損只是結果。

第三句話講治療。既然病是從汗的不正常上來的，那治療就很簡單了。能設法恢復或趨向於正常的出汗，就能臨床治癒；恢復後能保持正常的出汗，就是根治了。

簡單嗎？

很簡單。

只是在你剛剛接觸到廣汗法治療體系的時候，你還不適應。

你首先試著把這三句話背下來，排除雜念。想一想，是不是這個理呢？

***

好了，如果只是想明白道理的話，看完前面這些文字，你就可以合上本書了。

但是，如果你不僅想明白道理，還想把這種正確的道理應用於你的身體康復中，那就必須要往下看了。

真的，只要你能真正背會，並且明白前面的那21個字，你一定會堅信銀屑病能治癒，並且能根治，「理可頓悟」！

可是，如果你要把理想變成實際的話，就需要進入「事宜漸修」的程序了。比如：為什麼打籃球、羽毛球之類的運動不可能獲得正常的出汗？為什麼晚上不能出來運動？為什麼平常認為的出汗多對於銀屑病的治療是不利的？什麼樣的情況下喝羊湯才可以治療銀屑病？……每個細節中都有道理，只有明白這些小道理，才可能在努力的過程中做到偏差儘量小。

***

核心的道理要「大道至簡」、「一言以終」。

但是，大道理中有無數個小道理，必須要耐心地整理與總結。

本書希望中醫醫生，西醫醫生，看中醫的患者，看西醫的患者，與銀屑病有關的人，甚至是與銀屑病無關但關注自身健康的人都來讀讀。希望在閱讀的過程中，你可以不知不覺地學會獨立思考。

要讀書的人，就是對學習有興趣的人，就是明白健康需要

自身獨立思考的人。

知道需要學習，離會學習還有很長的路。以下是我對於學習，從策略高度談的一點體會，希望可以幫助到大家。

醫學分為三大塊內容：一為核心理論，一為方藥技術，一為治病技巧。

核心理論是「道」的內容，各個行業是互通的。這一塊內容，應屬於「知其要者一言以終」的範疇，需要做減法，要能用最少的文字表達清楚，才能做到大道至簡。這一塊內容是可以利用媒體大力宣揚的，讓大眾增強鑑別真假優劣醫生的能力，從而普及並提高大眾的醫學科學素養。

方藥技術是醫生的專業技能，說白了就是留心醫藥的醫生的「經驗」——經歷、驗證的方藥越多，這塊內容就越豐富。把醫學當作經驗醫學的那些「同道」，只專注這塊內容。但古語有「道無術不行，術無道不遠」的說法，這裏的「術」就是拉車的技巧，「道」就是看路的本事。一些「醫匠」會看一些病，有一些熟能生巧的技術，但缺乏對於「為什麼」的思考，終究是個「匠」，猶如高級技工不能替代工程師一樣，工程師需要更多的創造、思考，需要悟「道」。反之，工程師也不能代替高級技工，你再懂，再有悟性，沒有時間的磨鍊，沒有實踐的磨鍊和回饋，也不行。

方藥技術這一塊是不能隨意在大眾媒體上傳播的，這塊不僅需要腦子，還需要手腳的熟練功夫。時間對於每個人都是公平的，醫生在鍛鍊醫療技術的時候，你在你的專業中鍛鍊相應的技術，難道你會認為醫生也能很容易地掌握你的技術嗎？當然不能。同理，方藥技術是不可能被非專業人士所掌握的。

治病技巧應該是患者的強項，因為患者有切身的體會。但

是，患者個體的體會很多時候是盲目的，不可能顧全大局。於是，醫生來審視，參與整理，幫助患者把更多的技巧有機地融合起來，顯得很有必要。

然而，技巧的積累需要時間和精力，如果某醫生擅長治療某一疾病或在某一階段主攻某病，治病技巧就會很多；如果什麼病都看，技巧便要相對少。醫生，特別是中醫，不要貪大求全，先在某一個疾患上擁有豐富的治療經驗，取得被認可的成績，然後再轉戰他病。不同的醫生各展所長，讓醫學在一個個堅實的點上開花結果。這樣下去，醫學便可以不斷地堅實地進步。

以上三塊內容中，核心理論是第一位的。核心理論好比錢串子（古代的銅錢需要串子來串著），其他兩樣好比銅錢。沒有錢串子，銅錢便形不成合力。

重視核心理論的人會認為醫學是「經典的理論醫學」，重視方藥使用技術的人會認為醫學是「經驗醫學」，重視治病技巧的人會認為醫學是「一堆絕招的組合」。每個人所處的位置和階段不同，所以所見各異，討論很容易陷入「雞同鴨講」的尷尬。如果固守著自己盲人摸象得到的一點自以為是的看法，去攻擊別人，就更不應該了。

本書內容就是按照這三大塊內容來編排的。

第一塊內容屬於通論，大家都應該讀，也都必須讀，或者讀還不夠，應該讀懂，悟明白了，才可以。

第二塊內容是專業醫生要看的內容，可以說患者莫入，最後一部分醫案，有興趣者可以當小說來讀讀，但需要警告一句：不要關注方藥的內容，因為每個人都有自己的「本分」，過猶不及。

　　第三塊內容是每個患者都需要細細去研究的，透過這些文字訊息的傳遞來開發適合自己的治病技巧體系。當然，醫生關注這塊也是對的，而且是應該的，如果懷疑這塊的重要性，可以先去看看《傷寒論》12條後桂枝湯方後注的內容，東方醫聖如此，你不該學嗎？西方一個醫生的墓碑上刻著：「有時去治癒，常常去幫助，總是去安慰」，如果沒有這些切實的技巧的關注和對於這個病深度的瞭解，你如何去幫助和安慰呢？

前言
——本書的讀法

要讀就有個讀什麼的問題，或者怎麼讀的問題。

作為本書的作者，我給大家的建議是：

醫生可以先讀「根治疾病有大道」這一部分，讀到已經對理論確信無疑，化入自己的思維之後，憑自己的興趣讀後面的內容。要讀，就不僅要讀到，而且要讀懂，並且要悟通，最後可以指導患者去運用。有很多自以為聰明的醫生，對於別人的理論淺嘗輒止，然後去應用，有幸碰對了，沾沾自喜，更自以為是；不幸沒有碰對，不是反思自己學習不精，而是埋怨、懷疑別人的正確性。這些故事我見得多了，希望大家追求智慧，不要自滿於聰明，害人害己。

患者要讀，先讀「要想根治學技巧」這一部分，這部分內容對患者有直接的幫助，雖不能讓你治癒、根治，但是會讓你減輕——對於長遠的健康沒有損害前提下的減輕。減輕後，需要做的就是如何讓身體更健康，如何讓身體保持在一個健康的狀態——正常的狀態、不要偏，這就需要用心去悟「根治疾病有大道」這部分內容。但是，對於患者有一個忠告，千萬不要去研究「病急如何用方藥」這一部分，這部分內容不是你能弄懂的。

目錄

第二部分

病急如何用方藥——根治銀屑病方藥體系

第三部分

要想根治學技巧——根治銀屑病實用問答

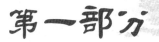

第一部分

根治疾病有大道
——根治銀屑病核心理論

從中醫學角度看遺傳與根治

「同一粒種子，為什麼在甲地能夠發芽而在乙地卻不能發芽呢？這似乎只能說明，種子本身沒有問題！」裘沛然先生在其《人學散墨》一書中如是說。其本意並不是說遺傳的，但筆者讀到這句話時，卻想到了基因在疾病發生中所占的地位。

基因好比種子，種子是否發芽，即基因是否被激活發病，取決於甲地、乙地的土壤是否適合種子發芽，還是取決於種子本身呢？

答案並不蹊蹺，但知者、思者有幾人呢？

《紅樓夢》第五十五回道：「誰知鳳姐稟賦氣血不足，兼年幼不知保養，平時爭強鬥智，心力日虧。」「稟賦氣血不足」是由先天決定的，對於氣血虛弱型疾病具有易感性；而「年幼不知保養，平時爭強鬥智，心力日虧」則是由疾病的易感性向疾病轉化的關鍵，是疾病的「種子」發芽的「土壤」。試想：如果沒有「年幼不知保養，平時爭強鬥智」創造的「心力日虧」的土壤，而是「好生將養」，疾病會發生嗎？

基因，顧名思義，是基礎的原因。中醫學的稟賦、體質、先天等概念就已經蘊含了基因的內容。稟賦分稟賦殘缺、稟賦不足和稟賦不耐等。

稟賦殘缺，多可尋找到固定基因，而更常見到的稟賦不足的疾病，卻未必能在基因上得到反映。

稟賦不耐，與基因相關，但並不一定由基因決定，指對外界各種因素，如飲食、植物等有不同於常人的反應。如「人有稟性畏漆，但見漆便中其毒，亦有性自耐者，終日燒煮，竟不

為害也。」（語出《諸病源候論‧漆瘡候》）需要注意的是：「稟賦不耐並非出生就顯現，也不一定終生不變，每一個體對各種因素的易感性和耐受性可隨年齡、環境而改變。」

中醫學用稟賦、體質、先天等概念，可以準確地反映遺傳的疾病易感性，並且有一整套成熟的指導臨床的治療體系與之相應。稟賦等中醫概念可以包含基因所要表達的內容，而基因卻只能表達稟賦的一部分內容。

基因決定論，從中醫角度說，就是先天決定論。《健康報》的一篇文章指明：「人身處不同的成長環境，體內的基因會不定期地發生表觀遺傳學的變化。」這說明基因對於人體的作用是隨著環境的變化而變化的（**基因檢測是不可能動態監測到這些變化的**），即基因並不能決定人體是否生病、是否健康。這與中醫學中先天可以影響後天，卻不能決定後天相仿。

基因能夠決定的是遺傳的疾病易感性。疾病易感性並不是說一定會得病，只是說如果不注意的話，比別人更容易得某類病。問題在於，如果注意的話，基因還會起決定作用嗎？

《健康報》的另一篇文章報導：英國曾經發生過這樣的事件，一個不到10歲的小女孩被自己的父親帶去做乳腺摘除手術，因為父親透過家族史分析以及基因檢測，發現女兒可能會患上乳腺癌，這在當時的英國引起了軒然大波。

其實，基因檢測是一種概率統計、風險評估，要理性科學地對待和干預。基因決定論帶來的大眾恐慌已經越來越甚。理性地對待基因的作用已經迫在眉睫。如果把基因的概念換成比之更成熟而完善的稟賦、體質、先天等中醫學概念，大眾會更容易理性地對待。

中醫有句俗語：「先天不足後天補。」這句俗語已經深入

人心。這句俗語使大眾更安心地接受自己先天的稟賦，而積極地以後天的努力發揚稟賦中好的一面，小心地避免壞的一面。

這種理性的態度值得鼓勵。而把「先天」的表達方式換成「基因」就會帶來恐慌。其實，基因即是「人之生也，有剛有柔，有弱有強，有短有長，有陰有陽」（語出《靈樞·壽夭剛柔》）的另一種表達方式。它只代表生之前的稟賦，並不能決定一生的健康狀況。

《素問·上古天真論》云：「法於陰陽，和於術數，飲食有節，起居有常，不妄作勞，故能形與神俱，而盡終其天年，度百歲乃去。」天年，指稟賦的壽命。沒有多少人會奢求「盡終其天年」，因為很難做到「法於陰陽，和於術數，飲食有節，起居有常，不妄作勞」。對於稟賦的「天年」，我們無法得到，而對於稟賦的基因中所提示的疾病傾向，我們就一定可以收穫嗎？醫學的目的應該是健康，而不是防病，更不只是治病。如果以健康為目的，主動地將身體調整在較好的狀態，基因中的疾病易感性便沒有表達的機會。

很多疾病呈家族性，也成為基因決定疾病的佐證。實質上，遺傳因素只是增加患某病的風險、概率，並不意味著家族中其他成員就一定會患此病。很多疾病出現家族聚集現象，其實與家庭成員相同的不良生活習慣有關。因此，有家族疾病史者，應反思家庭環境及生活習慣中的有害因素，堅持以健康為目標調整自己的身心，讓家族疾病譜成為警鐘，而不是增加自己的心裡負擔。

對於有遺傳傾向的複雜疾病，筆者提供的治療策略是「治療－自療－自癒」。這種策略中不僅有治，更有防患於未然的成分在內。對於其家族成員，照著策略中「自療－自癒」做，

便可以收穫健康，同時起到防止遺傳傾向變為疾病的作用。

把基因看作是一粒種子，有很多人便心生幻想──不妨把「種子」挖掉，這樣便可以高枕無憂，絕對不會患某病。其實，這是一種誤解。除了很少的單基因遺傳疾病外，大多數常見病、多發病，如高血壓、心血管疾病、腫瘤等都是多基因疾病。如已知的乳腺癌易感基因約60種，銀屑病易感基因近20種。處理一種基因不現實，處理多種基因就更不現實了，況且還有更多的相關基因尚未被發現。

筆者將多基因疾病的發病比喻為做鞭炮和放鞭炮的過程，各種基因分別充當火藥、紙、藥捻等角色。如果這些做鞭炮的原料只是處於散放狀態，它就止於基因，不會形成鞭炮。不正當的生活習慣是鞭炮原料的組合過程，鞭炮形成了，就由散放的基因狀態變成隨時可以被激活的素因狀態。有了素因，只要出現隨機的誘因，多基因就會被激活，形成疾病。多基因是應當坦然接受的現實，誘因具有無法避免的隨機性，只有素因是可控的。不正當的生活方式是形成素因的罪魁禍首，這也是目前很多複雜疾病都被認為是生活方式的原因。

改變自身的生活習慣比依賴基因研究的進步，更經濟，更現實。相對於基因的探討，中醫更關注人體的土壤，這對於人類的健康更具現實意義。

多基因疾病的基因研究、基因治療的現實性不容樂觀，基因的功能解讀至今還是天書。「人類基因組計劃結束後，人們僅僅是看到了那兩米多長的遺傳密碼。面對這個密碼，人們更想知道它們到底代表著什麼，變異基因編碼的蛋白會有什麼樣的不同，不同的蛋白會怎樣影響我們的身體等。」研究目標指向了基因功能的解讀，到什麼時候才能真正看清這部天書，誰

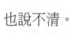
也說不清。

「複雜疾病，如心血管疾病、腫瘤、糖尿病、神經精神疾病、自身免疫性疾病等往往具有明顯的遺傳異質性、表型複雜性及種族差異性等特徵。」關聯分析的基本原理是：「在一定人群中選擇病例組和對照組，比較它們之間某個等位基因頻率的差異，進而確定是否與疾病相關。……關聯分析研究往往不能直接發現致病的遺傳變異，後續的研究（如闡明其致病機制）依然任重而道遠。關聯分析研究主要檢測人群中高於5%的特定等位基因頻率，還有許多罕見的、重要的疾病相關遺傳變異有待於發現。」（上述內容均源自《健康報》）

可見，現代研究熱衷於看到什麼，發現什麼，而中醫研究更關注看出了什麼，什麼對於人類的健康更有實際的價值。

由於學術功利與市場利益的驅動，基因相關的學術及市場一片混亂。中醫看待基因，更注重導致其發展、變化的環境因素，即疾病發生、基因組合情況變化的土壤。這與對於人體健康和疾病狀態的思考、判斷離不開人體的土壤是等同的。意即有基因，沒有基因，都是這樣思考，基因的作用只相當於一個幌子和藉口，沒有太多的實際價值。與其將更多的精力放在縹緲的基因研究上，不如更現實一點兒，多在人體的「土壤」上做文章。

中醫更強調人體的自組織和自我調節能力、自癒能力，這些都是在關注人體的「土壤」。積極發揚中醫在防病治病方面的優勢，國家醫療投入會減少，人民健康水準會提高。

綜上所述，遏制基因決定論引起的恐慌和混亂，讓大眾客觀地認識到基因的真相，以中醫的「土壤說」來積極地應對家族性疾病、遺傳相關疾病的防治，於國於民將更有利，更具現實意義。

從中醫學角度看銀屑病的根治

根治，從患者角度理解為治癒且不再復發；從醫者角度理解為「治病必求於本」（語出《素問·陰陽應象大論》）。與西醫學對於銀屑病病因、發病機制「尚未完全明瞭」（語出《臨床皮膚病學》第二版）相對應，西醫學對於本病的治療只有對症、試探性治療，於是根治無從談起。

而與中醫學對於本病病因明確、病機清晰相對應，中醫學對於本病從預防、治療、療效鞏固到防止復發都有非常系統的治療體系，故從中醫學角度談，銀屑病完全可以根治。

1. 銀屑病病因明確

銀屑病〔俗稱牛皮癬、乾癬（Psoriasis）〕的病因可以簡單分為基因、素因和誘因三部分內容。

基因即遺傳因素。很多疾病的發生都有其遺傳背景，但遺傳背景只能決定疾病的易感性，卻不能決定疾病的發生。換句話說，基因只是種子，種子可以決定發什麼芽，就是得病的傾向性；但不能決定是否發芽，是否發芽需要看土壤是否適合種子發芽。

素因即素體情況，決定種子是否發芽的土壤即素因。素因由生活方式來決定，新醫學模式強調生活方式病，強調的就是素因。離開素因，基因和誘因就不會發生關係。

影響素因形成的因素如下：

（1）**起居和工作環境**。如北京患者楊某某一直在陰涼潮濕的臥室中生活，廣西患者古某某常年在開空調的電腦室內工

作。

（2）**飲食因素**。如4歲半的患者侯某某起病原因為每日喝袋裝涼牛奶七八袋；36歲的患者王某某從小愛吃泡麵，且不喜食魚蝦及牛羊肉。

（3）**情緒因素**。如60歲患者張某某早年離異，子女年近40歲尚未婚配；11歲患者巨某某脾氣急躁，內向易怒。

（4）**運動習慣**。如跨欄運動員趙某某常於運動大汗後洗冷水澡；商人王某某外出多以車代步，很少運動，故出汗極少。

其他，如穿衣的習慣、服藥的習慣，以及作息時間的安排等，均可透過日復一日的重複強化形成素體狀態。這些因素組合起來決定了患者的發病情況和發病類型。

誘因即誘發因素，是隨機發生的，如外傷、過敏、服藥等。對於既具備多基因的材料，又有素體因素組合而成的「鞭炮」，只要隨機引爆，便形成了疾病。

從現實的角度來講，基因是不容易改變的，誘因是無法避免的，我們能做的就是控制素因的形成。可以說，素因是銀屑病病因中的關鍵因素，是聯繫基因和誘因的紐帶。明白了這些，我們就可以將關注的重點放在素體因素上，改變生活方式，改變人體「土壤」，對於銀屑病的治療就可以達到「未病先防、既病防變、既癒防復」的目標。

2. 銀屑病病機清晰

銀屑病的病機核心在「鬱」和「熱」。斟酌「鬱」與「熱」兩者在發病機制中的比重，確定「鬱」與「熱」兩者中何者為

主要矛盾，是治療開始之前必須要明確的問題。每種疾病都有其核心病機，這個病機可以概括疾病始終的各個階段，能幫助我們更好地認識疾病、治療疾病。

趙炳南老師認為：本病的發生，血熱是內在因素，是發病的主要根據。朱仁康老師認為：「血分有熱」是銀屑病的主要原因。

血熱內蘊，鬱久化毒，以致血熱毒邪外壅肌膚而發病。從表面上看，兩位中醫皮科前輩都在強調「熱」，而如果我們可以突破表象，去探究內「熱」的形成原因，便可以發現兩位前輩都不約而同地強調「鬱」。從他們的言論中，我們可以得出「鬱為本，熱為標」「鬱為因，熱為果」的結論。

銀屑病之「血分有熱」，與楊栗山所講的「裏熱鬱結，浮越於外也，雖有表證，實無表邪」中的「裏熱鬱結」同義，「血分」為在「裏」之意，而「熱」就其實質而言為「鬱熱」。「浮越於外」之「外」與溫病「熱入營血」之「入」，截然相反，「熱入營血」到「動血」階段要「涼血散血」，而「裏熱鬱結，浮越於外」的「血分有熱」卻需要順勢外散。

以上講到的是「鬱為本，熱為標」「鬱為因，熱為果」的一類銀屑病病機，還有一類是以「熱」為主，「熱為本，鬱為標」「熱為因，鬱為果」的情況。

以治療熱病著稱的劉河間在《素問病機氣宜保命集》中講過一段話：「小熱之氣，涼以和之，大熱之氣，寒以取之，甚熱之氣，汗以發之。」這段話中明確提到了「火鬱發之」。「火鬱發之」中不僅有「汗以發之」，還有「涼以和之」和「寒以取之」的情況存在。「涼以和之」和「寒以取之」所代表的寒涼直折的治療方法，針對的就是以「熱」為主，「熱為本，鬱

為標」「熱為因，鬱為果」的情況。

一般的中醫治法對於銀屑病的治療更關注「熱」，而筆者提出的以「汗」為指歸的治療體系從表面上看似乎更關注「鬱」。但從本質上來講，我們是「鬱」「熱」並重的，對於「鬱」與「熱」兩者在具體患者病機中的比重，以及「鬱」與「熱」兩者針對具體患者孰為本的問題，才是臨床實踐中需要探討的重點。

3. 銀屑病治法系統

李東垣《脾胃論》中云：「不可以得效之故而久用之，（若久用）必致難治矣。」文中「得效」是針對症狀的改善、針對標、針對短效的；「難治」則是針對人體、針對本、針對疾病的預後、針對長效的。筆者認為，應該立足長效求速效。如果因為求速效損害了患者長久的健康，這種速效不要也罷。

當前，銀屑病的治療中有求速效和求長效兩種大的治則並存，前者的著眼點在皮損的有無，而後者的著眼點在患者機體的整體恢復。如果就根治而言，前者與根治無關，而後者是以根治為目標的。

筆者臨證常將銀屑病皮損比喻為人體大門口的垃圾，人體的正氣已經將邪氣排斥到門口（體表），治療是應該將垃圾再強行推到人體內部，還是順應人體的自潔趨勢、幫助垃圾更好地遠離人體，並且建立起清掃、清除體內垃圾的日常程序呢？

方向不同的兩種方案都可以達到讓人體大門口的垃圾不被看到的目的，但孰優孰劣，孰只求速效孰速效長效兼顧，當不難分辨。

《素問》云：「其在皮者汗而發之」，也在提示人體大門口

的垃圾應該向外發散的治療大方向。將已經在大門口的垃圾推到人體內部，是對於銀屑病的誤治，其危害不在當下，而在垃圾久積體內產生的後果。其後果不外兩種：

一為垃圾再沒有自發外散的機會，聚於體內成為遠較銀屑病為重的內臟病變（病變的最初表達是最輕淺的，如果阻止了最初的表達，導致垃圾的滯留，一定比最初表達的病變要重）。從表面上看，銀屑病沒有復發，實質上是更嚴重的，對人體更為不利的，表現於其他較重要器官的，另外一種形式的復發。

二為垃圾仍有外散之機，但遠沒有最初的外散那樣順暢。從表面上看，銀屑病復發後的皮損一般較少、較厚，從皮損多少來看似乎是越復發越輕了，但從皮損的厚薄來看卻是越復發越厚，越難治了（筆者把銀屑病皮損比喻為冰，銀屑病皮損的療效指標是厚與薄、聚與散，越薄、越散，冰越容易融化）。

「汗而發之」之「汗」，當為「測汗」之意。簡單講，就是以「正汗出」為治療方法的檢驗標準——不論採用什麼樣的治法，達到並且保持了長久的「正汗」，則治療是正確的；無論什麼樣的治法，即使其達到了皮損消失的目標，但最終沒有達到長久的「正汗」，則治療是不正確的，甚至從根本上講存在著方向性的錯誤。

講銀屑病中醫治法系統的意義在於，中醫對於「正汗之理」「正汗的標準」「得汗之法」以及「汗後護理」等有非常詳盡而系統的論述，如張錫純在《醫學衷中參西錄》中云：「人身之有汗，如天地之有雨，天地陰陽和而後雨，人身亦陰陽和而後汗」；

《傷寒論》桂枝湯方後注云：「一時許，遍身漐漐微似有汗者益佳，不可令如水流漓，病必不除」；

冉雪峰在《八法效方舉隅・汗法》中云：「發汗之道甚多……內因氣結，則散其結而汗出；內因血閉，則開其閉而汗出；內因水停，則化其水而汗出；如因熱壅，則清其熱而汗出……神而明之，存乎其人」；

劉河間在《傷寒直格》中云：「夫大汗將出者，慎不可恨其煩熱，而外用水濕及風涼制其熱也。陽熱開發，將欲作汗而出者，若為外風、涼、水、濕所薄，則怫熱反入於裏而不能出洩……亦不可恨其汗遲而厚衣壅覆，欲令大汗快而早出也。怫熱已甚，而鬱極乃發，其發之微則順，甚則逆」。

4. 根治之「根」

談到根治，首先要明確什麼是「根」和銀屑病的病「根」是什麼的問題。

《新編說文解字》對「根」的解釋為：「本義：樹根，有國之母，可以長久，是謂深根固柢、長生久視之道。引申義：事物的本源；徹底去除。」根治之「根」應該取引申義，即從「事物的本源」著眼，以達到「徹底去除」的目標。

具體到銀屑病，病「根」在何處呢？有學者認為銀屑病之「根」是基因。基因是什麼呢？是種子，種子只能決定發什麼芽（即得病的傾向性）的問題，但不能決定是否發芽。是否發芽取決於土壤是否適合種子發芽，所以基因不能決定疾病的發生，決定疾病是否發生的根本問題是人體的土壤。

中國工程院俞夢孫院士認為：「整體失調是人類發生各類疾病的必要條件。在整體失調前提下究竟會發生哪類疾病，則與自身的生活習慣、性格、體質、遺傳基因等多種因素有關，這僅僅是容易發生某些疾病的充分條件」。這就是說病「根」

應該是「整體失調」，而非基因。

「治病必求於本」。整體失調是本，症狀是標，具體到銀屑病來說，機體失衡是本，皮疹是標。以皮損消失為目標去治療，是在治標，或者說是在捨本逐末，故無法根治，這是目前多數西醫和一些中醫治療的大法；而另一些西醫和一部分中醫準確地抓住了「整體失調」這個發病機制中的根本問題，使根治成為可能。筆者提出用「廣汗法」治療銀屑病，旨在以「正汗出」為目標對人體進行全方位的調整，為銀屑病根治提供了適合的臨床路徑。整體失調、機體偏離穩態故得病，汗出障礙是整體失調在皮膚局部的具體體現，而銀屑病是汗出障礙的結果。於是我們可以這樣說，具體到銀屑病，汗出障礙是病的根本，汗出恢復和保持是治療的根本，只有以「正汗出」為目標的治療才是治根，才可能根治。

5. 根治之「治」

中醫自古有「上醫治未病之病，中醫治欲病之病，下醫治已病之病」之說。很多醫生和患者錯以為治療就是開藥，以為開藥有效就是良醫。這就好比認為學會救火就是好的消防系統一樣，卻不知真正好的消防系統的工作重點應該在防火。

「防」的主體應該在患者自身。上醫之道重在防，重在讓患者自身覺醒。沒有耐心的「話療」，患者能明白應該自療和如何自療的道理嗎？不明白其中的道理，患者又如何自覺地施行呢？

只有認識到中醫是成熟的理論醫學，認識到治療的主體是患者而不是醫生，醫生的作用在於安慰、及時的應急治療和為患者長久的自療指引方向，才能領會根治之「治」的深層含

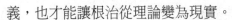

義，也才能讓根治從理論變為現實。

因此，根治之「治」，重點在於患者持之以恆的自療，尤其需要強調的是集中治療後患者長久的保持。沒有患者自身長久的保持，根治只能是一紙空文。而如何指導患者持之以恆，則是醫者之責任。

西醫學對銀屑病的病因學和發病機制進行了多方面的研究，發現銀屑病的發生與遺傳、感染、代謝障礙、免疫功能紊亂、環境、季節、情緒、思維方式等自然、社會和心理因素均有關係，但對其核心發病機制還缺乏確切的認識。而在新醫學模式的指導下，將人視作一個生成的整體而非由分子堆砌成的組合體，病因和發病機制就可以變得清晰。

西醫學當前的治療方法，雖有些針對症狀發生機制的藥物，如某些藥物可抑制表皮細胞增生，但只能控制症狀，不僅不能解決復發的問題，很多時候還會有損害健康的不良反應。也就是說，從現有的西醫學應用藥物的思路解決「根治」的問題是不可能的。

承認這種現實，在現有條件下，既要努力幫助病人消除症狀，又要不使患者健康受損，這才是銀屑病治療的總原則。

近年來，「替代療法」在西方興起。「替代療法」是指超出西方既有的醫療技術範疇的種種療法，如針灸、按摩、氣功、瑜伽功、心象療法、催眠療法，還有採用觀察體溫、肌肉緊張程度及心率、血壓、腦電波等的自律訓練法和生物回饋放鬆療法等。

「替代療法」的基本原則是：由精神傳送到肉體，切斷疾病形成的環節，實現自我治病的目的。因為感情和意志，這種人的意識狀態是控制自主神經、內分泌和免疫功能的主要因

素。美國的一位學者認為:「能量是人的本體。受本人的感情、思維方式以及他人和客觀環境的影響,打破能量平衡便會生病,如果能測出能量失去平衡的狀況就能設法預防生病。」也就是說,「替代療法」可以從整體調整,恢復機體平衡,提高機體抗病能力,從而達到防病、治病和治癒後不再復發的目的。這與筆者治療銀屑病的思路不謀而合。

銀屑病是「全身狀態失衡的一種皮膚異常表現」(語出《銀屑病患者必讀》)。從表面上看是形成了皮損,但透過皮損我們需要得出皮膚狀態失調的結論。「皮膚狀態的失調」或者說「皮膚穩態的破壞」是全身整體失調的局部表現。汗出情況便是皮膚狀態的一個直觀的指證。如果全身均勻微汗,便說明皮膚狀態正常;如果汗出現障礙,便預示著皮膚狀態的異常。皮損是皮膚狀態異常的一種結果和體現方式,治療的目標在於皮膚狀態恢復和保持正常。

可以這樣講,如果把治療的目標定位於恢復和保持正常的汗出──也就是恢復和保持皮膚的正常功能和狀態,銀屑病就可以治癒並不再復發──也就是所謂的「根治」。而如果將治療的目標只是定位於皮損的消失,而與「正汗出」、與皮膚的正常功能和狀態無關的話,「根治」將無從談起。

要「恢復和保持正常的汗出」,單靠醫生是不可能的。這就是我們宣揚「知識求醫、理性治療」全新治療觀念的出發點。從患者角度講,首先要選擇懂得「根治」的醫生;從醫者角度講,要儘量幫助患者調整好心態,指導患者擬定安全、有效的治療方案,不只是藥物治療,更關注其心身狀態,即增強其信心,提高其生活品質,使之儘快達到「正汗出」的治療目標。如果醫者都能以新醫學模式作為指導,充分發掘中國醫學

的寶庫，融合西醫學的前沿理念和技術，既要消除症狀，又要考慮到患者的長遠利益，重在從整體調整，恢復機體平衡，提高機體自癒能力，保持長久的穩態，以致於終生保持，由此「根治」將不再是理論而是現實。

根治需改變體質

讀潘桂娟研究員《論日本漢方一貫堂醫學的學術特點及現代意義》一文，發現一貫堂醫學的很多觀點先得我心。

該學派對於疾病發生的觀點是：「準確地把握體質和疾病的因果關係……也就是說具有某種體質的人，容易患何種疾病是有一定規律的，掌握各種體質特徵的發病規律，便可以有效地預防和及時地治療疾病。」

該學派對於體質與疾病治療的關係有兩點認識：「其一是掌握了體質與疾病之間有規律的相關關係，便可以掌握治療時機，控制疾病的發展，縮短病程，提高療效。其二是透過藥物改善體質（消除產生疾病的潛在因素，將疾病消滅在未發病之前）或在疾病已發之際，將改善體質與治療疾病有機地結合起來，達到根治的目的。」

在談到疾病的根治和預防時，該學派認為：「著眼於消除造成人體不同體質類型的環境因素，如飲食衛生、生活方式等，從而在一定程度上控制或阻斷某種體質的形成，從根本上預防疾病的發生。」

該文對體質的強調點中了疾病治癒、根治、預防等一系列問題的要害。體質是疾病發生的背景，單純地強調疾病的分型論治，針對的是疾病的結果，是「治其然」；只有著眼於體質

的動態變化，兼顧疾病、症狀的治療，才能「治其所以然」，才有資格談「治病必求於本」。

目前有很多學者強調「方證對應」，是在給後學者指出中醫臨床上手的捷徑。如果想要登堂入室，離開對體質的思考，離開對疾病發生背景理論層面的解讀，只能是緣木求魚。黃煌教授的「方—症（證）—人」學說，不僅提到了「症（證）」，更提到了「人」，大家不可誤讀。黃煌教授所說的「人」，其實就是本文所講的體質。

以銀屑病為例來講，著眼於症狀的消除是不可能達到根治目的的。只有對於疾病發生的背景——體質有透徹的認識，把從體質的特異性和動態變化，到疾病、症狀的發生之間的每個環節都給予合理的理論解讀，才可能對銀屑病的復發有清晰的認識，也才可能預防銀屑病的復發，達到根治的目的。

銀屑病患者群體中，有的冬重夏輕，有的夏重冬輕。「症」是一樣的，或者說從體徵上不容易區別，但「人」（即體質）是不同的，甚至完全相反。臨床上統計，冬重夏輕者屬於寒濕體質者偏多，而夏重冬輕者屬於濕熱體質者偏多。

一貫堂醫學的觀點中，還有一點需要特別強調，即在強調「藥物改善體質」的同時，更強調「著眼於消除造成人體不同體質類型的環境因素，如飲食衛生、生活方式等」。此即筆者重視的對於「非藥物方法」（*筆者提倡用「集訓式」「夏令營式」的治療模式，綜合治療頑固性疾病，主要目的在於發掘「非藥物方法」在治療中的巨大潛力*）的關注。

對於根治，生活方式、思維習慣、飲食習慣等的改變，是藥物的作用所不可比擬的。藥物使用再久，對於人體的影響也不可能超過食物和生活方式。藥與「生活方式」應該是同源、

同功，協同作用的，藥更多的目標是消除疾病；而飲食、情緒、起居等著眼於體質的改變。只有改變了體質——疾病發生的背景，疾病才可能不再發生，得以根治。

銀屑病與汗的關係，所要討論的實際上就是疾病與體質的關係。如果只著眼於銀屑病的症狀，可採用的治療方法有很多；但如果要想得到根治，要想達到「遍身微汗」狀態（實際是一種體質狀態）的恢復和保持，則被過濾掉的方法也會很多。筆者提倡的「立足長效求速效」就是此意。在長效和速效衝突的時候，應該以長效為重，用是否影響「長效」來過濾眾多方法可得「速效」之法。

體質是個體較穩定的一種特性，改變不可能一蹴可幾，需要持之以恆。從不容易患某病的體質變為容易患某病的體質，是不容易的，只不過這種轉變在無意識之中；而從容易患某病的體質變為不容易患某病的體質，顯得更難，因為這種轉變是在醫生指導下，有意識地進行。

《景岳全書・傳忠錄・藏象別論》曰：「其有以一人之稟而先後之不同者。如以素稟陽剛，而恃強無畏，縱嗜寒涼，及其久也，而陽氣受傷，則陽變為陰矣；或以陰柔，而素耽辛熱，久之則陰日乏涸，而陰變為陽矣。不惟飲食，情慾皆然。」以上這段文字，張景岳反覆提到了「久」「久之」，說明這種轉變的漸進性和長期性，這種改變沒有患者長久的「持」是無法達到目標的。

健康在於積累，疾病也在於積累

《易經》坤卦中有這樣的表述：「積善之家，必有餘慶；

積不善之家，必有餘殃。臣弒其君，子弒其父，非一朝一夕之故，其所由來者漸矣，由辨之不早辨也。」

讀書至此，想起筆者原先寫過的一句話：病來也漸非如山，冰凍三尺逐日寒。

「積」是重要的。良好習慣的逐漸累積，必有所成；而不良習慣的逐漸積累，必有所病。

「辨」是重要的。如果在習慣形成之初能辨別其正誤，不良的習慣及時糾正，好習慣大力發揚，那麼一定會有好的成果，而不會出現壞的後果。

「早辨」是重要的。但早晚需要活看，早晚是和別人比，更是和自己比。中國古語有「朝聞道夕死可也」，比起那些人，如果不到那一步，聽到正確道理的人都算早。

中國還有一句古話：「亡羊而補牢，未為遲也。」出現一些不好的苗頭，或者一些不致命的疾病，都可以理解為「亡羊」，如果以此為契機，早辨，及時改變，那就是早；如果出現問題，急於消除症狀，不思考為什麼，只顧眼前，放任一個個改變的時機，那就是晚。

所有大的變故都是小的錯誤累積而成的，如果早辨，及時改變，防微杜漸，那麼大的災禍在「未病」之前就防好了，治於無形。但是更多的人，只有到了大的災禍到來之時才會「病急亂投醫」，去求「下醫」，求「速效」，這樣只能導致更大的災禍。這些道理，有些人至死也不明白。

《內經》有言在先：「渴而穿井，鬥而鑄兵，不亦晚乎？」

對於與銀屑病患者有血緣關係的家人，都應該來學習廣汗法的理論體系和實踐操作。對於已經患銀屑病的人來說，筆者的治療是在糾偏；對於未患過病的銀屑病患者周圍的「高危人

群」，按照銀屑病患者治病的生活習慣去生活，就是在防病；對於大多數的「健康人」，筆者倡導的「得正汗」的生活方式，是在幫助大家「積善」，讓健康者更健康，讓不夠健康的人找回健康。

因為筆者所倡導的「得正汗」的生活方式，旨在健康，對於當今社會的大多數人都會有所幫助。我經常對患者說：「這種生活方式，對病人來說是治病，對後代來說是防病，對於正常人來說是養生、保健。」

在與老年大學學員交流時，我問道：「您小腿前面會出汗嗎？」所有學員給出的答案都是否定的。

這引起了筆者的重視，這群老人很多在經受更年期「多汗」的困擾，很多人經常足浴保健，但無一人脛前會出汗。其實，他們不屬於「多汗」，都屬於「不會出汗」，在筆者的理論體系中叫作「汗出不勻」。

對於「汗」的教育，應該引起大家的重視。對於健康來說，這遠比大規模的體檢經濟有效，「遍身微汗」可以說就是健康的代名詞。

我們應該早日懂得「遍身微汗」的重要性，做到早日辨、早日變、早日積。

預防「整體失調」就是根治

1968年，貝塔朗菲發表的《一般系統論》中講到：系統是由許多相互關聯又相互制約的各個分支部分組成的具有特定功能的有機整體，並且具有時間上的動態性，以及空間、時間、功能上的有序性。生命現象是有組織、相互關聯的，並且是有

序的，其目的是系統要走向最穩定的系統結構，這便引出了「自組織系統」理論。

俞夢孫院士和楊雪琴教授認為：從人體系統的自組織能力角度看，發生慢性非傳染性疾病（這類疾病與生物、心理、社會、生活方式、環境有密切關係，包括各類癌症、代謝障礙綜合徵和銀屑病等）的根本原因是整體失調，是人體系統自組織能力的弱化。整體失調是人類發生這類疾病的必要條件。在整體失調前提下，究竟會發生哪類疾病，則與自身的生活習慣、性格、體質、遺傳基因等多種因素有關，這些僅僅是容易發生某類疾病的充分條件。

當前，這類疾病的研究熱點多放在基因上，整體狀態失調的研究沒有得到應有的重視。事實上，大多數人或多或少地存在疾病相關基因。只要整體狀態調節良好，即使存在疾病相關基因，疾病也不會發生。

控制論創始人N・維納認為：「人是一個維持穩態的機構」，「人的生命在於穩態的維持之中」。健康體現在人體是整體穩態的維持，而在皮膚方面體現的是皮膚穩態的維持。皮膚的穩態有什麼客觀指徵嗎？有，那就是汗。著眼於汗，銀屑病的治療目的就成為恢復和保持健康地出汗，而不僅僅是被動地防病、治病。這樣，治療、預防、保健、養生成為一個整體，並行而不悖，醫學會變得主動而積極，真正健康的醫學目的才會得到回歸。這樣的治療理念不僅適用於銀屑病，同樣適用於其他慢性非傳染性疾病。

《銀屑病患者必讀》一書中寫道：「銀屑病的發病、誘發和加重與生物、心理、社會和環境多因素相關，是全身狀態失衡的一種皮膚異常表現。」

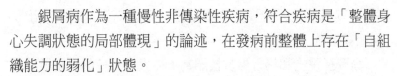

　　銀屑病作為一種慢性非傳染性疾病，符合疾病是「整體身心失調狀態的局部體現」的論述，在發病前整體上存在「自組織能力的弱化」狀態。

　　有報導，銀屑病患者存在自主神經調節功能低下和自身免疫調節功能紊亂；也有研究證明，銀屑病患者常伴發代謝障礙綜合徵等慢性疾病。可見，銀屑病患者存在整體身心狀態失調的基礎，其皮損僅是局部體現。所以，著眼於皮損的治療不僅不能獲得真正的健康，反而可能會損害患者長久的健康，有些極端情況下無異於「飲鴆止渴」。

　　調查顯示，在銀屑病患者中，有遺傳家族病史者僅為10%～30%。北方患病率比南方高，冬季容易復發，居處潮濕、熬夜、酗酒、情緒波動、感冒誤治等容易誘發銀屑病，以上這些因素一起構成了銀屑病發病的充分條件。而整體狀態失調才是必要條件。需要特別強調的是，如果必要條件不具備，即使充分條件具備，也不會發生銀屑病。對銀屑病發病的這一認識很重要，這為銀屑病可預防、可根治、可癒後不復發提供了理論基礎。

　　這樣，我們的治療重點便應轉移到必要條件上，即患者的整體狀態上。基因和誘因都屬於充分條件，若沒有適合疾病發生的土壤，疾病也不會發生。

　　將這些複雜的理論通俗而清晰地講給銀屑病患者的切入點，就是正常的汗出——遍身、微微有汗且均勻。只要思考，我們便可以找到「健康醫學」針對每個特定疾病的客觀指標。

　　其實，「健康醫學」與筆者從中醫學角度出發一貫強調的「給邪出路」和「復正」（建立人體正常秩序）、「持正」思想相同，可見中西醫理論在更高的層面上可以互通。

疾病是身體問題的外在反映

疾病是什麼？
是引起機體不適的症狀集合，
是身體內部有問題在體外的反映。

如果能認可身體內本來有一個「好大夫」的說法，
就可以把疾病和症狀認為，
體內「好大夫」對於你身體問題處置時的表現。

如果尊重身體內的「好大夫」，
就不要隨意地壓制症狀。

我們不能只是急著讓症狀消失，
而應該去努力正視身體的問題。

先有問題，
身體反應，
才有症狀。

壓制症狀，
身體的問題就能得到解決嗎？

而解決問題，
身體的症狀卻一定會消失。

尊重人體的反應能力，

尊重有問題時人體的反映，

尊重身體有問題症狀的提醒。

醫學本該學習身體內的「好大夫」，

看他為了人體最大最長遠的利益作甚，

而不只是為了應急壓制，粉飾太平，姑息養奸。

……

尊重皮損，

尊重發熱，

尊重瘙癢……

不要在不明底裏的時候痛恨詛咒他，

學會看懂身體的語言和密碼，

以尊重和順應為主，

生命最大，

長遠最佳，

綠色自然最不怕。

「發熱誘導療法」與銀屑病根治

發熱，一直被醫學當作一個症狀來治療。

在傳染病大範圍流行的時候，發熱同樣起著反映人體內部問題的作用，但是反應往往過於激烈，會對人體產生一些急性的、不容易逆轉的傷害。

防治傳染病，要警惕發熱（指過度發熱），這樣的慣性，讓醫學到了非傳染病主導的時代，對於發熱仍然保持著過分的

警惕。

目前，更多的疾病是不容易發熱的。

目前，更多的人群是不會發熱的。

目前，有太多的人還懼怕發熱。

醫學的作用在糾偏。

醫生的作用在隨時權衡利弊。

當發熱不足的時候，醫學應該糾什麼偏？

當適度發熱利大於弊的時候，醫生應該做什麼？

適度發熱是一種恢復和保持健康的能力，現代人有這種能力的人已經不多了，我們希望能幫助大家找回這種能力，於是有了「發熱誘導療法」。會適度發熱，說明身體變壯了，會自己調節了，再交給患者一些正確的理念，就容易根治了。

下面列舉一些實例來說明適度發熱的益處，希望可以幫助大家獨立思考，轉變思路，更好地走向健康（保持健康，根治自然不在話下）。

一、享受發熱，無為而治

「如何對待發熱？」若問中醫，回答多是解表散熱、攻裏洩熱、甘溫除熱、滋陰降熱等；若問西醫，回答多是消炎、退熱。醫生多把發熱當作「病」來對待，無論中醫、西醫，一見發熱就想抑制它、消除它（甚至可以說是掩蓋它），幾乎成為一種思維定式。

這樣對待發熱是否正確呢？

首先，我們需要思考：人為什麼會發熱？進而可以嘗試，在安全的前提下如果不去退熱又會怎麼樣？改變對症治療的思維慣性，從「以人為本、長治久安」來看，「放任」身體熱一

段時間，對機體長遠的健康更好，還是一定不好呢？

　　下面介紹一些臨床的事實和理論的探討，希望給患者及臨床醫生一些借鑑。

　　患者宋某某，男，36歲，銀屑病病史16年。診治之初，筆者由其病程緩慢、病變侷限、皮損肥厚，判斷其為陰證。給予適當治療後，精神漸好，出汗漸勻，頭部、小腿部皮損消失，只剩面部難以攻克，常訴面部皮損僵硬不適，整體辨證為熱鬱陽明，處以大劑白虎湯為主收效不顯，憑藥力難於散結，如果可以透過正氣的調整，有誘因激發發熱則會幫助治療。

　　2013年9月30日複診：患者訴有3天連續發燒，體溫38℃，因知筆者關於發熱的道理，故未用消炎、退熱藥物，3天後自行熱退，自覺與之前相比明顯精力充沛，出汗變得容易而均勻，吃飯時脛前也可以出汗。最讓患者欣喜的是，燒退後，面部僵硬感消失，自覺柔軟靈活了，之後的治療也由於這次發熱而變得順利很多。

　　患者何某，男，26歲，銀屑病病史7年。高中時得了支原體肺炎，高燒不退，咳嗽嚴重，後來去醫院診治，經過一個多星期的打針、輸液，終於「好」（症狀減輕或者消失）了，可是真正的煩惱卻來了，身上開始出現紅色的小斑點，後來越長越大，慢慢表皮上附著了銀白色的皮屑，後確診為銀屑病。

　　7年來四處就醫，皮疹頑固難癒，幾乎喪失了治癒的信心。求治於筆者後，精神、出汗、皮損都在好轉，只有小腿幾處頑痰死結變化甚微。

　　2013年11月19日複診：患者訴出現發熱，扁桃體化膿，均未用藥，後發燒自行消退，扁桃體自癒，皮損也大為改觀。之後，患者用文字來回顧這次發燒的經歷：「張大夫說要是有發

燒和感冒的情況，只要不危及生命就不用管，讓它燒下去，自己慢慢退掉⋯⋯真的開始發燒了，下午就感覺不舒服，到了晚上量體溫38.3℃，我想起了張大夫的話，讓它燒下去，我就沒有管，沒有喝任何的退燒藥，一直喝水，就這樣熬過了第一晚。第二天早上量體溫39.2℃，體溫升高了，身上特別難受，腰疼，腿疼，但也在被子裏一直躺著，出了一身又一身汗，自己都不記得怎麼過的那一天，暈暈乎乎的，只記得出了好多汗，被子、褥子都是潮潮的。第三天，體溫依舊不降，還是39℃左右⋯⋯換了一套床單被罩，又熬過了一天。第四天，體溫終於緩緩降了下來，精神也好多了，可是扁桃體又開始疼了，心想：糟糕，不會是扁桃體發炎了吧。

果不其然，第二天扁桃體化膿了，但是沒有發燒，還是多喝水，謹記張大夫的話，不吃藥。就這樣折騰了一個星期，燒退了，嗓子不疼了，我發現身上許多地方小的癬沒有了，稍大一點的也退下去了，依稀能看見些紅色的印記。那時候，心裏真的太高興了。」

筆者在臨床中遇到患者發熱，並不急著去退熱，而是首先判斷發熱對於其身體造成的危險及我們可以接受的程度，接著評估發熱對患者機體產生的長遠影響，最後才決定是退熱還是助熱。按中醫分析，病機屬陰者，發熱多可以幫助疾病由陰轉陽。這時，筆者多會說明利害，讓患者明白在保證安全的情況下應「享受」發熱的好處。

經過發熱的自癒過程縮短治療進程的例子太多了，近來有70歲銀屑病患者趙某，55年病史，皮損泛發、肥厚，初診時皮疹肥厚裂口，行動不便，夏季住院時堅持發熱20餘日，治療不足4月便精神、出汗、皮損都大為改觀，患者自認為「已經痊

癒」，如此之快速，出乎筆者的意料。

與借「發熱」進入治療「快車道」的患者不同的是，還有越來越多的患者和醫者由於不懂「發熱」對人體的好處，盲目地掩蓋發熱、打擊發熱，從而讓身體變壞，小病變大病。

如安某，男，21歲，2013年9月26日初診，病史一個半月。診斷完畢，問其最近有無發燒情況，患者自訴今年農曆七月初二發燒，燒至39℃，醫生處以安乃近退熱。10天後，身上開始起疹，醫院診斷為銀屑病。

在安全的前提下發熱，頂多算是「短痛」。與此相對，發熱處置不當帶來如銀屑病之類的複雜疾病，便是心理、身體雙重的「長痛」。「短痛」處置合理可以預防「長痛」，治療「長痛」。而太多急功近利、「對症治療」的醫生看不到這一點。

發熱是陽氣與外邪相爭的結果。初感外邪，能燒起來，整體陽氣振奮就能把邪氣趕走，迅速治癒疾病。久病之後能燒起來，說明陽氣的功能在恢復，疾病有速癒之機。小病不怕燒，只要安全，燒就是在治病；對於頑固難治的病，怕的是燒不起來，而不是怕發燒。

在接治了很多銀屑病患者後（有很多患者是經過偶然「發熱」而獲得很好的臨床效果，有很多患者是由於外感病發燒被誤治而得銀屑病），筆者越來越堅信正視「發熱」的益處很重要，希望讓更多的醫生和患者認識到這一點。

意識到這一點，就不會盲目地用消炎藥或者寒涼中藥去退熱，而是尊重身體的「自衛反擊」，進一步講，可以在關鍵時刻助人體正氣一臂之力。

筆者將當今多數銀屑病患者的核心病機歸為表閉熱鬱，無論皮損是「冰」（寒濕積聚），還是「膠」（濕熱膠著），臨床

患者常常感覺身體整體暖不起來，或者是上面容易上火而下焦寒濕重。這一類病人（有的是天生體質偏寒，有的則是多年用藥以及生活習慣不良損傷了陽氣）有一個共同的特點，就是不容易發燒，甚至連低燒的機會都很少。

對於表閉熱鬱的銀屑病患者來說，陽氣不足，或者陽氣不用，都存在陽氣鬱而難伸的情況，發熱是人體鬱閉的陽氣被激發，同時會激發更多的陽氣加入「戰鬥」，是難治病的「欲解時」。這個時候，只要沒有生命危險，最好的治療就是幫助人體的陽氣「一鼓作氣，攻克頑疾」。作為醫者，如果沒有十足的把握採取最恰當的治療方法幫助患者時，我們不如做好「糧草接應，觀敵瞭陣」。這個時候，無為而治也許就是最好的治療。「無為」並不是不作為，而是不妄為，靜觀人體的自癒進程，伺機而動 ── 這是屬於「道」層面的治療，非只懂「術」、只知方證對應的醫者可比。

有了這樣的思維認識，才能在保證患者安全的情況下，從容不迫地對待發熱，「坐享其成」，讓很多難治性銀屑病患者的治療以發熱為拐點出現階段性轉折。如果醫生治病只是為病人消除了症狀而不考慮病人的整體，甚至以犧牲長遠的健康作為代價，消除症狀，貌似是在治病，實質是在害人。醫學要尋求真正的治癒，必須要「以人為本，整體兼顧」，實現人體的長治久安。

希波克拉底曾經說過：「自然是疾病的醫生。自然能自己發現治療途徑和方法。」老子更是有「無為而治」的高見。

筆者認為，一位高明的大夫並不應時時想著如何「干預」人體，而應該學會更多地向人體的自癒能力學習，順應自然之道，無為而治。「發熱」作為人體自癒過程的外在反映，是應

該抑制，應該掩蓋，還是應該順應、幫助呢？這個問題應該不難回答。總體戰略上應該順應，而戰術上則需要三因制宜。

哲學可以給醫學指明方向，如果方向錯了，跑得再快又有什麼用呢？

對於發熱，可以「享受」者應該有十之七八，不去打擊患者的自癒能力，對於醫生來講是「無為而治，坐享其成」的好事，何樂而不為呢？至於發熱的痛苦，如果比起錯誤地壓制發熱帶來的其他疾病來講，又算得了什麼呢？重在觀念的轉變，如果真能明白「短痛」和「長痛」的道理，我們便可以「痛並快樂著」，享受發熱。

二、珍惜發熱

從《傷寒論》原理的探析中，我們可以得出「三陽易治三陰難」的結論。三陽三陰如何分辨呢？《傷寒論》第7條「病有發熱惡寒者，發於陽也；無熱惡寒者，發於陰也」給出了答案。由此，我們可以得出一些初步的結論：「發熱……者」要比「無熱……者」容易治。

《黃帝內經・素問・熱論篇》中也表達了類似的思想：「今夫熱病者，皆傷寒之類也……人之傷於寒也，則為病熱，熱雖甚不死。」

既然這樣，我們就應該不懼怕「發熱」，而應該警惕「無熱」。如果一個基層醫生將「發熱……者」治成「無熱……者」，我們首先不應該隨意地鼓勵。進而，我們還可以懷疑，他治錯了。

治療從根本上來講應該是讓病人越治越不容易得病，越治病越少，快速地解除症狀是不應該受到鼓勵的，除非有其他更

嚴重的後患或者生命危險。

發熱，從本質上來說是人體正邪交鋒的外在表現。如果正氣不足的話，是很難發熱的，或者說是很難發高熱的。而沒有邪氣，人體也是不會發動正氣抗邪表現為發熱的。如果人體在發動正氣發熱抗邪，希望把邪氣清除，而醫生用了針對「發熱」的對症治療，實質上是在打擊正氣抗邪的攻勢。

熱退了，從表面上看是「病好了」，實際上是正氣受傷了。一種後果是正氣再也無力組織攻勢──外在表現是發熱，這下以「發熱」為治療目的的醫學該歡慶勝利了，而其實質是正氣的衰弱；另一種後果是正氣在短暫的受挫後，稍作休整，繼續組織抗邪的攻勢──發熱，那麼，以壓制症狀為治療目的的醫學便會認為其是「反覆發熱，難治之病」，而其實質是正氣雖然受挫，卻還能組織起新的攻勢，恰恰說明了身體較好。

筆者數年前治療一例酒糟鼻患者，42歲男性，治療效果滿意，令患者對中醫產生了濃厚的興趣，希望筆者為之治療反覆發熱。具體情況為：半個月到一個月便發燒一次，全身乏力，非靜脈用較大劑量抗生素一週左右無法解決，已持續數年，深以為苦。

筆者首先為他解讀了「發熱」這個症狀作為抗邪的反應對於人體健康的積極意義，接著囑咐其再發熱時馬上找筆者診治。患者半信半疑，等到又一輪發熱之初，找到筆者，筆者為之開了疏散邪氣的方子，然後囑咐患者，不到萬不得已，不要輸液，方子也可以備用而先不吃。

患者數日後複診，說未用藥，發熱至42℃，持續1~2日，後熱自退，囑繼續觀察，看熱是否會反覆。之後，患者持續隨訪，未再高熱，於是擺脫了不斷輸抗生素之苦。

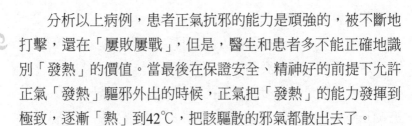

分析以上病例，患者正氣抗邪的能力是頑強的，被不斷地打擊，還在「屢敗屢戰」，但是，醫生和患者多不能正確地識別「發熱」的價值。當最後在保證安全、精神好的前提下允許正氣「發熱」驅邪外出的時候，正氣把「發熱」的能力發揮到極致，逐漸「熱」到42℃，把該驅散的邪氣都散出去了。

因為「邪」導致的不通都在持續的「熱」的狀態中變通了，不必再正邪交爭，於是反覆發作的「發熱」，輸液的惡性循環也就結束了。

然而，促使筆者把對於「發熱」的思考寫下來的是一個患者的遭遇。患者女，31歲，銀屑病皮損以頭頂為主，經過一段時間的藥物治療和自我生活習慣的調整，全身皮損已漸漸退去，出汗、精神也都很好。在自我判斷很好，自行停藥2個多月的時候（在治療效果很好的時候，即使停藥，也應該定期去找醫生，讓醫生不斷地對自身的生活習慣調整給予指導），突然與筆者聯繫，說不久前「發熱」到39℃，然後去輸液（用消炎藥），感冒「減輕」，接下來頭頂又出現皮損，軀幹、四肢也出現很多小紅點……甚為惋惜。

筆者反覆強調慎用涼性和涼的東西，其中重點強調了要慎用消炎藥；同時，筆者也反覆強調過不是感冒引起銀屑病的復發和加重，而是感冒誤治容易誘發和加重銀屑病。筆者還說過，「發熱」功能的恢復實際是身體抗邪能力恢復的一個好現象，可以把在表之邪「熱」通了，對於銀屑病有治療作用。

前車之鑒，希望其他患者不要重蹈覆轍！

適度地「發熱」，對於汗的正常和在表之邪的祛除都是有利的，對於保持健康是有益的，千萬不可誤治、壓制。只要以安全（一般成人發熱不超過39.5℃，3歲以上小兒沒有抽搐史

者在38.5℃以下）為前提，退熱和消炎的藥物要儘可能不用。

三、感激發熱

聽到發熱，大家總覺得是個病，是病就需要治療，為何還要感激呢？實際上，發熱是症狀，而不是病。發熱在很多時候是因為身體健康出了問題，人體本能地要治療和糾正身體的健康問題，因為治療和糾正需要調動人體的正氣，其表現於外就是發熱。

很多症狀對於人體恢復健康是有積極意義的，最典型的症狀如吸入異物後的噴嚏和肺部有痰時的咳嗽。咳嗽和噴嚏是症狀，但是在適度的時候，不能去壓制，而應該鼓勵，幫助這個「給邪出路」的過程進行得更順暢。

身體內有垃圾，應該排除，排除的時候會出現症狀，這種症狀首先應該得到尊重，不應該不分青紅皂白地盲目壓制，而且在很多時候需要鼓勵和幫助（只有在自發排邪的行動只是消耗正氣而沒有排邪意義的時候，才給予適當的控制。如劇烈咳嗽、支氣管痙攣、痰黏無法排出時，咳嗽就屬於無效「勞動」，應該加以適當控制）。

那麼，發熱到底對人體有多大的意義，請看下面這個病例。

彭某，男，13歲。平素易感冒，嗓子容易不適，胸悶（中醫分析：他容易有鬱火，鬱火阻滯氣機，易內熱招外寒），銀屑病病因為宿舍潮濕。2012年9月，經多省輾轉治療無效後找到我，皮損侷限於頭部和陰囊，乾燥、肥厚，典型的陰證皮損。判斷為寒濕阻滯、內有鬱熱，按照筆者的經驗，治療會很困難，勉為開方，投石問路。

內服方：茵陳30克，梔子15克，生大黃10克，生甘草10克，殭蠶9克，蟬衣6克，黃連6克，瓜蔞24克，薑半夏15克，乾薑6克，葛根30克，生麻黃3克，4劑。藥後，胸悶減，大便次數多，胃部明顯比在其他地方吃藥時舒服，但皮損與汗無明顯變化。患者家在外省，調方不便，如此加減治療近3個月，治療無進展，頗感棘手，接下來意外的發熱為治療帶來了巨大的轉機。以下為患者自己整理的發熱過程。

週二晚上，坐火車回家轉車的時候大雨淋濕。

週三上午，感覺頭疼頭悶。中午飯後，頭疼頭暈加重。下午兩點半左右，頭頂和臉部開始發熱，20分鐘後腿部開始發熱發燙，逐步轉化為全身發熱發燙，10分鐘後量體溫38.5℃，全身出現乏力，至晚上體溫仍保持在38.5℃，詢問醫生後未吃草藥，未吃退燒藥。醫生說在安全的前提下觀察，讓請假在家休息觀察。

週四早上，測體溫40.2℃，頭疼頭暈加重，全身沒有力氣，微汗。詢問醫生說可以補液，但不用抗生素。於是，出去找補液而不用抗生素的大夫，沒有找到。至上午11點後，自己感覺體溫下降，測體溫未減。頭疼頭暈感覺減輕，吃了一碗小米紅豆花生粥。中午12點半左右，起床活動，出現反胃嘔吐。下午2點，體溫為39.5℃，頭疼減輕。晚上6點左右，體溫下降到37.5℃。晚上7點，反胃、頭疼、頭暈全部消失，頭皮出現通順感覺，不緊繃了，精神狀態良好。晚上8點，吃了一碗疙瘩湯，睡覺前體溫仍是37.5℃。

週五早上，體溫降為36.5℃，頭皮感到特別輕鬆。

經歷偶然的發熱，在沒有藥物的干擾下，人體自主地完成整個發熱到熱自行消退的過程之後，患者的治療進入坦途。皮

損很快大部分消失，出汗變勻，健康狀況良好。

發熱帶給了他如此好的效果。醫生在這裏做的，只是幫助患者認識到適度發熱的好處，沒有去迫害人體正氣的自癒反應而已。從中醫核心理論來講，患者本屬陰證銀屑病，而發熱屬陽性過程。陰證銀屑病藉助發熱的過程，達到鬱開熱散濕化的結果，於是機體發生了質的變化。

感激人體與生俱來的自癒能力吧，醫生能做的是幫助和順應人體的自癒趨勢。作為醫生，一定要明白「疾病從本質上是自癒的，治療只是為自癒掃清障礙和創造條件」。只有這樣，我們才能成為一個「以人為本」稱職的醫生。

感激發熱！發熱是人體自癒能力的一種反映，壓制發熱，在一定程度上就是壓制人體的生機和活力。當然，感激發熱，順應發熱，甚至創造發熱，一定要在保證患者生命安全的前提下。

四、正視發熱

如果某一天，當大家都能認同發熱不是「病」，那麼醫學可能就會改寫。

什麼是病呢？病是人體有問題的外在反應。

如果身體有問題，卻不能反映，是好事，還是壞事？

醫學只是要解決有問題時人體的過激反應，如果醫生缺乏認識的高度，會導致適度或者連適度都不夠的反應被歸入要「解決」的行列。這就好比吃東西太快會噎著，我們反對的應該是吃東西太快，如果認識不夠到位，我們會把正常速度的吃飯，甚至連吃飯也一併反對了，這便是「因噎廢食」。

目前發熱正處於這種「人人喊打」的境地。患者一發熱就

害怕，醫生能迅速制止發熱就是成功，這個已經偏離了中醫之「中」與適度的核心。筆者有幸發現了適度發熱對於人體長久健康的益處，並且在筆者的患者群中形成了「不怕發燒，就怕燒不起來」的風氣，並且患者們一次次發燒的確帶來了好的結果。對於這樣好的治療規律，公之於眾，供同道參考（醫學的本質是糾偏，醫療過程的實質是權衡利弊，其核心和評判標準在於「中」以及人體的長遠健康。在對高燒的壞處認識不夠的時候，醫學應該主要糾「過」之偏；而在對高燒的益處認識不夠的時候，醫學應該主要糾「不及」之偏。「過」與「不及」都是病，糾偏勿過要在「中」）。

以下筆者列舉的一些實例，很多都是患者的自述，希望同道從中受到啟發，重新認識發熱。

實例一：

曹某，男，26歲，安徽人，從上海來診，病史5年。2014年7月17日初診，銀屑病皮損大塊肥厚，進展緩慢，判斷為陰證，治以大劑桂枝茯苓丸、吳茱萸湯、四神煎、四逆湯、暖肝煎、真武湯等調整。

某次門診後出現高燒，患者自述：8月8日（星期五）回到家中，因為下雨身上有少許地方淋濕。晚上9點開始吃藥，每隔20分鐘吃一包，10點多吃完。歇息幾分鐘，溫酒服下（約一兩），蓋被睡下。自覺身上熱，夜裏身上大熱，處於迷迷糊糊狀態。身上、頭上全是汗，身上燥熱難忍，很想有塊冰抱在懷裏。身上、頭上癢，用手摳頭上的皮損，很軟，很好摳。第二天，起床覺得頭暈沒有太在意，疊被時忽覺得身體很輕鬆。上班至9：30，覺得頭暈加重並伴有清鼻涕流下，忽然意識到可能是發燒。想起醫生有「發燒為佳兆」的理論，趕緊用溫度計

測體溫，38.7℃。中午胃口不好，只吃少許。在辦公室睡覺，從12：30睡至3：30（未開空調），醒來後覺得頭痛頭暈加重，腿軟，流清鼻涕，不想動，心慌難受，測得體溫39.7℃。連續幾天不怎麼想吃飯。

晚上回到家倒頭便睡，直到第二天中午1：30起床。其間，全身在被子裏全是汗，感覺很輕鬆，尤其是頭部，這天測得體溫分別是38.5℃、37.9℃、38.3℃。第三天，體溫一直維持在38℃左右。第四天，體溫下降至37.5℃以下，恢復正常體溫。第五天，體溫再也沒有超過37℃。

此後，皮損增多（筆者註：實際是泛發而薄的意思，此文是患者在還沒有完全明白治療機理時寫的，相關機理請看廣汗法治療銀屑病的相關章節），但沒有緊巴巴的感覺，若不看皮損單憑感覺與正常人無異。

到2014年9月16日，患者皮損很薄，有很多大塊中間完全變平，出汗明顯變好。陰證皮損治療2個月，吃藥36劑。如果沒有高燒，很難達到如此佳效。

（很多患者戲問：我們也去淋一場雨如何？也能發燒嗎？筆者答：發燒與否，要看身體的反應能力。如果身體內已經「籌備」好，很多不期而遇的誘因都會激發身體的反應導致高熱。如果沒有「籌備」好，去做一些無益的嘗試，無異於兵練了一半就上戰場去送死，這對以後組成有效的作戰部隊是一種損失。）

實例二：

朱某某，男，11歲，太原人。2014年2月18日初診，在西醫院確診為黑棘皮病，無好的治療方法，經人介紹求診。兩年前，出現頸部、腋下色黑粗糙，眼眶下、口周色黑，食慾好，

形體不斷肥胖，陰莖發育不良短小。與家長討論其病因時，家長說小孩小時候身體不錯（筆者按：這個「不錯」需要思考，是真不錯還是假不錯），皮膚白嫩，後來喜歡吃雪糕，吃上也沒有什麼反應，不會發燒咳嗽，以為孩子身體好。（筆者註：沒有反應就是身體好嗎？還是恰恰說明身體不好呢？一定要明確身體內有不好的東西，沒有能力表現是好還是不好。）加上不懂得陽氣對於小兒生長發育的重要性，於是批了大量的雪糕讓其服用，兩年後，惡果出來了——黑棘皮病，發育遲緩，肥胖。多診合參，考慮為少陰陽虛，陽明瘀熱，治以白虎湯合真武湯、小青龍湯、五苓散、平胃散、二仙湯等調整。到2014年6月16日，開始兩年來第一次發燒，最高燒到39.2℃，沒有用藥（筆者診治的患者基本取得共識，在安全的前提下，發燒是身體的自癒能力在覺醒，對於治療和身體恢復健康都很有好處，於是不再怕發熱，都在盼發燒。燒起來都是透過休息喝水等自癒，而多數患者還是燒不起來），**色素沉著明顯好轉，體重減輕5斤，陰莖發育明顯變好**（以上內容根據患者自述改編）。

從中可以看出，發熱起到了加速治療的作用。更準確地說是筆者對於發燒的正確認識，給了患者提升自身反應能力的機會。

筆者制訂的治療方案，給予了人體反應能力足夠的尊重，不僅沒有壓制人體的正氣，反而有「創造發熱」的潛在作用。

實例三：

趙某某，男，70歲，太原人。銀屑病病史55年，全身大片瀰漫紅斑，幾經治療無長效。2013年6月20日初診，治以溫酒配合血府逐瘀湯、四妙散、四神煎等方口服，注射脈絡寧。從

2013年7月25日開始發燒，發燒38℃，持續一個月左右，之後治療進入坦途。治療之初，筆者對患者講他這種情況的治療以年為療程，然而持續的發熱（還有發燒後身體的大範圍瘙癢）幫了大忙，到2013年12月，已經只有腳踝部還無法出汗，其餘均褪去。精神、出汗、皮損三方面都取得了極佳的效果。

以下是2013年12月24日患者自己的筆述。

在1958年「大煉鋼鐵」的年代裏，我15歲，吃在東山，住在東山，長時間見不到太陽。加上房間潮濕，患上銀屑病。一開始病不重，只是頭部有一片。那時，無錢看病，待到20歲，分配工作後，享受公費醫療才開始治療。從1958年至2013年這50年中，每次醫療總要留幾點，醫生稱這就是算看好了。到第二年，第三年又嚴重了，這樣反覆發作了55年。

2013年6月20日，我慕張英棟大夫之名而來，決定吃中藥治療：不忌發物，開始吃魚、蝦、韭菜、羊肉，忌食生冷，適量飲酒，多曬太陽，多穿衣，飲熱酒。大約有一個月，開始發燒，體溫在37.5℃~38.5℃之間，這樣的低燒整整持續20天。胸前、背後、肚子、臀部、腰部、四肢內外側、手臂、腳面，就連耳朵內、指甲上都出現新疹（筆者註：應該是新的小疹子，是冰由厚變薄、由聚變散的好現象，是人體反應能力變好的表現）。後來，銀屑就慢慢少了，變成了鋸木般的屑。漸漸地，燒退了，疼痛也就相應減輕了。5個月後，皮膚基本恢復正常，精神狀態基本良好。至今，還服張英棟大夫的中藥，鞏固成效，為的是徹底治好銀屑病，防止復發。

實例四：

張某某，女，7歲，北京人。銀屑病病史一年，平素很少發燒，疾病發展緩慢，皮損斑塊厚而不太紅。2014年7月17日

初診，治以四神煎、小青龍湯、四甲散等方加減。初始，患兒家屬一直對於綜合療法認識不夠，經批評後加強關注。2014年9月15日，患兒開始發燒，兩天一宿，由此，患兒的病情發生了天翻地覆的變化，出汗明顯變勻，皮損迅速變薄。

以下是患兒家屬發表在「好大夫在線」網的「看病經驗」。

我家孩子今年7歲，女孩，開始發病是2013年9月份，開學之後發燒感冒了，治療後不久額頭出現三個扁平的疙瘩，開始沒在意，後來身上也有了，才去醫院看，當時就說是牛皮癬。我緊張害怕，開始胡亂給孩子用藥，越治越嚴重……在張大夫這看病已經兩個月了，從開始的亂治到找到張大夫，我們經歷了不到一年時間，孩子沒少受罪，我也是以淚洗面，但是到太原之後治療了一個月就開始好轉，因為我們孩子算比較嚴重的，全身都有。

治到一個半月的時候，開始發燒了，什麼藥也沒用，就是多喝水，扛過去之後，發現身上皮損突然間變得很薄很薄了，我們驚喜萬分。這要歸功於張大夫，是他幫助我們、指導我們與病魔抗爭，接下來我們還會繼續努力，堅持鍛鍊，我相信健康會馬上找上門來的！

已經有太多的患者驗證適度發熱的卓越效果，特別是小孩——有的長高了，有的變壯了；而很多老人也借「正視發熱」的益處，找回了健康的晚年。可以說，適度發熱是人體找回健康的捷徑，接受適度發熱，必須從「正視發熱」開始。

五、創造發熱

人體內自有「好醫生」，於是，我們在沒有足夠的把握判斷身體外的醫生比身體內的「醫生」好時，最好不要亂處置，

這就是中醫古諺「有病不治常得中醫」的真諦。有問題時，人體內的「好大夫」多數會以發燒的處置方法來治療，而人體外的醫生會去壓制，這不是和人體的自癒能力唱反調嗎？更嚴重一點說：是在戕害身體的自癒能力。

醫學哲學課上講：疾病終究是自癒的，醫生的治療只是為人體自癒創造條件和掃清障礙，但願醫生和醫學能時時記住這句話，正視發熱只是第一步。

我們倡導正視發熱、珍惜發熱、感激發熱、享受發熱，醫學應該為適度發熱創造一些條件，簡稱「創造發熱」，也就是我們說的「發熱誘導療法」。

發熱只能是誘導，但是不能製造。有一些人淋雨後會發燒，而另一些人淋雨後只會怕冷，不會發燒。這是因為前者身體已經做好陽氣儲備，有誘因激發，就會發熱。而後者沒有陽氣的準備，有誘因，只能是對於陽氣的破壞，而不可能激發身體的攻勢，這也就是不能主動地創造誘因的原因。

有了正氣的儲備，誘因總會有的。沒有必要去關注誘因，那些都是可遇而不可求的，我們能夠左右的，也就是有意義的事情是，儲蓄正氣，積累發熱的能力。

做好該做的，靜靜等待誘因的來臨，這就是所謂的「發熱誘導療法」，也可以稱之為創造發熱。

瘙癢與人體的反應能力

曾有患者提出這樣一個很有代表性的問題：「癢是由什麼原因引起的，是有熱、有風，還是燥呢？癢和紅一起出現意味著什麼？其背後的病理機制是什麼？在疾病治療過程中，出現

皮損發紅、發癢，是向癒呢，還是治不對症呢？」回答這個問題之前，先和大家說一個真實的案例。

一位女性患者，病史十多年，剛開始找了幾個慣用清熱涼血方法的老醫生看，治療後最明顯的反應就是胃難受，身上冷，對於皮損有效，但是自覺身體不斷變差，經常疲勞，很容易感冒，但是不會發燒。後來，患者慢慢覺得這種治療思路不對，就換了個專家。這個醫生改用溫熱法，吃了兩年中藥，身體整體在變好，但是皮損變化很小，大塊的皮損都死死地趴在皮膚上不見動靜。

患者後來找到我，用廣汗法來調整，以「正常出汗」為目標，用了很多溫熱的方，如真武湯、桂枝茯苓丸、吳茱萸湯等，一些溫通的藥物用到較大的量，如吳茱萸用到70克以上，桂枝用到90克以上。有同道問：「病人能承受嗎？」我認為，中醫講「有病則病擋之」，身體受藥邪之偏已久，不用大量，難以糾偏，張錫純講過「藥以勝病為能」。

經過一段時間的治療，患者整體和皮損都在變好，但是皮損變化不大。患者舌質胖大而暗，皮損也在不斷變紅、變小，但是變化很慢。這其實是身體在蓄積能量，等待量變到質變的那個轉折點。次年冬天，患者出現劇癢一個月左右（平素幾乎不癢），癢到影響睡眠。這個過程中，患者整體狀態很好，舌質變得紅潤，齒痕在明顯減輕，這是個由「癢」領銜的「由陰轉陽」的過程。

《內經》講：「謹熟陰陽，勿與眾謀」，「察色按脈，先別陰陽」。在整體狀態變好的同時，出現癢一定是變陽的好現象。癢是氣血半通不通、欲通未通的中間狀態。等到都長好了，都通了，就不癢了。

　　上訴病例中，作為醫生是不應該阻止這個癢的過程的。癢結束後，患者身上大塊皮損消退三分之二以上。後來，患者經常說的一句話是：「我什麼時候能再癢一段呢？」癢的時候很難受，但癢之後的效果（身體整體狀態和皮損兩方面的效果）太明顯了。因此，她期待著「癢並快樂著」的過程能早日再來，以掃除殘餘。

　　看了這個案例，大家可能會認為：聽你這麼講，那皮損發癢一定是好的，其實不全是這樣。

　　下面再來看另外一個案例。

　　一位女性患者，銀屑病病史6~7年，身上都是大塊的皮損，說從起病開始，瘙癢就在不斷加重，並且伴發著瘙癢的是，皮損在不斷地增厚、變大。

　　透過綜合判斷，我們認為，這對於人體整體和皮膚都是不利的，於是制訂了養血潤燥、溫通散結、疏風止癢的大法。患者後來回饋，癢慢慢減輕，皮損也在慢慢變薄、變散。

　　從以上正反兩個案例可知，對於皮損發癢不能簡單地判斷是好是壞，還要根據身體的整體狀態和皮損變化來判斷。

　　癢是人體反應能力的體現。

　　癢是介於通和不通之間的中間狀態。

　　癢可能「是向癒」，也可能是「治不對症」而加重的表現。

　　出現癢的時候，我們需要綜合而動態地判斷它，主要是看精神等整體情況如何，以及皮損是在變薄變散，還是變厚變聚。如果患者曾處於完全不通的狀態，那麼，皮損發癢是進了一步，可以判斷是陽，是往向癒的方向走。但如果患者是從完全通達的不痛不癢狀態，發展變化為皮損發癢，則不可誤認為是陽，不可誤認為是疾病向好的表現。

出現癢的時候，我們首先不能盲目地認為是變好，更不能盲目地認識是變壞。沒有問題的時候不會癢，而有問題但人體反應能力很弱時也不會癢。

具體問題要具體對待，如果就要從皮損上來看輕重的話，透過癢與不癢是無法判斷的。皮損的「厚薄」和「聚散」才有意義，簡言之，我們只需要關注「皮損薄不薄」。

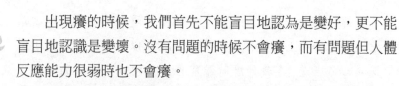

「海南療法」不能根治的原因分析

海南的陽光和氣候早已收入我們的眼底，特別是「裸曬」已不足為奇。那麼，為什麼在海南會讓銀屑病減輕，而一離開海南就又加重，以致於很多人「年年來，年年來了不能回」？這裏，筆者透過兩篇文章來對我們如何利用「海南」而不依賴「海南」作一理性分析。

從「三亞裸曬」談銀屑病治療

「三亞裸曬」經過媒體的持續報導，將銀屑病推進了大眾的視野。

媒體的報導中有這樣大致相同的描述：「銀屑病是皮膚病中的一種，該病病因不明，無從根治只能緩解，醫學上認為，適當日曬能緩解該病惡化以及給患者帶來的痛苦。這些銀屑病患者如此描述他們的症狀：乾燥後皮膚會撕裂流血，隱私部位長時間不曬，寸步難行。」

「三亞裸曬」是以道德問題獲得媒體關注的，但實際上，「裸曬」問題的實質不是道德問題，而是認識和方法問題，靠道德教化和行政強制是不容易妥善解決的。

　　「三亞裸曬」問題的實質是對「醫學」的誤解，以及治療方法引導的缺失。首先，「醫學」這個名詞不是西醫學的專利，中醫學認為銀屑病病因明確、病機清晰、治療方法系統，可以根治。西醫學認為的無從根治給患者帶來的是絕望和無助，從自然療法的角度來講，是信念的缺失。

　　銀屑病作為一種典型的心身疾病，信念的缺失對於治療的影響是巨大的。而中醫學客觀地提出本病的病因為出汗偏離正常，而恢復正常出汗、保持正常出汗就是治癒和根治的機理，這些都為患者提供了可靠的信念。

　　其次，「適當日曬能緩解該病惡化以及給患者帶來的痛苦」，這句話本身就包含了銀屑病治療的科學道理。醫學的根本目的應該是讓人少痛苦、更健康地生活。如果現有的「醫學」不能很好地解釋已經有效、並且安全的「曬」的方法的科學性，就應該反思現行「醫學」的不足。

　　筆者從自然醫學和中醫學的角度分析，「三亞裸曬」對於銀屑病治療的科學性要點有三方面：一是精神上的放鬆；二是幫助身體變通適合的溫度；三是改善乾燥適合的濕度。這些正好暗合了筆者提出的「廣汗法」和「溫潤自然療法」治療的核心精神。

　　還有，「乾燥後皮膚會撕裂流血，隱私部位長時間不曬，寸步難行」，這種說法是不符合實際情況的。

　　筆者診治過大量銀屑病患者，其中隱私部位患病的也不少，實際病情遠沒有描述得那麼恐怖。如果乾燥導致撕裂，最直接的方法是抹油（筆者從安全有效的角度出發，推薦患者外塗可食用的橄欖油，一天可以用到10~20次，塗油以不乾燥為度），而不是日曬。越曬越乾是常識。

綜上所述，陽光、沙灘帶來的身心「溫潤」對於銀屑病康復是有利的，而「裸曬」則完全沒有必要。中醫學關於日曬的建議是：「曬足不曬頭，曬背不曬腹」，這些都是科學的建議。如果患者明白這些，對於治療有了信心，則「裸曬」就可以不禁自止了。

為了讓銀屑病患者更直觀地認識這個病的治療實質，下面附一個實例加以說明。

患者女，31歲，常住美國。2013年11月10日左右，感冒後吃了退熱和消炎藥，感冒症狀減輕，但很快出現了全身泛發的銀屑病皮損，用了一些常規治療銀屑病的方法無效。後來，出差去了墨西哥一週，皮損迅速消退。但是，回到美國後，消退的皮損又長了回來。患者查閱了很多資料，後由「好大夫在線」網聯繫到筆者，我對她的建議是：可以再去墨西哥，但不是根本的解決方案，根本的解決措施是在體內建一個不會離開的「墨西哥」。患者很有悟性，學習筆者的「溫潤自然療法」，努力做到放鬆心情，以儘量多的時間保持全身暖暖的、潮潮的，3週後皮損消退，身體各方面（特別是出汗）都比原來更健康。這個病案中的「墨西哥」與「三亞」有相似的地方，它們都只是為疾病治癒創造了外部環境，如果不改變自身，離開外部環境，疾病很快就會又回來。

根本的治療措施是順著「三亞」「墨西哥」指引的方向，學習「廣汗法」和「溫潤自然療法」，在自己的身體內建立一個不會離開的「三亞」「墨西哥」。這樣的治療思路，既符合中醫學的原理，又順應了自然醫學的趨勢，既可以達到短期治癒的目的，又可以達到不容易復發的長遠目標。

如果從機理上闡述清楚，讓患者明白在自己家裏「無感溫

度藥浴」同樣可以達到「三亞裸曬」的效果，只要能身心「溫潤」就好，「裸曬」的問題就不再是問題了。大量患者驗證過的有益無害（對自身無害，與社會公德也不衝突）的方法，大家不妨一試。

「不出汗」與「海南療法」

夏去秋來，天氣一天天變涼，很多夏天出汗也不太順暢的患者，秋天就更難出汗了。這部分人都在思考一個問題：「為什麼我不出汗呢？」對於出汗不好，皮損有些增多而心情焦灼的患者，筆者建議其去海南待一段時間（不必泡溫泉）。

患者又提出這樣的疑問：「去了海南症狀減輕，回來怎麼辦？廣汗法和海南泡溫泉有什麼區別？去了海南就能好（此處的「好」指皮損減輕，不是真正的好），那中藥和醫生的作用又是什麼？」

問題比較龐雜，以下作一系統分析。

第一，我們需要對廣汗法有一個基本認識：正常出汗需要三個前提條件，出汗是身體整體的問題，而不僅僅是皮膚或者汗腺的問題。簡單來講，出汗的三個前提條件是：有「水」，有「火」，有「通道」。「火」就是身體能夠加熱的能力，在中醫學叫「陽氣」；「水」是身體內能夠被加熱的正常水液，中醫學叫「陰液」。中醫學有「陽加於陰謂之汗」，便是說「火」在「水」下面加熱，「水」便變為「氣」──也就是汗。但真正要形成汗，還有一個重要的前提，就是「通道」。

「通道」又分內通道和外通道，內通道是人體內部的通道，中醫學叫「三焦」；外通道是體表的通道，中醫學叫「腠理」或「汗空」。我們可以設想這樣一幅畫面來理解出汗的全

過程：人體中間有一口鍋，鍋裏面慢慢注入溫熱的水（冷水難加熱、難化為氣）；鍋下面架著火，火不能太大，是小火（火太大會迅速把水燒乾，不可持續），中醫學叫「少火」。小火給鍋裏的溫水加熱，上面飄出微微的氣，氣由身體內部的通道、身體外面的通道，均勻地布散到身體的體表，便是「微汗、遍身、持續、和緩」的狀態。

第二，出汗正常需要上述幾個方面協調正常運轉，需要用「木桶理論」來理解。而考慮出汗不正常的原因，要「問責」影響正常出汗的每個環節，任何環節出現問題，都可以讓出汗不正常。

第三，不出汗或出汗少的問題，是出汗不正常中的一種情況，大致可以從兩方面來考慮：一是通道的閉塞，二是體內水火的不足。通道閉塞，一般屬於實證，相對容易治療。水火不足，一般屬於虛證，治療需要足夠的耐心。

第四，不出汗的病因，也可以考慮兩個方面：一是體質的問題，這個只能接受，慢慢調整；二是治療的問題，包括醫生的錯誤治療和自身的錯誤生活、思維習慣。對於錯誤的治療需要警惕，對於自身的習慣問題，同樣需要自省、警惕。

第五，廣汗法體系經常在講，治療皮損就是在給人體修「門」——「門」主要是身體的表通道，中醫叫「汗孔」、「汗空」。表通道通暢是銀屑病治標的重要內容，在身體還不能自主地讓門開合自如時，需要採取一些措施，讓「門」儘量處於一種模擬的正常狀態。也就是說，人體還不會自然而然地出汗時，可以用一些技巧，廣汗法體系中統稱「海南療法」，如無感溫度泡澡，去海南這個「天然大溫箱」，以及抹藥等，讓體表模擬出汗。體表模擬出汗有三點好處：

一是皮損減輕或者消失，讓患者心情放鬆（心情緊張壓抑會讓身體的裏通道障礙加重）；二是讓患者切身體驗正常出汗的作用（汗是銀屑病治癒和根治的必由之路，筆者團隊的貢獻在於找到這條兼顧長效和速效的路，並且指給大家，但是有路不走，等同於無路），從而堅信廣汗法的原理及方法；三是模擬出汗能保持表通道的相對正常，只要體內「水」「火」和裏通道取得每個階段的進步（這裏面的進步需要醫生和藥物的幫助），都會加快表通道的模擬正常向實質性正常轉變的進程。整體最終決定局部，但在變的過程中，局部也可以為整體的進步提供很多的便利。

第六，無感溫度泡澡，去海南這個「天然大溫箱」（只要在海南待著就行，泡溫泉和日光浴甚至裸曬都沒有太大的必要，過度反而會對長遠的健康有不利的影響），抹溫熱的外用藥等「海南療法」，讓體表模擬出汗，一定是暫時的治療手段，而不是治療的目的。最終目的是讓正常出汗成為自然而然的事情，真正恢復為身體本能的一部分，而不是必須要靠外力來支撐。出汗控制在剛開始是難的，需要努力和付出，但學會了以後便很簡單，廣汗法中有句話叫「像學騎自行車那樣學出汗」。一開始學騎自行車，怎麼騎都費勁，當你真正掌握了，一點兒都不難。有的人沒有學會出汗，一犯病或者天氣一冷就必須去海南，這就是治療沒有涉及根本，僅懂治標是治本的「半成品」狀態。

廣汗法的治療體系對「海南療法」有準確的定位，但也很明確「海南療法」的不足之處。目前很多患者去海南泡溫泉、曬太陽，去了就輕，回來就重，離不開海南，而廣汗法體系卻可以高瞻遠矚地利用「海南療法」的優勢，讓患者去了減輕、

回來不重，讓海南成為「正常出汗」道路上的一根枴杖，使這根枴杖該用時應該用，但不是用了就離不開。

能用，還能讓你離開；該用時，指導你正確使用，最終一定會讓你離開「海南療法」，恢復你自然的「正常出汗」本能，這正是廣汗法的高明之處。

第七，還有患者問：「廣汗法一直強調患者自己的努力，那醫生和藥物的作用究竟是什麼？藥物和醫生有用嗎？患者自己會出汗了，還要醫生和藥物幹什麼？」

筆者經常在說：「患者自己駕個小船在風浪裏漫無目標地航行，醫生是幫你來掌舵的，越是複雜的病情就越像佈滿暗礁的海面，需要一個好的舵手來幫你隨時調整航向。醫生管方向，同時患者自己奮力划槳，船才有可能儘快擺脫險灘。」至於藥物的作用，我們前面講過，正常的出汗不僅需要表通道正常，還需要裏通道正常及體內「水」「火」的協調，後者都是需要藥物來管的事情。

在門診，筆者經常會對患者說：「你管出汗，我管身體，精誠合作，緩急兼顧」，就是此意（除了身體內部幾乎沒有問題的急性點滴型進行型銀屑病，醫生用藥是為開表發汗外，對於其他類型的銀屑病，醫生用藥更多管的是身體內部的正常秩序重建與保持，管出汗，皮損就能輕。但只有管好身體，皮損才能輕了不重，好了不犯）。

皮損的減輕要靠患者在醫生的指導下自身努力達到「模擬正常出汗」來獲得，模擬正常出汗可以等到與身體正常秩序恢復以致皮膚自然而然出汗的狀態「會師」，真正的治癒才算達到。恢復正常難，保持正常出汗就容易很多了，正如學會騎自行車後經常騎就不會忘了一樣，保持正常出汗便是根治了。

說能根治銀屑病的醫生不一定都是騙子

說能根治銀屑病的醫師就一定是騙子嗎？

筆者認為不是。

能講出根治的道理來，並且這個道理能讓大眾切實明白，這個醫生不是騙子，而是一位能獨立思考，還能引導更多人獨立思考的學者。

而那些用根治做幌子，吸引很多不明真相的患者來就診，達到其商業目的的人，才是騙子。

對於被騙與防騙，筆者曾做過專門分析。

在門診，可以見到形形色色的銀屑病患者，也可以聽到他們在求治的道路上被騙的經歷。思考他們被騙的原因，大致總結為三種情況：一為急；二為不願明理；三為好奇與幻想。

俗話說：「病急亂投醫。」急了就會亂，亂了就會像沒頭的蒼蠅亂撞，不排除有很小的概率會撞到好醫生那裏，但從目前的醫療市場現狀來看，撞到騙子那裏的可能性更大一些。

例如，小文18歲那年因為宿舍潮濕寒冷，得了銀屑病，全身散發。用我的理論來講就是侵入他身體的寒、濕都被身體逼到了體外，像浮土一樣掃到了家門口，治療應該是幫著人體把浮土掃得更徹底，並且建立起日常清掃的習慣──就是保持正常的排汗機制，這樣就可以治好，並且不容易再復發。但是，小文的母親太著急了，聽說了一個土大夫有治好過牛皮癬的經歷，就直接去了，輸了不知名的液體，一週左右皮損都蔫了，這就是平常說的「見效」──實質上是把門口的浮土都澆上水掃到了門裏，門口看不到了，但是身體裏的垃圾更多了，而不

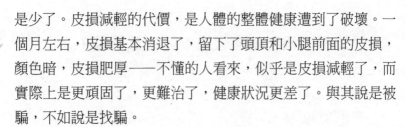

是少了。皮損減輕的代價，是人體的整體健康遭到了破壞。一個月左右，皮損基本消退了，留下了頭頂和小腿前面的皮損，顏色暗，皮損肥厚——不懂的人看來，似乎是皮損減輕了，而實際上是更頑固了，更難治了，健康狀況更差了。與其說是被騙，不如說是找騙。

最初的胡亂治療和小文母親反覆「病急亂投醫」的努力，讓小文經過了7年不間斷的亂治，找到我後，經過7個多月的治療，身體在逐漸變好，應該說我給他治的不是他的病，而是前面一系列的治療留給他身體的混亂。對於初發的急性期、點滴狀銀屑病，我的治療很少超過4週，而小文至今已經治療了將近8年，自己找騙的代價實在是太大了！

病急亂投醫，你能找到的騙子，大致有以下幾個特徵：

（1）用藥不知名，自己開業，或承包小醫院的科室；

（2）用藥後可以快速讓皮損減輕；

（3）有治「好」過牛皮癬的經歷。

下面，我給大家介紹一些防騙秘籍。

第一，不要用不規範的「無名」的藥物。

大道至簡。得病的道理，治病的道理，並不那麼複雜。只要你願意，總能找到告訴你真道理的醫生。而懂得道理和不懂道理，恰恰是區別真醫生和騙子的關鍵。醫生講的多是道理，而騙子吹噓的多是「療效」。

這裏我可以給大家舉兩個學習道理後獲得好回報的例子。兩個都是外省的，一個是我在北京進行學術交流時認識的，他是個年輕大夫，他母親患銀屑病30年，被人治療屢屢敗北，於是開始用我書中的方法治療，半年後告訴我，他母親經他用溫通發散的方法治好了，欣喜之情溢於言表。還有一個是東北患

兒的母親，自從孩子患銀屑病後，就積極地探求此病的道理，在學習我的治療思想的同時，還在「牛皮癬吧」裏傳播我的學術思想。該患兒在我的指導下，以及媽媽不懈的努力下，獲得了很好的治療效果。

然而，很多患者認為理不是自己可以理解的，會問：「牛皮癬，連國外的權威人士都說原因不明，我能瞭解嗎？」試想：如果原因不明，治療的方法和藥物可靠嗎？不明道理，就是在亂碰。經過反覆的醫療實踐和理論探討，我認為，此病病因清晰，有系統而有效的治法（詳見2012年4月4日《中國中醫藥報（學術版）》頭條刊登的《從中醫學角度看根治銀屑病》一文）。患者雖然不太容易明白如何用藥，但是得病的道理、治療的大方向和自己如何配合醫生，完全可以瞭解，並且，如果想治好必須要瞭解。

如果醫生拒絕告訴你這個病的道理，或者說機理不清的話，他的治療就是在拿你當試驗品，希望能「瞎貓碰上死耗子」；而如果你自己拒絕知道機理，拒絕配合醫生的系統治療，只能說明你對於自己的身體不負責任，無數的久治不癒、到處亂碰、極易受騙的「先輩」就是你的榜樣。你是願意被騙、被愚弄，還是希望捍衛維護自己健康的權力，全在於你自己是否願意學習、明白、體悟其中的道理。

被騙的不願明理的患者，多數不是在急性期，他們會因懶於思考疾病的道理而受害，恰恰被騙子的承諾適時地吸引住了。比如「先治療，有效再付款」；你給他地址，他就敢給你寄藥等。這些藥吃完第一個月往往有效，付款後，再吃一個月，效果就會變差。最要命的是，不能停藥，一停藥，病就會更嚴重地發作。不願明理的患者可能會至死不渝地堅信那些奪

走他們健康的「藥」。

第二，不見面，不看病，只要是這個病就敢給你寄的藥，千萬別吃。要多想道理，別光聽「療效」。

越清晰的地方，陽光越多的地方，越少奇妙和幻覺。於是，很多騙子會製造很多你不會明白的術語和字母，什麼「國際」「祖傳」多不可信。

在醫療技術如此發達的今天，突然冒出一些奇蹟的概率是很小的。很難想像，一些賣力打廣告的不規範機構，能擁有比正規大醫院更多的技術優勢。那些優勢都是「吹」出來的，騙人的。如何能吸引久治不癒患者的好奇是他們最為用心的，騙子的伎倆就是編造出奇的「療效」和肥皂泡一樣的描述。

對於新名詞和字母不可一棒子打死，比如我在專著中給出「四多兩溫度」「廣汗法」的新名詞，我也提出過「最健康、最簡單、最經典」的「3J療法」，但這些提法的目的是為了讓患者更容易明白、更容易記住，而不是讓患者不明白。可以說，越故弄玄虛，越不願意讓你明白的方法或藥物，你越不應該去嘗試。

例如，小芹，家中有醫學背景，自己家人給其治療不得法後，開始嘗試各種新奇的治療方法，如在某廣告打得很響的私人醫院做過光療，在外省的一些旁門左道接受過治療，長達8個月之久。治療8年後，偶爾的一次機會找到了我，集中治療3個月，精神、出汗、皮損均有好轉，一年後匯報：不僅皮損治癒，而且身體的一些宿疾都得到了改善，健康水準大大提高。

喜歡好奇與幻想的患者，多數是久治不癒的患者。他們在幻想著有朝一日，一種神奇的方法或藥物從天而降，來拯救他們。但學術是漸進的、透明的、理性的，像武俠小說一樣的場

景，現實中太難上演了。

第三，多想道理，少好奇。

幻想有一天一種方法和藥物可以從天而降，治癒自己的頑疾是不現實的，是在找騙。一些拒絕你瞭解的方法或藥物，其描述大大超越了名醫和大醫院的水準，但是出自小醫院、小診所、小醫生的時候，你要小心。

基於以上的分析，我建議大家：

（1）要理性——大道至簡，得病之理、癒病之理，沒有那麼複雜，誰都可以明白。

（2）要有耐心——任何頑疾的治療、治癒過程不可能一蹴而就，任何理性的方法都需要腳踏實地，一步一步來。

（3）要安全——以健康為目標，而不是以皮損消失為目標，這樣才安全、長效，對人體有利；反之，則是短視的、有害健康的、飲鴆止渴的方法。

對於銀屑病，專家的共識是「與其亂治不如不治」。只有放棄不切實際的幻想，「理性求醫，知識治療」，你才可能對於騙子具有「免疫力」。你不找騙，騙子就會少一個市場；大家都不找騙，騙子就會餓死。明天會更好，但是前提是大家的覺醒：要明白沒有一種方法、藥物可以包治百病，而成熟的理論卻可以做到因人而異，幫你找回健康。

下面我再給大家講一個小故事，希望大家從中受到啟發。

一日，友人叫我看一個衛視的電視節目，是談銀屑病的。友人的目的是讓我借鑑一下別人的方法，從而來充實和完善廣汗法治療銀屑病的體系。

當我耐心看完，發現那個醫療機構是利用節目來為自己做廣告，而且是誇大的虛假廣告。

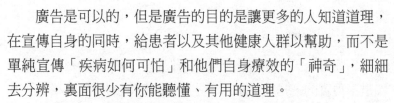

　　廣告是可以的，但是廣告的目的是讓更多的人知道道理，在宣傳自身的同時，給患者以及其他健康人群以幫助，而不是單純宣傳「疾病如何可怕」和他們自身療效的「神奇」，細細去分辨，裏面很少有你能聽懂、有用的道理。

　　那麼，如何讓患者在電視節目、報紙和網站中介紹的銀屑病廣告裏學會鑑別好醫生和騙子呢？這裏提供幾點建議，僅供參考。

　　（1）只說規模，不講門道者應慎重對待。能做得起節目、辦得起網站的，應該都是有些規模的，但有時這些與治療關係不大。有些機構採取這種方式吸引人，大家要小心。

　　（2）用一些病例嚇唬、吸引患者，卻不講得病治病的道理者不值得相信。節目、報紙和網站裏都會有些病例，如何去鑑別它們的真假，如何去鑑別是短期的療效還是長久的健康，只有一個法寶，即看他能否講明白治病的道理，你能聽懂了，然後按照他講的道理嘗試了，觀察對健康的幫助。如果他只講病例，不講治法，多半不可信。

　　（3）編造一些療法名稱，一般是醫學術語混雜著非醫學術語或者英文字母，故意讓患者不懂，而不是用通俗易懂的語言儘量把病說明，儘量讓患者明白，不可去看。在網站和報紙上，我們很容易看到有很玄乎的治法名稱，這個不能一概都說是騙子，但只要不能用大白話說清機理的都需要警惕。為了患者記憶方便，我也曾用「銀屑病3J療法」的名稱，代表著「經典、簡單、健康」。「經典」，指我們多採用1800年前東漢時期的中醫方法來調整身體出汗，因為治法歷史悠久，所以安全可靠；「簡單」，指只要你能明白正常出汗所具備的四要素，並且逐步向著正常出汗靠攏，治癒是不難的事情；「健康」，指

治療的目標是健康，身體越健康，越會少生病，一直能保持健康，便可以根治，不復發。「3J療法」的命名，是為了大家容易理解，如果你遇到類似的叫法，看了半天還看不懂，那對這類醫療機構就要當心。

中國有句俗語：「會看的看門道，不會看的看熱鬧。」治病，特別是治療如銀屑病這樣的疑難疾病，如果希望不受騙，必須讓自己逐漸「內行」起來，看門道，而不是單看熱鬧，即所謂的「療效」。希望大家更多地思考健康的門道，學會辨別醫療機構和專家的真偽，尤其不要被那些五花八門的廣告所迷惑，更不能因為病急亂投醫，逢廟就燒香，而失治誤治。對於銀屑病的治療尤其如此，與其亂治，不如不治。

醫患心聲

這一部分內容來自於「好大夫在線」和「張英棟」微信平台中登載的感謝信以及患者自己總結的治療經驗。

患者自己的親身經歷，會給其他患者更多的啟迪，希望大家能在別人的經歷中找到信心和方向。

有的患者非常好學，勤於思考，領悟力非常高。比如一位患者把出汗的毛孔比作漏斗來解釋汗出均勻的道理；很多患者都能把覺悟提高到追求整體健康而不僅僅是關注局部皮損的層次……但患者畢竟不是專業醫生，所以有些見解和做法並不一定都是正確的，比如出汗度的把握，發物吃的時機，發燒的掌控等。希望大家在瞭解本書其他內容的基礎上，去偽存真，辨證閱讀，獨立思考，不可盲目效仿。

很多患者在自己受益後，能把治療的經過和心路歷程總結

出來，希望別的患友不再走彎路，這份情懷非常值得敬佩。在此，我代表所有的患友向他們表示感謝，也希望其他患友像他們一樣，分享自己的親身經歷和體會，幫助更多經受著疾病折磨、求醫無門的「家」人。

「大家幫大家，才能成就真正美好的家」，這是志願者群的口號，我們一起共勉。

一、感謝信

【第一封】

我是今年春節前帶女兒到山西省中西醫結合醫院找張大夫看病的。在此之前，找過不少醫生，到過許多地方，但孩子的病情從未見好轉，皮損也越來越多。一知半解地理解了張大夫的「廣汗法」後，心中又燃起希望。見到張大夫，希望就轉為了信心。他態度和藹，耐心解答患者疑問，甚至能與患者開玩笑，而不是像先前見到的一些醫生，接待一個患者兩三分鐘之後就要求買藥，走人，你想瞭解點兒什麼或提供點兒病情訊息，他們根本不耐心聽，更沒什麼心思給你解釋。

有一次，我對張大夫開的一味外用藥有點兒顧慮，忐忑地跟張大夫說了，張大夫不但沒有絲毫不滿，反而深入淺出地給我做了詳細解釋，並且還給了一些建議。要知道，作為患者，沒人不擔心醫生對自己產生壞印象的。張大夫熱情誠懇的態度令我們深受感動。前幾天，張大夫又專門發帖為一件本不是他的過錯的事情致歉。這讓我對張大夫的醫德有了進一步的認識。我沒有在這裏說明張大夫的醫術如何，因為我不懂醫術，但我看到了孩子身上的皮損越來越少以致於無，許多因病情而產生的疑慮也就沒有了。

根據張大夫的理論，我想我孩子的治療正處於「復正」的末尾階段，想到糾纏孩子的病魔將一去不復返，我心中對張大夫充滿了感激。在這裏，還想對廣大病友說一聲，一定要看張大夫的著作。謝謝張大夫！（寫於2013年5月20日）

【第二封】

我家兒子從去年冬天得了扁桃體，反反覆覆幾次未能康復，輸液幾天後，全身起了紫紅色的小斑點，剛開始我以為是藥物過敏，沒太在意，就在當地醫院找醫生看了一下，他們說是由於免疫力下降，病毒性的疙瘩，吃了點兒增強免疫力的藥，過了有半個多月基本上沒有了，留下的就結成塊狀了，剛開始不是什麼大問題。直到今年5月，當地醫生說是牛皮癬，趕快去大醫院看看吧。

我詢問他們是否會留下疤痕，他們說能控制住就算好的了。因為我兒子當時臉上、胳膊上、腿上都有了，可把我嚇壞了，朋友們都說牛皮癬難纏得厲害，根本除不了根，我回家後就上網諮詢，各家都說自己醫院好，該怎麼辦呢？後來經過太原的朋友介紹，說他們師叔張大夫是專門看這個病的。

其實，當時也是抱著試試看的態度去的，因為得病亂求醫嘛，第二天就來到了山西省中西醫結合醫院名中醫室找到了張大夫，看到診室裏面人很多，全國各地的患者都有。聽了張大夫對牛皮癬前因後果的分析，以及他與眾不同的見解後，我覺得找對醫生了，我家兒子的病有救了，於是就接受了張大夫的治療。剛開始，每天中成藥加中藥泡澡，再抹外用藥。三天求醫一次，張大夫很熱心，隨時觀察病情，隨著病人的病情換藥，加藥或者減藥。等到病情穩住後，就是一星期求醫一次。張大夫與其他醫生最大的不同就是不忌口，其他醫生都不讓吃

發物，而張大夫就是讓大量吃發物，把體內所有的病原全發出來，這樣才能根治，也就是所說的出盡發盡。唯一忌口的就是生冷的食物。

兩個多月以來，我就按張大夫的囑咐，絲毫沒有鬆懈，給兒子醫治。最值得慶幸的是，在這短短的時間裏，兒子的病好得差不多了，就在上上個星期，隨著病的好轉，張大夫改變了剛開始的治療方案，孩子的患處全脫開皮了，都平了，現在已經停藥一個星期，準備再去複查。在此，我代表全家由衷地感謝張英棟主任，也希望所有的牛皮癬患者早日康復。（寫於2013年7月2日）

【第三封】

我是清徐小患者的媽媽，很感謝您治好了我兒子的病。兒子得病兩三年，我愁得都快崩潰了，看著孩子就想哭，四處求醫。想見所有病友應該都與我一樣，四處求醫找不到好大夫，我在這裏很自信地說：「找張英棟大夫，你們真找對了。」我很開心地告訴大家，我兒子身上的皮損已經全消了，看病怕耽誤孩子學習，一看到皮損消了，我們也就不去了。

其實，應該去找張大夫繼續複診，直到完全調理好為止，因為留個「尾巴」（按：筆者寫有《疾病的尾巴》一文，可參閱），所以一直提心吊膽，怕，很怕，很怕孩子復發。這放暑假了，孩子又感冒又流鼻涕，所以本週四（8月1日）去找張大夫再給調理一下……呼籲找大夫就要找張大夫這樣的好大夫，看著放心，不用花冤枉錢。（寫於2013年7月30日）

【第四封】

您可能不記得我了，9月10日那天，病人太多，雖然我掛號掛了個第二名，但是輪到我看病時，已經是下午三點多了，

沒吃午飯的您也是疲憊不堪了，對於初診的我，您讓我回家鍛鍊，停止服藥，給我開了蛇脂膏和泡澡的中藥。我在忐忑不安中，停下喝了七八年的中藥，早上起床慢跑或快走20分鐘，堅決不吃水果和豬肉（以前這兩樣幾乎是我每天不可缺少的）。但是，奇蹟出現了，直至今天，我一共就泡了兩次澡——因澡盆到貨晚。我身上的皮損沒有增加，反而消退了很多。我覺得有些不可思議，也許與我一直在小診所裏喝中藥而沒有去大醫院裏治療，對身體造成的傷害較小有關。

我也不敢高興得太早，但是，我相信我的不良飲食習慣和生活習慣是造成疾病的一個重要原因，不虛此行。雖然您沒有給我開藥（筆者按：方法比藥物更重要，而方法的道理比方法更重要），但我此行受益匪淺。謝謝您，張大夫，謝謝您總結出如此寶貴的經驗。我將以快樂的心情等待著10月份與您再見！（寫於2013年9月16日）

二、看病經驗

【經驗一】

我得的是典型的牛皮癬，渾身都是，張大夫採用溫熱治療法治療，經過3個月的治療，基本恢復。他讓我注意保暖，夏天我穿的是保暖衣，就這樣半年過去了，身上基本痊癒，停用張大夫的藥物已有一年多了，我沒有再犯過。從那以後，我身體很壯，月經很正常。在此，我們全家感謝張大夫，他有獨特治療牛皮癬的技術，挽救了我，使我安心學習，明年我考上大學還要去感謝他。（寫於2013年1月11日）

【經驗二】

治療方式：以出汗為主。我是初三時得的銀屑病，在多方

諮詢之下找到了張大夫，張大夫的態度非常好，他對每一位患者都很熱情。張大夫主要利用的是與西醫相反的方法，以出汗為主，讓多吃辛辣的食物儘可能地出汗。

在張大夫的指導下，我服用湯藥一週便有了很好的療效。之後，大概吃了3個月的藥，身上的小斑點就都消失了。真的非常感謝張大夫。（寫於2013年2月10日）

【經驗三】

治療方式：溫熱療法。誰說銀屑病患者必須戒辣椒，戒羊肉，戒酒，這都是庸醫的誤導。本人在張大夫這裏就診，大夫說這些所謂的發物其實對於治療是有益而無害的，讓我儘管吃。起初，我還是不敢，因為以前所有的醫生都說不能吃，會加重病情，可是聽了張大夫的溫熱治療方法，我徹底信服了，於是從診室出來我就喝上了溫酒。而且每天堅持喝酒，喝完之後沒有絲毫的不舒服，而是感覺很舒服。

我現在的情況正在一點點地好轉，我相信堅持治療一定會徹底康復的。所以，本人將自己的經驗分享給廣大病友，希望對大家有所幫助。親們，切記喝完酒一定要讓自己出汗，並且在日常生活中要多注意鍛鍊身體，讓自己的身體長期處於溫熱的狀態，這樣你就離治癒不遠了。（寫於2013年3月19日）

【經驗四】

治療方式：藥療+食療+運動。我得牛皮癬10多年了，光療、中藥、西藥、民間偏方用了無數，病情當時有的能好轉些，一停藥就反覆，並且越來越厲害。每個醫生都不讓吃發物，更不能喝酒。這樣，不僅病情沒能控制住，而且身體越來越差，感冒成了家常便飯。兩年前，我找到張大夫，張大夫仔細給我講了此病的病因病機，並且針對我的身體狀況以及脈

象、舌象，擬定了治療方案，就是「藥療+食療+運動」。

張大夫說，辣椒、牛肉、海鮮、白酒、羊肉等發物都可以吃，這些我以前連想都不敢想。再加上堅持適度的運動，均衡地出汗，兩年多下來，身上大片的癬塊都消失了，只剩下星星點點的小疹子了，並且身體狀況好多了，也比以前胖了。這裏，我由衷地感謝張英棟大夫，這種「變個方向治療牛皮癬」使我受益匪淺。在這裏，我把自己的看病經驗和大家一起分享，願和我一樣煩惱的朋友早日康復！順便說一下，我也是學中醫的，張大夫和藹可親，醫術高超，不僅治療了我多年頑疾，而且他毫無保留地傳授了我好多有益的醫學知識，再次感謝張大夫！（寫於2013年4月1日）

【經驗五】

治療方式：內服中藥，外用泡澡抹油。首先向張大夫致以深切的敬意。作為一名患兒的父親，我從最初的擔心害怕中慢慢解脫出來。孩子得病可能像您說的那樣，可追溯到孩子幼時經常反覆的扁桃體發炎，上呼吸道感染以及發熱（筆者按：不是這些，而是這些情況的錯誤治療），直接原因就是水痘沒有得以正確治療。那時的我們，不懂該怎樣正確地給孩子處理這些問題。一感冒發燒，上呼吸道感染就打針輸液。有時候，一輸液就是幾天，最長的一次輸了半個月。孩子今年10歲，今年春節前起了水痘。當時就在本地門診抓了點兒藥，孩子伴有發燒，也一併用藥物退燒。後來，感覺孩子的水痘基本下去了，快好了就沒再管。差不多有10多天，給孩子換衣服時，發現身上有疙瘩，我頓時驚住了。原本起過水痘的疙瘩上都有厚厚的一層皮屑包裹。患過銀屑病的我，當時就看出這是癬。隨後第二天，便帶孩子到我們鄰邊市裏的皮膚科去看。

孩子被確診為銀屑病，當時開了消銀顆粒和外抹的金鈕爾。因為我對銀屑病瞭解一點兒，雖然買了金鈕爾，但只給孩子抹了兩次就沒再抹，因為金鈕爾是強效激素。消銀顆粒大概吃了10多天，但一點兒好轉的跡象都沒有。想到大夫居然給初發病的孩子開激素藥，他的治療讓我產生了質疑，便把消銀顆粒也給孩子停了。

我想起了自己前年初發病時看過的一個診所，是私人的，他那兒看皮膚病的人不少，便帶孩子過去就診。他給我們開了一些打點滴的抗過敏以及維生素鈣類和下火的液體，還有一些外抹的自製藥膏。液體在瞭解安全後，給孩子回來輸了10多天，但藥膏我沒敢給孩子抹，因為是自製的，我不敢隨便給孩子用。過了差不多20天，雖有一點兒好的跡象，但這種輸液體的治療方式還是不怎麼讓我信服。若只靠輸液，身體怎麼能夠吃得消。我給孩子停了所有的藥物，開始尋找好的中醫大夫和中醫治療方案。這期間，孩子的病多少讓我放下點心，因為有那麼一兩個小疙瘩看著平了。但我在想，不能給孩子放棄治療。雖然孩子現在有點兒好的跡象，也不能就只靠自己自癒。因為孩子的病因還沒有找到，到底是為什麼發病的，又該怎樣治療和鞏固才可以降低孩子的發病率。就這樣在網上一直搜索，加了好多QQ群找人去探討，尋醫問藥。

開始本想去北京中醫醫院或者上海華山和瑞金醫院，但又聽好多的群友說那些知名的大醫院也不是很好。而且那裏比較遠，且花費較高。後來有人介紹張大夫的視頻給我。當時我看了後，感覺真的很有道理，接著又看了張大夫的好多文章。從網上瞭解到了張大夫後，第二天我便帶孩子來到太原。張大夫看病仔細認真，令我很欣慰。

隨後我們開始了張大夫的治療方案。從開始的只吃中藥，到後來的藥浴和抹藥，讓我感覺到了安全、放心。中藥是免煎顆粒，即沖即服，簡單方便。藥浴是將簡單的幾種藥物泡些時間，燒開後再熬會兒就可以。

外抹的藥，幾乎嬰兒都可以用。一開始，我就嚴格按照張大夫所囑咐的內服用藥劑量，泡澡藥的煎熬和泡時的無感恆溫水溫，外加全身的潤膚抹油；平時飲食的忌物，以及低強度長時間微汗的鍛鍊方式。這樣，孩子用藥差不多一個月了，身上的癬雖沒有很快都消退，但小腿部的已經只剩下了好後的白印，胳膊上的幾乎快平了，頭上的幾乎沒有了，身上的中間已經平了，邊緣略高一些。

在用藥期間，孩子的鼻炎也痊癒了，大便很通暢，食慾也很好。這讓我看到了希望，我堅信孩子過不了多久，身體會慢慢地調理正常。

病並不可怕，可怕的是得病的人怕它。一旦得了病，好多患者都會急著去找大夫。而現在的大夫，能真正懂得和用心看這個病的人，真的很少很少。在這裏，我奉勸大家一句：切不可病急亂投醫、濫用藥，更不要想著短時間就把病看好。因為這是由內而外延伸到皮膚的病，若想真正看好，讓它持久不復發，最重要的就是診治其根源，由內而外地調理和醫治。我們要做的是以人為本，在健康的前提下去治療，而絕非快速痊癒和一味地控制病。

【經驗六】

得病20多年了，一直好壞反覆，求醫問藥從未停止。從網上瞭解到張大夫，認真看了張大夫的《銀屑病經方治療方法》，懂得了得病的真正原因和正確的治療方法。不要害怕皮

損出來，不要害怕皮損變大，這都是由通到不通的表現。

張大夫醫術精湛，態度和藹可親，使我們病人心裏得到很大的安慰。要堅持廣汗法鍛鍊，泡澡來出汗，嚴格按照張大夫的治療方案積極治療，我相信一定會痊癒的。張大夫說過離健康越近，離疾病就越遠，恢復身體潛能，就能恢復健康。（寫於2013年5月9日）

【經驗七】

本人今年43歲，得病20年了，期間反反覆覆，時好時壞。尤其是今年3月份，病情加重，頭部、四肢、大腿內側更甚。經由這麼多年的看病，知道中醫副作用小，不能用激素，但同時也知道找個好中醫不易，初遇張大夫是4月初（是從網上知道的）。說實話，當時也是抱著試一試的態度，但見了張大夫後，我的試一試想法有所改變，特別是他那不同於其他大夫的思路（一般大夫都是壓，而他是發，即發汗，通過正常出汗來代替皮損，不是發疹子，所以廣汗法是不會讓皮損增多的），更為甚者是廣汗法，覺得甚是靠譜，遂開始就診。

治療方法是：外洗+內服免煎中藥顆粒+廣汗法。經過張大夫快兩個月的調理，現在症狀明顯減輕，皮損變薄，部分皮損已恢復正常，所以破冰迎春，指日可待。

在此，我首先感謝張大夫；其次，我希望所有與我有同病的患者，首先應到正規醫院就診，千萬不能聽信廣告傳言，也不能相信某一種藥。本人曾有過此遭遇，復發後更嚴重。有條件的話，可以見見張大夫。順便說一下，張大夫態度和藹，平易近人，對所有患者一視同仁（這是本人最欣賞、最佩服他的地方）。最後，給所有患者推薦一本張大夫的著作《銀屑病經方治療心法》。（寫於2013年5月26日）

【經驗八】

我是一名來自江蘇的患者，2010年用了假冒偽劣的洗髮水後，頭皮開始發癢，然後抓破，結疤，再抓破……反反覆覆下來，就形成了牛皮癬！（筆者按：這個只是誘因，不是銀屑病發生的真正原因。）剛開始確實沒當一回事，自己在藥店隨便買了點兒藥水（膚立康）塗上後確實見效。兩天的時間，頭皮的皮損恢復得差不多，可是藥水一停，皮損又隨之而來！之後，又去了我們縣城的皮膚研究所就醫，由於到了適婚年齡，大夫採取了保守治療，給開的消銀膠囊，和自己醫院配製的藥水，就這樣又吃了近半年的西藥。說實話，吃完藥後沒啥感覺，頭皮也沒見好。一直以來，只有頭皮上一點，而且不嚴重，再加上沒得到自己想要的效果，就放棄了吃藥。

就這樣，頭皮皮損一直好好壞壞的，到2012年底，發現腿部開始起了一兩個小紅點，很癢。慢慢地，胳膊上也開始起小紅點……因為考慮結婚後想要寶寶，經朋友介紹，找到了一位自身患有牛皮癬的老中醫，開始喝中藥。

剛開始，他說我血熱，開了涼血藥。兩個月的中藥喝下去，四肢、前胸、後背，皮損大面積地爆發了，紅紅的，樣子很嚇人（老中醫說這是毒素都發出來的原因）。接著又繼續喝了兩個月的涼藥，喝得我見了黑乎乎的中藥就哆嗦，而且越來越沒食慾……2013年4月，老公在山西的一家書店裏看到了張大夫寫的一本書——《銀屑病經方治療心法》，感覺書中說得很有道理。於是，2013年4月底，我們來到山西省中西醫結合醫院，找到了張大夫。

經過診斷，張大夫給我開了內服的中藥沖劑，外塗的藥膏，以及泡澡的中藥，還囑咐我要多運動、多曬太陽……從診

療室出來，我就對老公說，感覺這張大夫和別的大夫不一樣，別的大醫院的醫生都是直接開藥，恨不得讓你多買藥，每天看那麼多的病人，根本不會跟你多說一句話，讓人感覺很功利、很機械！而張大夫打破了我對大醫院醫生的印象，他讓我感覺到不是所有的大夫都把看病當成一個賺錢平台，還有那麼一些好大夫，在真真正正地做研究，把醫學當成一個愛好和事業來做！經過3個月的治療，現在全身的皮損已好十之八九，目前皮損全部消失已不是我最終目標，保持皮膚健康，牛皮癬不再復發才是我要探尋的結果。

今天又看到張老師（張大夫感覺更像一個老師，在前方指引我們向著牛皮癬康復的道路走下去），他說了句令我感悟很深的話：「這麼多年，患者一直都在忙於找大夫，從來沒有仔細思考過自己為什麼會得這個病，這個病到底是怎麼回事。」那麼，這個病到底是怎麼回事呢？

我建議患友們不要盲目地到處求醫、吃藥，可以先去書店或者網上買本張老師的書，仔仔細細地閱讀一下，找到正確的康復之路。（寫於2013年7月19日）

繼7月19日後，我對牛皮癬治療又有了一些經驗與心得，想與患友們分享。

第一，出汗。近來，由於夏季南方地區連續高溫，夜晚的室內溫度高達34℃，所以就算是在室內，衣服天天也是潮潮的，出汗的程度和時間可想而知。再加上不吹空調和風扇，所以出汗達到了理想的效果，皮損恢復的效果也比在山西時顯著，且恢復加速！

第二，曬太陽。即使在炎熱的夏季，也不敢有一絲鬆懈，早上八點到十點曬太陽，著重曬下半身不易出汗的地方（由於

戶外溫度很高，曬太陽時，不塗抹黏糊糊的藥膏）。於是，平時不太容易出汗的地方也達到了很不錯的出汗效果，濕乎乎的，自我感覺比藉助保暖褲出汗還要好。下半身不易出汗的朋友可以嘗試一下。

第三，多運動。由於近期家裏有病人，要照顧病人的起居，所以運動量較之前加大了很多。奇怪的是，做完一頓飯，連最不容易出汗的腳脖子也是濕乎乎的。為了牛皮癬，我愛上了做飯。半個月的時間，忙忙碌碌，之前一直胸悶的情況出現的次數越來越少了，看來還是得讓自己動起來，才能更好地恢復。

第四，愉悅的心情很重要。由於得了牛皮癬，心裏有壓力，脾氣也很易怒暴躁，動輒就生悶氣，緊接著就胸悶，喘不過氣。為了改變自身胸悶的狀況，我時常開導自己，儘量想些愉快的事情，看些笑話書，欣賞美麗的風景，想想在乎自己的親人和愛人，找些事情轉移自己的注意力，使心態保持積極向上。

第五，不吃生冷、甜膩的食物。**事實證明，好的生活習慣很重要**。前幾天又開始胸悶了，回想似乎是忍不住吃了些甜膩的食物導致的，這些天忌口了，心情愉悅，胸悶又好多了。**身體還沒走上正軌，就破了大夫的忌諱，轉眼間身體就給「臉色」看**。所以，切記啊，難兄難弟們，管住自己的嘴。（寫於2013年8月22日）

本人現在的狀態是：經過夏季較好的陽光照射，皮損全部消失後，近來氣候乾燥，腰和後背又起了小米粒大小的皮損，大概十幾個，不痛不癢。由於怕皮膚乾燥，每天晚上起牛皮癬的地方，我都塗上橄欖油並打開取暖器。每天早晨6點起床，

跑步鍛鍊身體，因為我下半身比上半身出汗慢，所以下半身穿的比上半身厚，爭取達到同步出汗的效果。當感覺出汗的狀態差不多時，我就停下來做一些其他運動；當感覺身上汗落得差不多時，就又接著跑步。這個方法還可以，我上面說的腰和後背新起的那十幾個皮損，現在開始好轉了。

我發現夏季曬太陽比較充分的地方就是四肢，現在我的四肢不起皮損。而腰和背等不太容易暴露的地方，因為曬太陽不充分，還有些皮損。實驗證明，太陽照射對我們來講，比什麼都好。至於頭上的皮損，由於本人就是從頭皮開始發的牛皮癬，所以跟張大夫治療的過程中，一直用皮炎寧酊兌酒塗抹，最近總感覺起牛皮癬的頭皮疼，好像被針紮了似的，用手指觸摸，有種毛毛蟲爬過的感覺。反應給張大夫後，大夫交代疼比癢好，疼就不要塗藥水，什麼時候癢了，什麼時候再塗。所以，以前本人隔一天塗一次藥水，聽了大夫的話後，已經近10天沒塗藥水了，頭皮除了不疼外，沒有其他起牛皮癬的徵兆。看看後期情況怎麼樣，再來分享給大家。

還有，雖然我沒塗藥水，但我每天跑步時，頭髮裏都出汗，頭皮濕乎乎的。（寫於2013年9月25日）

【經驗九】

我本人患牛皮癬兩年，斷斷續續地服藥，始終不能停藥。今年7月，我兒子也患上了牛皮癬，我慌得六神無主，在網上到處找資料時看到了張英棟大夫的介紹，我很認同他的治療方法。因為服了兩年的藥，我的身體極度怕冷，一著涼就拉肚子。月經期間，即使氣溫32℃，我也要摟個熱水袋才舒服。於是，我便填寫了患者諮詢卡，張英棟大夫及時作了答覆。可是桂林與太原相隔千里，我實在沒有勇氣帶小孩跋涉千里去看

病，就向大夫提出能不能寄藥過來服用。張英棟大夫十分嚴屬地回覆：「**不要逼醫生騙人，都沒看過小孩，怎麼給孩子開藥？**」這宛如當頭一棒敲醒了我。對病人負責，不是那種只看重錢的醫生，這是我對張大夫的最初印象。

7月底，我帶兒子到太原見到了張英棟大夫，年紀不大，很溫和，仔細詢問了情況，給兒子開了14天的藥。要求我回去運動出汗，穿多點兒保溫，沒有開藥。

兒子服藥的效果很好，頭上的皮損發散了，也變少了，全身出汗均匀，小腿前也有汗了。8月份，我們到太原複診，醫生給我也開了藥，他問我：「冷嗎？哪兒冷？嘴裏什麼感覺？舌什麼感覺？身體哪兒不舒服？」我讀過張大夫寫的書，這次複診讓我感覺他是先治人，再治病。我很認同這種做法。

兒子服藥後，出汗更均匀了，情況越來越好。我服藥後，身上出了些皮癬（筆者按：廣汗法的目標是不會讓皮損增多的，這種情況不是正常的情況，請注意），這是正常的服藥效果，我沒有害怕。9月份，我又來到太原，遇到了前幾次相識的病友。其中，一位初中生，才來時右脖子上有一大片紅紅薄薄的皮損，連臉都不敢抬，現在全恢復了正常膚色。他的父親高興地說：「大夫都沒給開口服的藥，只開了外洗的（筆者按：每個人病情不同，別人的方法並不適合於自己，不可盲目套用），就好了，真不錯。」還有一位高中男生，來時全身皮損，現在全身都平了，她媽媽樂呵呵的。

10月份，我再次到了太原，見到了病友趙先生，他高興地說：「上次我來就沒給我開藥，叫我今天再來看看，沒事就不要來了。」又是一個治好的病友，真好。還見到了一個內蒙古的病友，她給我看她手臂上的皮損，每個皮損的中間出現了一

塊正常的膚色，她還說腿上有一大塊皮損，現在被正常的膚色分割得支零破碎，這就是張大夫所說的破冰吧。大家看到我基本上是一個月面診一次，因為我去一趟太原來回要5天，休息一兩天才服藥。就這樣，我全身出汗已均勻，皮損在慢慢變平，身體很暖，手臂上的一些皮損已變成平滑的白色。兒子情況比我還好，皮損幾乎不見了，精神好，睡眠好，成績也進步了。現在我每天都保持運動出汗兩小時，有張大夫在，我堅信，我的牛皮癬會好，而且可以做到身體比原來更健康。（寫於2013年11月9日）

【經驗十】

感謝張大夫的精心治療，讓我對生活重新樹立了信心。感謝××姐姐的幫助，感謝孫大夫和馮大夫的耐心解答。看病整整兩個月，我身上的皮損明顯變薄了，部分皮損已經完全消退，可以正常出汗。下面向大家分享一下我的治療心得：

（1）不經常抓撓的地方明顯要比抓撓過的地方皮損薄，局部甚至完全消退，而經常抓撓的地方好得慢，相對較厚，所以儘量不要抓撓，不要刺激皮損。

（2）晚上能不出門，就不出門。東北天氣較冷，到了晚上寒氣更重，加上日照強度不夠，自身這點陽氣本來就不夠使，所以不能讓身體有機會接觸更多的寒氣。

（3）不吃甜、黏、過鹹、過油膩的食物，不增加脾胃的負擔，守住脾胃。

（4）關於運動出汗。因為家離火車站比較近，有一次從太原回到長春，我發現火車站的南北通道人流多，溫度較高，還沒有風，我又著急回家，走得快了些，很容易出了汗。於是，每天中午，我穿得厚厚的，帶上保溫杯，去火車站的地下

通道快步走。大概走40分鐘，強度控制在感覺不累的程度。走得差不多了，就停下來拿紙巾把汗擦一擦，喝點兒熱水，等到身上出的汗都乾爽了，再回家。本人的工作是庫管，少不了一些搬搬扛扛，倉庫的溫度大概為20℃，我穿的又比較多，所以稍微一幹活兒，就會出汗。剛開始出汗，我還挺欣喜，畢竟出汗了。讀了張大夫的書幾遍之後，我發覺我這樣出汗不對。如果把身體出的汗比作水，把汗腺比作漏斗上的眼，運動出汗的目的是均勻出汗，而我現在的情況是：**漏斗上的眼有的大、有的小，導致出汗不均勻。**漏眼比較小的地方還沒開始漏水，水就沒了，無法達到「一滴汗出遍全身」的目的。於是，我開始進行身體微調。幹活兒時覺得熱了，我就放慢速度，或者乾脆停下來，不讓這個汗出來，或者是讓這個汗出得不是那麼猛，有意識地調節強度，從而達到出汗相對均勻的目的。

（5）關於心理。記得上一次去張大夫那裏看病，張大夫對我說：「只要路的方向走對了，你原地踏步或者走得慢了，都沒有關係。要讓心態保持一個平和的狀態，五志過極皆屬火，情緒的波動也會影響到身體的狀態。」陳眉公曰：「**惟有知足人，鼾鼾睡到曉，惟有偷閒人，憨憨直到老。**」學會知足，一切都會好起來的。不要過度關注皮損是否又長出了新的，是否又消退了，正所謂：「他強由他強，清風拂山崗；他橫由他橫，明月照大江。他自狠來他自惡，我自一口真氣足。」學會接納自我，這樣就會出現一個良性的循環，**改變了與疾病對抗的態度，**你不再糾結於自己的問題，問題逐漸好轉。有一句話叫「**慢慢來比較快**」，治這病急不得，要慢慢進步，真正的進步不是那麼焦慮地自我懷疑，而是帶著自我接納體會進步的喜悅。真正的進步不是被對自己的不滿和焦慮驅趕

著，而是被美好目標吸引著。真正的進步都不那麼著急，我們默默努力耕種，耐心等著它開花結果。即使我們有病，我們也是帶著症狀投入地生活，相信成長會自然而然地發生。（寫於2013年12月6日）

【經驗十一】

經過張大夫的細心調理，孩子經歷了發燒、泡澡、曬太陽、喝酒吃肉、流鼻血的過程，好得非常快。不僅銀屑病好了，孩子的胃口也好了，比以前也精神了。不到兩個月，張大夫就說可以停藥了，我們太高興了，因為已經進入夏天，孩子也不必穿那麼厚了。張大夫讓我們回家注意不要吃生冷的食物及豬肉和牛奶，定期複查。（寫於2013年12月26日）

【經驗十二】

很欣慰，孩子的病很快好了。很幸運，我們遇到了張大夫。在這裏感謝張大夫，是他用獨特的治療方法讓牛皮癬這個惡魔不再糾纏我們。我也不知道該寫些什麼來幫助病友們，只是希望大家相信大夫，儘量配合大夫，按大夫的要求去做。就拿抹橄欖油來說吧，大夫說可以多抹，我一有空就給孩子抹。孩子不想抹，說同學嫌他有味，於是我就晚上等他睡著了抹，夜起幾次給他抹，到後來孩子身上潤潤的、潮潮的，很快就好起來了。（寫於2013年12月30日）

【經驗十三】

我是山西臨汾永和的一位銀屑病患者。（筆者按：這位患者的母親患乾燥綜合徵，西醫三甲醫院住院及門診治療一年多，逐漸加重，後來也帶到筆者這裏看，不到兩個月的時間，停掉了包括甲氨蝶呤和較大劑量強的松在內的所有西藥，口服中藥治療效果滿意，現在治療接近三個月。）我於2013年11月

17日無意間發現全身起小紅點，在本地（縣醫院）吃藥、塗藥，不起作用。期間，我在網上瞭解到，張英棟大夫看銀屑病有獨特的方法，他的「給邪出路」在全國也是有名的。

12月2日，我來到山西省中西醫結合醫院中醫科，找張大夫看，他一看說是銀屑病，開了藥，讓我去書店買他的書，看書治病(他說買本書看去吧，書上寫得很清楚，看了就懂了，懂了病就好了)。大家一定要按大夫說的做，我在治療前期沒有好好看書，沒有嚴格按照大夫說的做，只靠大夫開的藥，導致我的療效比較慢。後來，在大夫的引導下，我慢慢覺悟了，現在我的皮損基本全退，只有頭上和小腿還有一小點，所以我已經不需要每週去了，三週複診一次。

看病初期，希望大家能按大夫說的做，最好一週1~2次，不要怕麻煩，大夫這樣做是有原因的。其實，我們這病不是只靠藥能治了的病，要自己注意調節生活習慣，把自己的身體調節到一個正常的狀態，讓全身均勻出汗，把病邪散出去，但要達到全身均勻出汗是很難的，需要想很多辦法。我現在還沒達到全身均勻出汗，尤其是小腿基本不出汗。我的方法是腿上穿得厚一些，上身可以少穿點兒。（寫於2014年2月19日）

【經驗十四】

筆者按：從表面上看，「發燒或上呼吸道感染會引起銀屑病的復發或加重」，但從機理上分析，是針對發燒或上呼吸道感染的「誤治」導致了這一結果。筆者經觀察、分析後得出的階段性結論是：發燒或上呼吸道感染可減輕銀屑病，或者說可以讓銀屑病「動」起來，變得容易治療。

孩子發燒怎麼辦？這個問題似乎不是難題，去醫院都能解決。

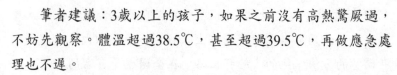

筆者建議：3歲以上的孩子，如果之前沒有高熱驚厥過，不妨先觀察。體溫超過38.5℃，甚至超過39.5℃，再做應急處理也不遲。

有時，急急忙忙的所謂對證處理，對身體的長遠健康不利。

我們需要慢慢建立起一個觀念：會發燒的孩子，身體才壯。同時，發燒可以提高身體的免疫力。當然，前提是發燒的程度不要超過身體的警戒線，不要造成對身體的急性損傷。

多數家長怕孩子發燒，特別是患過銀屑病的孩子或正在患銀屑病的孩子。因為很多書籍和文章裏明確寫道：「發燒或上呼吸道感染會引起銀屑病的復發或加重。」

但是，筆者經觀察、分析後，得出的階段性結論是：發燒或上呼吸道感染可以減輕銀屑病，或者說可以讓銀屑病「動」起來，變得容易治療（觀察範圍為3歲以上的患者）。

那麼，為什麼大家會有「發燒或上呼吸道感染會引起銀屑病的復發或加重」的看法呢？

因為目前的實際狀況是，只要有發燒或上呼吸道感染，都會去治療，而治療用的幾乎全是清熱解毒或消炎退熱藥。從表面上看，「發燒或上呼吸道感染會引起銀屑病的復發或加重」，但從機理上分析，是針對發燒或上呼吸道感染的「誤治」導致了這一結果。

這就提示我們：在感冒或上呼吸道感染時，如果沒有把握治對，不如不去治療。

然而，發燒的時候敢不治嗎？「紙上得來終覺淺，絕知此事要躬行。」以下文字出自一個患兒母親之筆，詳述了該患兒在發燒不亂治後身體漸漸強壯起來的經歷，值得大家思考。

兒子今年9歲，2011年初，他在感冒後身上開始出小紅疙瘩，確診後，在當地人民醫院治療，服用過複方氨肽素片、複方青黛丸、維生素口服液等，外用卡泊三醇。2013年4月，孩子突然全身大面積出現紅疙瘩，頭髮、耳孔裏面都是。經過3個多月的治療，卻越治越重，作為家長，我心裏特別焦急，但是沒有辦法。後來，在網上看到張大夫的視頻，又買了他的書，看完後就下定決心帶孩子去太原治療。兩個月後，身上已經沒有疙瘩了。

孩子在治療期間，於夏天發燒一次，冬天發燒兩次。其中，夏天燒到38.5℃，4天後自己恢復了正常體溫，期間一直喝開水、曬太陽。冬天第一次發燒，溫度達到39.3℃，我整夜沒睡給他物理退燒，連著3個晚上都是39℃以上，第4天流了鼻血，晚上體溫完全恢復正常。

孩子從小體質不好，溫度稍有變化就會感冒、發燒、咳嗽，每次都是吃退燒藥，嚴重時輸液，這3次完全沒用藥，燒就自己退了。孩子現在身體狀態非常好，飯量比以前大了，抵抗力也明顯增強了。過年期間，天氣忽冷忽熱，我也不像以前那樣擔心他的身體了。

【經驗十五】

生病期間，我在這個論壇中找到了很多寶貴的經驗，現在我也把我的經驗分享出來。2013年11月，我得了重感冒，發燒，喉嚨腫痛。當時正趕上工作最忙的時候，不能在家休息。為了能正常工作，把燒退掉，我吃了一些西藥退燒。吃過之後，每天晚上都大汗淋漓，當時沒發現什麼不對。感冒恢復（筆者按：症狀減輕）後，身上開始起小紅點，從後背開始，迅速蔓延到腹部、手臂、頭皮，後來發展到滿身都是，可以說

是體無完膚吧。一開始，沒搞清楚是什麼，去看西醫，有說是細菌感染，塗了一個禮拜抗菌藥膏，無果。接著又看了兩個醫生，一個說是銀屑，一個說是過敏，又開了新的藥膏，我看到裏面有類固醇，知道是激素，所以基本上沒用。

現在想想，還好沒用。激素是見效快，但只能暫時緩解，以後會反彈得更厲害。後來，我又看了一位老中醫，給了中藥吃，裏面有蛇床子之類的藥，還有外擦的藥，沒有明顯效果。吃了一週藥，我去了墨西哥玩，又是游泳，又是曬太陽，10天後，我的皮損大片消退，特別是曬太陽多的地方。但當時我還在吃藥，也不知道是因為吃藥還是曬太陽。但是，回國後，皮損又大量復發，而且更加嚴重。

我知道藥沒有效果了，就把藥停了。期間，我在網上搜索了很多關於銀屑病的資料，很幸運，我找到了張英棟大夫的微博和「好大夫」網站，給了我一線希望。他的文章我能找到的都看了，包括其與患者的互動。他的理論有創新，又自成體系，在我看來，很有說服力。

我給張大夫打了電話，他給我提了很多寶貴的意見，包括保持全身暖暖的、潮潮的，運動，無感泡澡等。我都按照這些做了。雖然我還沒有達到理想狀態，但一直朝這個方向努力。2014年1月，我的皮損好了很多。2月份，完全恢復。現在連痕跡都快看不出來了。

這段時間，我還要多謝我的老公，他一直關心、愛護我，不讓我有心理壓力，讓我總保持愉快的心情。雖然我沒有面診，但多虧了張大夫的建議，我才得以康復。我印象最深的是，在我稍有恢復的時候，他告訴我，不要太關注皮損，而要關注身體出汗的狀況。身體健康，自然就沒病。這些對我的啟

發很大，至今我都沒有中斷為健康而努力。因為我知道，銀屑病發病是身體的一個預警，雖然現在皮損不見了，但我還沒有做到全身均勻出汗，所以還要堅持運動，保持良好的生活習慣，避免讓銀屑病再次發病。生了病，不要怕，冷靜地面對，你也會像我一樣康復。（寫於2014年3月26日）

【經驗十六】

年前臘月二十六，學校終於放寒假了，本來覺得可以鬆口氣，回家好好休息幾天，沒想到，高度緊張的精神一放鬆，身體開始出問題了。從山西到山東十幾個小時的車程中，我感到渾身疼痛，從骨頭裏散發的痛！喉嚨也痛得說不出話來，吃了幾片阿莫西林根本不管用。雙眼也睜不開，坐在車裏也沒有熱水喝，直到下午5點回到家。回家後立即到二姐家，她是醫生，一給我測量體溫，38.5℃，於是打了一小針退燒針，喝了半包瑞之清，回到家燒就退了，也就沒有再吃藥打針。可是第三天，嘴角就起了一個大火泡。

初七又回到山西，初九早晨起來就發現額頭紅了一片，脖子下面起了幾個紅點點，社區醫生說是過敏，吃了五天的撲兒敏和消炎藥，身上反而越來越多，醫生又建議我輸青黴素。輸了半個月，全身都佈滿了紅點。後來，去了中醫院和山西大醫院，專家告訴我是銀屑病，並且告訴我說這種病不能根治！拿了好多的中藥，回到家後，天天哭，心想這輩子完蛋了，想死的心都有了！吃了五副中藥沒見效，我更痛苦了，老公、孩子跟著我著急。孩子說：「媽媽還不如讓我替你得病呢！」話一出口，我再次淚流滿面。

老公幫我在網上找到了張英棟主任，我只是抱著試一試的態度來到了中西醫結合醫院，沒想到我遇到了我生命中的貴

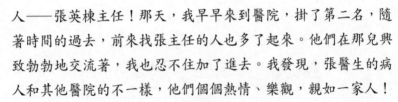

人——張英棟主任！那天，我早早來到醫院，掛了第二名，隨著時間的過去，前來找張主任的人也多了起來。他們在那兒興致勃勃地交流著，我也忍不住加了進去。我發現，張醫生的病人和其他醫院的不一樣，他們個個熱情、樂觀，親如一家人！

當時，我想這得是什麼樣的醫生才能塑造這樣的患者呢！其中，一位師傅給了我很大的鼓勵，我更有信心了，壓抑了20天的心情終於輕鬆了，久違的笑聲又流動了起來。見到張主任，第一感覺是年輕，在交流過程中感到他和藹可親、知識淵博。他詳細詢問了我的病情，認真地為我把了脈，告訴我銀屑病是可以根治不復發的。3個月的集中精心治療，我現在已基本痊癒。治療中，我總結了幾點：

（1）銀屑病是典型的身心疾病，我們的個性、情感、緊張、煩惱、憂傷等都有可能引發疾病，所以一定要保持良好的心態。

（2）聽醫生的話。張大夫不僅是一位醫術高明的醫生、知識淵博的學者，更是一名優秀的心靈指導師，他還是我們患者手中的枴杖。

（3）關注汗，要堅持溫和、連續、持久的運動。我原來根本不運動，嫌麻煩嫌累，現在我每天都堅持至少兩個小時的快走，全身基本都能出汗。更重要的是，要注意出汗的範圍和量。出汗要長時間、遍身、微微有汗，夏天不能多，冬天不能無。

（4）注意「四多兩溫度」。張大夫告誡我們要關注身體的溫度、心靈的溫度，要適度多曬、多動、多穿，汗出均勻後適度多吃發物。

（5）該忌口時要能管住自己的心和口，忌食生冷食物，多吃溫熱性質的食物，將體質控制在一個偏陽的狀態，為「正

汗」提供保障。

（6）多學習。醫生是枴杖、是教練，要想走得更好，身體好得更徹底、更健康，需要我們自己更主動地去學習，跟醫生學習，跟書學習，跟好得快的患友學習。

以上幾點是我這3個月以來的點滴收穫和治療心得，希望得到張大夫和患友們的指正。身體是自己的，健康要我們主動來營造。這裏再引用一位患友的話：「在發病之初遇到張主任，是我們的福氣！」（寫於2014年6月4日）

【經驗十七】

經過近一年的治療，兒子的皮損已完完全全消失，個子也突然間見長了（之前三年，身高、體重幾乎不變），不良的生活習慣也改變了許多。看著越來越健康的兒子，我由衷地感謝張醫生及您的團隊，您是當今真正的醫者，真正的白衣天使。祝您平安、健康！（寫於2014年7月28日）

【經驗十八】

兒子的皮損完全消失了，一週後，藥也不用喝了，我由衷地感謝張醫生，遇到您，我們深感榮幸！

兩年前，兒子皮膚出現小紅點，之後慢慢擴大，醫院診斷為銀屑病。由於家中有患此病服藥幾十年都無效的老患者，家人一度對治療失去了希望。曾經找一些專家吃過少量的中藥控制住病情後（小腿上留一小塊），便沒有過多的醫治，遵醫囑不吃發物、外塗藥膏，看似不嚴重，卻整天提心吊膽。因為稍不留神，別的地方就會長出小紅點後擴大，終日小心翼翼地早晚為孩子做檢查，看哪裏有新起的紅點，然後塗藥，生活好像沒有了出頭之日……憑著對孩子的愛，經常在網上看關於銀屑病的各種資料，某一天終於看到了張大夫寫的關於兒童發燒與

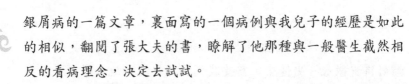

銀屑病的一篇文章，裏面寫的一個病例與我兒子的經歷是如此的相似，翻閱了張大夫的書，瞭解了他那種與一般醫生截然相反的看病理念，決定去試試。

初見張大夫，年齡不大，雙手把脈，然後很認真地在電腦上做記錄。長這麼大，第一次見到這麼認真的大夫，囑咐我們停掉塗的藥，不干預病情一個月後再來。之後，兒子的皮損瘋長，再次見到張大夫時皮損已遍佈全身。看著皮損越來越多，真是心痛至極。「泡澡+中藥」，3個月後，皮損明顯開始變薄。治療期間，張大夫強調最多的就是出汗，透過讓小腿、胳膊多穿衣服再運動來促進出汗。讓身體變得容易出汗，大概用了半年的時間。之後，皮損開始快速消失，但胳膊、腿上仍留有極少量的皮損，且時厚時薄，張大夫笑稱這是要給我們留點兒記性。原以為要保留很久，沒想到這個夏天剛來不久，加上快考試了沒怎麼吃藥，皮損竟自己消失了。

皮損剛消失後的一個月裏，我沒藥喝，除了生冷的東西都在吃，也沒有新的皮損出現，太高興了！終於不用再整日提心吊膽。這次暑假來複查，得知可以停藥了，這真是天大的喜訊，希望患友們也早日康復，加油吧！

我的經驗總結：

（1）慎用抗生素，「有病不治，常得中醫」。

（2）理性看待「發熱」，「發熱」是身體自癒能力的一種表現，不盲目退燒。

（3）看病不能偷懶，多查閱相關資料。自己明白了，才能找到真正的好大夫。很多醫生很有名氣，卻不是明白的醫生，我們一定要找到明白的醫生，才有希望。每次在張醫生這裏就診都能看到來自五湖四海的患者，大家為何捨近求遠？

（4）明白看病的最終目的是讓我們的身體更健康，那些「頭痛醫頭，腳痛醫腳」只顧表面現象的治療，只會讓我們離健康越來越遠。

（5）多運動，多曬太陽，早睡早起，少吹空調，少吃冷飲，順應自然。患友們要格外注意保暖，儘量避免陰暗潮濕的環境，多吃溫熱的食物，保持心情舒暢。

（6）尊重醫生，多看醫生的書籍及文章，成為合格的患者，治癒的機會才會更大。

很多患者發病都源於不良的生活方式，如濫用抗生素、常熬夜、居住環境潮濕、飲食生冷、不喜運動等。現在張醫生的書是我的枕邊讀物，時刻提醒著自己與家人朝著健康的生活方式前進，再次感謝張醫生及您的團隊，祝您一生好運、平安！（寫於2014年7月28日）

【經驗十九】

我家孩子今年7歲，女孩，發病於2013年9月，開學後發燒感冒了。治療不久，額頭出現3個扁平的疙瘩，開始沒在意，後來身上也有了，才去醫院看，醫生說是牛皮癬。我緊張害怕，開始胡亂給孩子用藥，越治越嚴重。後來，在網上找到了張大夫，在張大夫這裏看病已經兩個月了，從開始的亂治到找到張醫生，我們經歷了不到一年，孩子沒少受罪，我也是以淚洗面。但是，到太原治療了一個月，病情就開始好轉，因為孩子的病情比較嚴重，全身都有。治療到一個半月時，孩子開始發燒，什麼藥也沒用，就是多喝水。

扛過去之後，發現身上的皮損突然間變得很薄很薄了，我們驚喜萬分，這都要歸功於張大夫，是他幫助和指導我們與病魔抗爭。接下來，我們還會繼續努力，堅持鍛鍊（一定會多讀

張大夫的文章），我相信健康會馬上找上門來的！（寫於2014年9月11日）

三、發病經歷

【消炎危害】

于某，7歲，得病2年。5歲時剛上幼兒園，因環境陌生，孩子不適應，經常感冒咳嗽，時不時就服抗生素和感冒藥。2012年1月，發現腿上有像痘一樣的東西，有3處，持續兩個月沒下去，後來在當地醫院看說是牛皮癬，又去了市中醫院去看，說的結果一樣。醫生說孩子小，又只有三四處，就開了外用藥，塗了大概一個月左右就好了（筆者按：症狀消失）。

2013年12月，因感冒咳嗽感染了肺炎，在兒童醫院住了9天，掛的阿奇、頭孢、激素等藥。2014年1月，臉上長的小痘越來越大，胳膊上也長了，腿上也有了，我擔心極了，每天都上「好大夫」網站。張英棟主任看兒童牛皮癬最拿手，於是2014年4月我們直接去找張主任，經過張主任兩個多月的診治，孩子現在恢復得很好，身上只有胳膊肘一處一點點了，我相信孩子會好起來的。

【炎症誤治】

我的孩子今年11歲，在2012年5、6月份的時候發現的頭部皮屑。當時，對此並沒有引起注意，以為是普通的頭皮屑多而已。用過采樂，但一直沒有什麼效果。後來，陸陸續續到當地的皮膚病醫院去看，起初被診斷為濕疹，就用一些外用洗劑，還打了不少的抗過敏針，就這樣一直治療了一年多，也不見好。

其實，孩子之前的身體比較弱，經常感冒發燒，扁桃體發

炎，每次遇到這種情況，我們就會給他吃些消炎清熱的藥物，比如清開靈，還有消炎藥，屬害了還會打點滴。現在想起來，孩子發生這種病可能與之前的吃藥有很大的關係，真是後悔死了。

2013年，我由「好大夫在線」諮詢了北京的專家，開始懷疑這是銀屑病，後來又到當地的皮膚科找專家看過幾次基本上確診。當時，大夫主要開了些治療銀屑病的外用藥，可是效果並不好，而且擔心會有副作用，所以沒有用多久就停了。當時，我們當地的一個皮膚病專家給使用了青黴素療法，連續打青黴素（劑量較大）7天，很神奇，打完後皮屑就沒有了，當時非常高興，但沒過多久，孩子又感冒了，所以很快就又復發了。

在非常困擾的情況下，透過「好大夫在線」瞭解到了張主任，電話溝通後，在春節後2月份專門從青島來到太原進行面診，後來又加入了遠程調整……在張主任那裏開藥，在孩子吃藥3週的時候，突然頭皮屑都消失了。因為孩子年齡小，雖然家長督促，但不容易做到微汗並保持，但我們仍在堅持。在治療過程中，我感覺擺正好心態，調整好生活習慣，按照大夫的要求做到，並以一種無為之心來對待，可能會更好。

【發熱誤治】

廖××，女，12歲。2013年12月扁桃體發炎，發燒，同時伴隨全身（四肢、前胸、後背、頭頂）點滴狀銀屑病。（醫者註：為什麼發燒會引起銀屑病？是發燒引起的，還是發燒誤治引起的？）首先在某某大學第二附屬醫院皮膚科就診，醫生開了複方甘草酸苷膠囊，療癬卡西甫丸，以及一種含激素的藥膏。醫生要求孩子輸青黴素，但孩子對青黴素、阿莫西林都過

敏，就開了阿奇黴素。吃了一週後無效，醫生又讓輸了一週另一種不過敏的消炎藥（名字記不清了），治療一週後仍然無效。因不想讓孩子一直輸液和用激素藥膏，所以我們決定去看中醫。接著孩子到某某中醫學院一附院皮膚科就診，因為孩子同時還咳嗽，所以我們同時又看了中醫學院兒科，經化驗，支原體感染。醫生先後開了阿奇黴素及止咳藥，輸液大約5天，又吃了一段阿奇黴素及止咳藥，但孩子的咳嗽還是沒完全好。

後來，我用偏方：每天給孩子吃熟山藥汁加冰糖，一天吃一根山藥，孩子的咳嗽後來好了。皮膚科治療時，開了草藥（這是最後一次草藥的方子：野菊花15克，土茯苓10克，白花蛇舌草15克，地黃10克，牡丹皮15克，赤芍10克，紫草10克，白鮮皮15克，白茅根30克，黃柏10克，蒲公英20克，甘草（生）10克，石膏30克，黃芩10克，半枝蓮15克，淡竹葉10克，苦參10克，板藍根30克，金銀花20克），因孩子嗓子一直紅又開了點兒舌丸，同時還有兩種藥膏要混在一起用。

一開始，這些藥很見效，治到今年3月底，除小腿還有少量紅疹外，其餘地方的皮損都消失了，只留下了一些白印。因為小腿上的紅疹一直不好，吃了一個月的藥沒有什麼變化，後來我們就換了該院國醫堂最老的皮膚科專家來看，希望能徹底治好，誰知老大夫完全換了藥方但治療仍以清熱涼血為方向。孩子吃老大夫的藥一個月，病不但沒好，反而越來越重，我們只好又回來找原皮膚科的大夫，但吃了原來的藥也不行，孩子的病一直在發展——原來只有小腿後有皮損，現在大腿、胳膊、臉上都有了。

直到6月，買了張英棟主任的書並從「好大夫在線」網上諮詢後，聽從他的建議把孩子的藥都停了，每天堅持帶孩子鍛

鍊。孩子停藥後，皮損越來越嚴重（醫者註：為什麼停藥後會越來越重？是前面的治療有問題，停了就壓不住了嗎？）後來前胸也有了少量紅斑，脖子、後背也有了一些皮損，孩子的臉上皮損嚴重而且很癢，小腿上的紅斑慢慢連成大片。孩子的小腿因為皮膚乾燥還經常很疼，我們只好給她抹些香油緩解一下。

2014年7月3日，開始到山西接受張大夫的治療，目前治療了兩週多（醫者註：第一週吃藥7劑，第二週吃藥3劑，第二週服用的是驚世駭俗的方藥）。孩子的皮損有明顯好轉，臉上好了一大半，脖子、後背皮損已消失。最嚴重的小腿原來大部分皮損處中間已不再發紅，看起來像正常皮膚了（醫者註：可惜只關注了皮損的變化，而沒有描述出汗和整體狀況的變化）。我們還會繼續堅持治療，多謝張大夫讓我們看到了孩子康復的希望！

【性格+潮濕】

某男，43歲。1997年7月，因公去武漢開會。出於好意，把標準間讓給帶妻子來開會的同事，自己和其他同事去擠沒有空調的4人間，住了一週。武漢酷熱難當，加上潮濕，工作強度也高，回太原後，扁桃體化膿發炎且高燒。我大概每年犯一次扁桃體發炎，只是這一次猛烈了一些。輸液一週，燒退了。時隔幾天，我發現頭上出現紅疹子，而且脫皮，還不以為然，又過幾天，全身都出現了紅疹，這才去醫院就診。我問當時的一位主任醫師：「這病不難治吧？」他回答：「是銀屑病，治治看吧。」我心裏一沉，知道自己遇到麻煩了。之後的17年歲月，它與我同在，驅之不離，納之不安，直至今日。

這些年，我曾服過運城某醫生的七仙消銀丸，吃過靈芝

片、複方丹參、迪銀片、藏藥十八味歐趟丸，靜脈滴注過黃耆注射液和清開靈注射液，還吃過各種方劑草藥，甚至誤用過乙雙馬啉。這些年來，病情纏綿起伏。直至2011年，病情突飛猛進，全身皮損面積接近90%。我去某某中醫院求醫，運用中草藥、阿維A、萌爾夫等各種藥治療兩年，其間一度皮損好轉，最終反覆，依然如故。

偶聽北京中醫院大夫為山西患者推薦張英棟教授，我開始查詢張教授的訊息。先接觸了一些文章，對其理念深深認同。這成為接受廣汗法與張教授治療的開始。

治療一年了，雖然並未立竿見影，但我內心比較安定。我知道，如果方向正確，有時慢即是快，總有水到渠成那一刻。

我曾問張教授：「我的病在您的患者中算複雜的，您是否有信心呢？」他答：「我有信心，我會陪你走到底。」我受到莫大鼓舞。

好！張教授不放棄，我也不放棄，那就讓疾病放棄吧。我相信這一天的到來。

得病後，我也反思致病的原因。扁桃腺炎的誤治誘發，終究只是誘因。熬夜、濃茶、吸菸、性格沉靜而不疏朗、喜靜惡動、素食、多思、不運動，這些恐怕都和病有或多或少的關係。一個當過醫生的朋友這樣告訴我：「做一個你不熟悉的自己，應該對你的病有好處。」我想這或許有些道理。

在張教授這裏治療，有些不像單純的醫療，而像把人生的慾望、行為、好惡，靜靜地、緩慢地梳理和調整一遍，不縱不偏、不緩不急。

萬物皆是良藥，取法自然，與道合一。遵從醫囑，耐心治療，我堅信「面朝大海，春暖花開」的一天終要到來。

【潮濕+貪涼+郵購藥】

20年前，每到夏天穿裙子時，我的右小腿上就會出現一個黃豆大小的紅色腫塊，癢得要命，擦什麼藥都不好，用火來灸也不行，越來越大，大如一分硬幣。秋天就消，夏天又來。

如是反覆幾年，終於有人告訴我那是牛皮癬。醫生給我開了一種叫恩膚霜的軟膏，就這樣擦了消，消了發，發了擦。又過了幾年，腿上的不見了，臉上開始出現，薄薄的，紅色。

2011年，清明節，覺得頭癢難忍，頭皮增多，剛洗完頭，還會嘩嘩地往下掉頭皮。接著，後脖子、身上、雙小腿開始一點一點地出現紅色小包，然後慢慢變大，奇癢無比。

診斷是牛皮癬，醫生個個搖頭說難治。再加上聽人說某某人治了，好了不到半年就又發了，如此就斷了去本地治的心。在網上看到石家莊某醫院可以網上診療，又瞭解到那個醫生是專家，在某國際牛皮癬大會上發過言，某位患者經他治癒後送了20萬元。於是，在沒有更好的選擇下，我匯款買藥吃。

一吃果然有效，半個月皮損變大，一個月皮損消失。醫生叫我吃著吃著，見好一點兒就自己慢慢減藥。後來發現，根本不能完全停藥，停一個月就又復發了。而且吃這個藥，我天天下午拉肚子，越來越瘦，怕冷，胃部特怕冷，我在夏天還得抱熱水袋。

2013年，更可怕的事來了，我在兒子頭上居然發現了幾個皮損，趕緊上網查。在「兒童牛皮癬」一欄中發現了張英棟的名字，並看了他的理論，覺得和我的情況很符合，我若再「清熱解毒」，就要見「馬克思」了。於是，我在「好大夫在線」與張大夫取得了聯繫，千恩萬謝，終於踏上了正確的治療之路。每次回想，我都充滿感激。

我的病因分析：

（1）小時候，住的棚戶區，地板沒硬化，一年到頭都是潮濕的。

（2）從記事起，父母吵架、打架不斷，心中充滿恐懼。

（3）愛臭美，每年春節後必然大量運動加節食減肥。愛穿裙子，冬天也一樣。

（4）夏天有一出汗就洗澡的習慣，一天必洗三次。

（5）總想面面俱到，雞毛蒜皮大的事也要牽掛不已。

（6）遺傳，我媽有，不嚴重。我兩個姐沒有。（筆者按：遺傳？為什麼姐姐沒有？）

【潮濕+情緒+亂治】

2005年，我得了濕疹，2007年再去檢查時，發現就變成了銀屑病。患病前，因為寢室比較潮濕，加上那段時間，情緒有些不穩定，很低落。不久之後，就發覺胸口長了一些紅點，頭部也有一些，最開始倒是面積不大。2007年，去醫院就診，開了一些西藥和點滴，多數都為消炎藥，基本沒有效果。

後又去某八一醫院就診，外用藥水和口服膠囊。外用藥水有激素，口服膠囊不確定有沒有。2007年冬天，又去某中西醫結合醫院，經一個醫生推薦用了「斑蝥+白醋+砒霜」的外塗藥，塗在皮損處，十分痛苦，塗什麼地方什麼地方就長水泡，無效。

2008年夏，經親戚介紹去某市一家私人診所就診，治療方式為「藥浴+口服藥」。服用之後全身爆發，這是一個轉折點，之前的皮損不是很多。經此治療後，全身面積就非常大了，大夫倒是能把皮損發出來，但是沒有辦法收回去，無效。

2009年夏，開始在某省中醫院就診，藥方多為涼血解毒之

類的藥物，沒見好，倒也沒有惡化，陸陸續續地吃了一年多。期間，心態很不好，已經不拿這個藥當藥吃，完全當安慰劑吃，給家裏人看的，為了安慰他們，我還沒有放棄，其實心裏已經很絕望了。經過漫長的治療，我開始有些厭倦治療了，有了寧願不治也不亂治的意識。其實，這一期間，我的身體還是有自癒規律的——夏天輕，冬天會變重。

2011年，經朋友介紹，找了份工作，日子變得充實起來，天天都很高興。因為又是冬天（筆者按：應該是夏天吧），自癒得非常好，年後媽媽讓我喝轉移因子，喝了三天，就覺得特別不舒服，渾身特別癢，皮損處出現了大面積的皮屑，實在忍不住了，就到一家私人診所就診。治療方式為「藥浴+外用藥膏」，起初效果很好，全身皮損大面積消退，但是停不下來藥，一停藥就反覆。

2012年冬，因為臉上長了痘痘，大夫給我換了藥浴方子，裏面加了皂刺。外洗後，臉部、腳踝處出現了腫脹。後來，住院60天，治療方式為「點滴+口服藥+環孢素+阿維A」，無明顯效果。醫生建議注射甲氨蝶呤，我拒絕了。後又去了原來那家診所，還是用原來的方法，結果用了十幾天後就又爆發了，原來的治療方法已經控制不住了。

2013年4月至10月，一直在家待著，十分惶恐，感覺很糟糕，不知道怎麼治療了。朋友的媽媽在「貼吧」上認識了一個在張大夫這裏治療過並且痊癒的患者，他曾參加過最早的夏令營。和他通過幾次電話後，自己又上網查閱了一些關於張英棟主任寫的文章，覺得很靠譜兒，10月7日就找張大夫就診了。

我的經驗總結：

得了銀屑病後，濕疹居然就好了。其實想想，濕疹就是

「給邪出路」的方式，只不過為了治濕疹，把濕疹治好了，「出路」給堵死了，就變成了銀屑病，銀屑病變成了「邪」的出路。居住環境潮濕，精神壓力大，是得這個病最主要的原因。大概初患病時，什麼都不懂，什麼藥都敢嘗試，都敢用，造成了皮損進一步變大。所以，告誡患友：沒有更好的辦法之前，寧願不治也不要亂治，這是我最大的體會。

【居室潮濕】

我今年26歲，病史13年。13歲那年，我在外村念初中，學校宿舍有限，我們只能租窯洞民房住。那些民房年代久遠，蠍子、蜘蛛經常出沒，我就在這樣的房子裏住了三年。

入住的第二年夏天，身上突然起了一堆紅疙瘩，當時以為是蚊子咬的沒在意。回到家，父母也以為蚊子咬的。後來實在癢得不行，就去村裏的診所看病。醫生說是濕疹，開了一些藥。後來，越來越癢，紅疙瘩表面開始有白皮，爸爸就騎著偏三輪帶我去市裏大藥店買藥。進了藥店，一位賣藥的阿姨看了我的疙瘩後說，這保不準是牛皮癬。

聽了這話，我整個人都蒙了。之後就開始了漫長的求醫路，家裏人四處打聽治牛皮癬的方法。聽說當地一家中醫院不錯，開了幾百元的藥回去吃，一點兒作用沒有。後來看電視廣告，說一種叫××膚即寧的藥可以治，買了立即試用，確實管用，抹上幾天就下去了。以為日子就這麼平靜了，停藥幾天又開始復發，就這麼抹上下去，起來再抹，藥也貴，抹在身上還疼，只好重新找醫生看。

接下來的經歷就不想回憶了，充滿了辛酸和淚水，財力、人力消耗殆盡，期間還遇過騙子，也遇過沒醫德的醫生，使勁兒地讓吃激素藥，整個人胖到120斤，頭髮也掉了，真難以想

像那段日子是怎麼過來的⋯⋯

　　2013年6月3日，我初識張大夫。第一次看病，張大夫問了我很多問題，我都答不上來，當時大夫就說了一句：「你去看我的書吧。」後來才知道張大夫的名言：「你懂得越多，我治得越好。」現在經張大夫治療一年多了，家裏人也支持，每次回家他們都能看到病變處的變化。如果換以前的醫生，他們是斷然不同意在一個醫生處看一年多的。太多感謝的話就不重複了，在這裏有幾點想與大家共勉：

　　（1）我們是病人，也是自己的醫生，只有我們自己知道得多，才能全力配合醫生的治療。

　　（2）其實病不可怕，是我們自己把自己封閉了。

　　我堅信，在我不屈不撓地堅持下，在大夫的細心指導下，今年，我一定會舉著錦旗出現在山西中西醫結合醫院四層張英棟大夫的門口。（筆者按：這篇內容與前面一篇情況相似，但內容更形象，請互相參考。）

【居室潮濕】

　　這一天，我搬了新家，我很開心，因為終於有了自己的小天地。可是，這一天成為我惡夢的開始。我睡的房間有洗漱池，所以比較潮濕，到了冬天，這個地方就像一個大冰窖。可是，我一點兒也沒在意這些，因為我終於有了屬於自己的臥室。直到有一天，我發現自己的小腿上出現一個紅點，當時也沒有在意，可是慢慢地，它越變越大，越來越厚，而且非常癢，這時我才意識到問題的嚴重性，於是馬上到醫院進行檢查，結果是銀屑病。

　　之後，我與它進行了長達10年的鬥爭！我去過北京、上海，用過無數的偏方，可是它一直反反覆覆。而我從醫生那裏

得到的答案統統是「這個病不可能根治，就算現在好了，總有一天也會復發」。這個病摧毀的不單單是我的皮膚，還有我的精神！

2014年2月，這個病再一次全面爆發，全身到處都有。在絕望中，我無意的一次上網看到了張英棟大夫，從網站中我瞭解到張大夫主治銀屑病，而且是中藥調理治療，文章中介紹的中醫學病理更是一針見血。於是，我抱著試一試的態度去了山西中西醫結合醫院。

看到張大夫，我有一種莫名的親切感，讓人不由得心安。來到大夫面前，我還沒開口，他就問我：「平時出不出汗？」「啊？」我心裏很是疑惑，出不出汗和這個病有什麼關係。我回答說：「背上出汗，其他地方不出。」張大夫又問了我的精神狀態，吃喝拉撒，為我把脈，看舌苔、舌根，並向我講述了為什麼會得病，等等。張大夫讓我回家多曬太陽，多運動，讓全身出汗。這時，我才瞭解到張大夫的「廣汗法」，也才注意到原來我一直都不出汗，而且在盛夏也基本不出汗。

出了醫院，我立即去書店買了一本張大夫寫的書──《銀屑病──我對「給邪出路」的臨證探索》，細細地研讀起來。我才發現原來的醫生不是把病向外排，而是為它們「蓋了點兒土」，只是現在看不見了，終有一天他們還會出現，並且會越來越「茂盛」。而張大夫的「廣汗法」就像是為它們打開了一扇大門，讓它們統統跑出來，沒有了根源，自然就不會再生長了。瞭解了這些，我對自己的病治癒又重新燃起了希望。

看病後的第二週，我的上身開始出汗，身上的皮損開始變紅，但是小腿還是沒有反應。第四週，我的全身開始出汗，但是上身出汗多，張大夫說要控制上身的出汗量，要做到全身出

微汗，維持時間要長，出汗要均勻。第六週，我能全身均勻地出微汗，身上大塊皮損也在逐漸擴散，身上特別癢。第八週，我出現了胃疼，這是我一直都有的一個毛病，張大夫說想要病好，就要調理好全身，讓身體處於健康的狀態下，才不會生病。在此之後，張大夫為我調理了我的胃病和痛經的症狀。之後的幾個月，我保持全身出汗，並且精神好、吃得好、睡得好。直到現在，我就剩下小腿上的一塊皮屑，其他地方已經完全好了。

10年的銀屑病，在我幾乎要絕望的時候，是張大夫給了我希望，而張大夫不單是良師，更是我們的益友。在張大夫的引導下，我一定會堅持學習，堅持運動，我堅信終有一天我會痊癒的！

四、健康感悟

【給健康一點兒時間】

筆者按：如果說得病是個好事，是我們生命過程中必須的調劑，你也許會不屑、反對，甚至惱怒。下面請讀這篇《給健康一點兒時間》，或許會引發你思考：醫學的目標是什麼？醫生的作用是什麼？患者的最終目標又是什麼？……這些根本性的問題，似遠實近，值得每個人深思。

得了病，我們都在急於擺脫。

擺脫什麼？

生命是一個過程，疾病這個側枝本身就是生命之樹的一部分。

「擺脫了風，又迎來雨」的方式，

說白了就是自尋煩惱。

給健康一點兒時間，

這是疾病的提醒，提攜，

「想一次不如做一次，做一次不如錯一次」，

疾病是錯誤的小結，

是正確的起點，

我們不怕犯錯，只怕執迷不悟。

給健康一點兒時間，

疾病是個刻薄的監督者，

越是在你中意的地方讓你出醜的病，就越刻薄，

它逼著你改變，

讓你馬上意識到自己的問題，

但不是讓你急於去文過飾非，

掩蓋一個問題，是對自己犯罪，

與其掩蓋，不如讓它存在著，

督促著生命的自我完善。

給健康一點兒時間，

醫生的話你可以表面上聽，實際上置若罔聞，

但是生命的警告你也不聽嗎？

生命的法則就是「有問題，表現出來，然後去改問題」，

在不斷的微調中學會正常、適度地生活。

給健康一點兒時間，

只有病能讓你做到，

如果你還不給，

她去了又回，

如果你給了，

她才會一去不返。

你把它當作敵人，它會牢牢地刺入你的身體，

你把她當作朋友，她卻會翩然而去，不顧及你的思念。

讓她走，還是留下來，

只有你最有發言權。

無論如何，

請給健康一點兒時間，

而不是給疾病一堆時間……

【不要和健康討價還價】

筆者按：如果說得病是個好事，是我們生命過程中必須的調劑，你會惱怒；如果說疾病是個刺，必須給予足夠的耐心，找到它來的方向，然後客氣地請它出去，你又怎麼想？

《不要和健康討價還價》告訴你自己做得夠不夠不是自己說了算的……

經常，

會聽到病者說：

「我已經如何如何了，

還要我怎麼樣呢？」

彷彿，

自己已經做得很好，

可是健康為什麼還不來到？

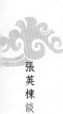

健康是自己的，
是自己的錯誤讓她走上了岔道，
難道一點點改變，
已經覺得自己做得很好？
比如一個蹺蹺板，
在錯誤上已經壓了太多的砝碼，
正確上剛剛放了一點點，
便開始叫囂，
會平衡嗎？
疾病就是個錐子，
如「頭懸樑錐刺股」，
是身體的本能設了一道防線，
當你越界便會扎你一下，
沒有疾病的痛，
你還會改變嗎？
有了身體的痛，
你願意足夠地改變嗎？
和健康討價還價，
是在拿生命做交易，
你已經做得夠好，
但是健康還沒有來到，
只有一個答案：
還不夠好！
與其抱怨和焦躁，
不如默默地耕耘，
春種除草秋收時，

恢恢天路自有道。

不要和健康討價還價，

那是愚蠢的自己在與智慧的自己開玩笑。

人法地，地法天，天法道，道法自然——體味自己本身的規律，

好好地使用人體吧。

它是天地的傑作，

珍惜，

觀察，

坦然，

改變，

耐心，

醞釀。

健康是個果，

不健康也是個果。

健康是一天，

不健康也是一天。

一輩子的賬，

看你怎麼算。

也許，

給生活一個停頓，

一個轉折，

是對的，

你還可以繼續討價還價，

也可以學習順著「她」。

【病，幫助你改變生活】

筆者按：病是警鐘，你要學著聽懂警鐘善意的提醒，還是急於把警報關掉？《病，幫助你改變生活》告訴你，該怎麼做。

你在擺脫疾病，
你在擺脫自我，
忘了病是自己生的，
需要自己重新認識生活。

從一個「嬰兒」，
到需要大修，
你走過了太多。
一天天的積累，
可曾記得？

一天天的積累，
需要面對。

尊重帶病的生活，
那是自己的錯，
學會接受。

不要急於擺脫疾病，
迎接一個重新開始的自我。
病是身體問題的表現，
你要做的是學會生活。

【我想有一個病】

我想有一個病，
讓生活停頓。

我想有一個病，
讓願望歸零。

我想有一個病，
讓夢被喚醒。

誰又沒有病？
病太小，不能讓我們停下來，

聆聽心的聲音。
投入病態的生活，
慾望催動著陀螺，
想要停下來，
難得。

能自動停下來的是智者，
可以被動停下來的是上天的垂青。
我想有一個病，
一個不會馬上要命，但時刻警醒的病。

當我偏離正常的軌道，
她就像一根針，將我刺痛。

愚蠢時，我會詛咒她，

但不再愚蠢時，我便可以冷靜，

冷靜地將她看清——

是她讓生活停頓，停下來讓我感知生命，

是她讓願望歸零，生命的願望獲得尊重，

是她讓夢被喚醒，是否重要需要重新界定。

與其病後反省，

不如病前警醒，

我不是智者，

我想有一個病，

一個不會馬上死去的病。

生命的路上多一個陪伴，

不該有的負擔早些看輕，

讓生命的路更長更穩。

【帶病生存，誰說不幸福】

筆者按：什麼是病？病是健康生活出現的一個側枝，需要修剪後，讓樹更好地成長。可以說，人這一輩子，就是在主幹和側枝的調節中度過的。從某個角度講，每個人都是帶著「病」生存的……幸福，又是什麼？

二十年前，我們用的是單車。那時，若是車壞了，都得推到街角轉角處的修車老大爺那兒，看著他慢悠悠地拆下輪胎，在水中一點一點檢查漏氣的地方。再慢慢地磨好膠皮，塗上膠水，晾個半乾，然後補上，再下水檢查，確定不漏了才慢慢地裝回去。你要是催得急，老大爺還會略低下頭，從眼鏡上方看你一眼，並說：「慢點才能補得好，才耐用。」

　　後來，我們用的是摩托車或汽車，那就簡單了。哪兒壞了，開到修理廠，把壞的部位整個卸下來，換個全新的，誰還有工夫去修修補補啊。

　　科技確實改變了生活，快捷簡單的生活方式也讓人的慾望越來越多，心也越來越浮躁。人們開始對自己的身體任意驅使，不僅無暇保養，還不讓生病。醫院裏隨時都會聽到這樣的抱怨：怎麼治了這麼多天還沒好？這些病患好像恨不得自己也能像變形金剛一樣，可以手壞換手，頭壞換頭。

　　可是，即使科技怎樣先進，至少在今天，我們人的身體還是遵循著補了又用、用壞再補的使用原則。

　　得病並不可怕，究其成因，不過就是人體正常的系統（如出汗）堵塞了，熱不能及時散出去，身體就啟用了某些應急通道來散熱。

　　所以，當你看到「帶病生存」時，不要著急。「帶病生存」不能理解為「這病根本治不好，會復發」，也不能理解為「治不好，我得一輩子帶著痛苦活下去」。

　　我理解的「帶病生存」是一種生活方式。當病狀消失，身體正常，我們就要長期地把這個狀態保持下去，就像你的頭髮容易乾枯，你會很注意選洗髮水，還會給頭髮焗油做保養一樣。得病的人就是某個系統容易堵的群體，只要花點兒工夫保證正常，就不會發病。如果能像女性對待自己的臉蛋和身材一樣地關注健康，病想復發都困難啊！

　　我們的身體目前無望能在高科技的幫助下，把身體的零件換掉，以換取身體的正常，那就只能像那個受損的輪胎一樣，修補好了，也請你愛惜地使用。其實，放眼身邊，有幾人又不是帶病生存呢？有斷過腿的，上下樓梯小心翼翼；有胃病的，

不吃生冷食物,細嚼慢嚥。大家不都活得好好的嗎?

當然,保持正常也不容易:早睡早起,多曬太陽,食物偏溫,適當運動。你看看,這哪是治病的藥方啊,分明是健康長壽的秘訣啊!

就讓我們把病當成一個嚴屬的監督者,監督我們儘快走上健康長壽之路。我們完全有可能比一般人活得更快樂,更長壽。得病的人都免費擁有一位這樣的監督者,難道不是一種幸福嗎?

【課後獨立思考之權衡利弊】

筆者按:醫生是病人的幫助者,而不是主宰者。可大多數病人卻放棄了對身體的主控,把醫生當成了萬能的主,醫生要對病人的身體負全責。這對醫者是不公平的,同樣,對你的身體也不公平。

無論是誰,只要是沒學過醫的,就會很自然地把自己的身體交給醫生,不假思索,讓他來掌控生殺大權。

無奈的是,人吃五穀雜糧,哪有不得病的?大到癌症,小到感冒,一生中見醫生的次數越來越多,不由讓人心中生出無力感。尤其是人到中年,事業、愛情盡在掌控,身體卻在失控,確實是讓人惶恐又沮喪。

怎樣才能實現對自己身體的掌控呢?那就要學會權衡利弊。

張主任的廣汗法,更多的是要求病人學會新的生活方式,以達到自癒的目標。廣汗法提出了很多具體的做法:曬太陽,低強度運動,捂汗等。

我的學習體會是:不能不假思索,把以上的所有辦法一股腦兒用上。用哪種辦法?怎麼用?用到什麼程度?這些都需要

權衡利弊而後行。

權衡利弊的標準就是：精神好不好。

如：今天陽光很好，可以9點後慢走出汗；可以11點，曬小腿出汗；可以中午服藥後捂被子出汗。

若是你的精神和體能都很好，那你可以把以上三個都用上，達到老師所說的「正汗無限長」的境界。

若你頭晚沒睡好，估計慢走腿會軟，那就放棄慢走，選擇中午曬太陽。這個不要動，消耗體能不多。

若你曬太陽會出大汗，汗後渾身無力，那你就得暫時放棄太陽這個好東西，乖乖地回家捂被子出汗。這個最好控制汗的程度。

張主任對於我的實虛體質說過：「寧可無汗，也不大汗。」這也是針對我的病情權衡利弊後的決定。

陽光很好，若你沒覺得身體有進步，請暫時放棄或減少曬的時間。運動很好，若你覺得更累，請暫停運動或減少時間。

由上可見，隨時關注自己的身體狀況，每天做出正確的選擇，身體才會越來越好，才能實現對自己身體真正的掌控。即使你沒有學過醫，你也能為自己的健康做主。

【我說了＋你不做＝？】

筆者按：在門診，看到很多患者問：「大夫，我什麼時候能好呀？大夫我什麼時候就不用吃藥了呀？大夫，我怎麼喝藥這麼長時間了沒反應呀？」試問：「大夫說的你都做了嗎？」

張英棟大夫的名言是什麼？

（1）你懂得越多，我治得越好。

（2）做自己的醫生。

以上兩點，你懂嗎？你覺得自己在什麼時候能做到呢？

我說了＋你不做≠療效。

常常抱怨自己被束縛，整天活得很壓抑，靜下心來仔細想想：自己的命運為什麼要讓別人主宰？那同樣，自己的身體為什麼要交給藥物去控制？藥到病除，你會覺得醫生高明；沒有療效，你會覺得醫生技術不過關。你在埋怨醫生的同時，有沒有想想自己做得如何呢？

我說了＋你不做＝放棄健康的主動權！

作為一個患者，你必須深刻明白，醫生只是醫生，不是你的保姆，他不可能對你的生活無微不至地照顧，他也只是從望聞問切看到你的一部分，他會根據自己看到的給予你合理的建議：「無厭於日……使氣得洩，若所愛在外」。這個處方真正能吸收的有多少？你按醫生開的生活處方做了嗎？還是在依賴藥物的同時，放棄了自己的努力？

請大聲告訴我：我說了＋你不做＝？

【感謝那場病，來得那麼早】

筆者按：甲亢、高血壓、心臟病等慢性病，筆者治好過很多。「不死的病都是上天對你善意的提醒」，明白了這些，病人會慢慢地放下「心」的重擔，同時藥物和患者習性的改變又讓「身」得到了休整，這樣，這些「心身疾病」都漸漸地自己好了。「病最終是自己好的，只要醫生不幫倒忙」。本文是患友自身覺醒的過程實錄，用了藝術的表現，請讓我們記住：「令人痛苦的疾病，成了今天劫後餘生般的慶幸」。

喬布斯說：「疾病像一種人生責難，不由得人不思考。」

三年前的秋天，丈夫病了。從不知何時起的日漸暴躁的脾氣，到飯量一天天增加，人卻一天天消瘦。我不知所措地看著他像小孩一樣翻箱倒櫃地找零食吃。最後，當他伸出的雙手不

可控制地發抖時，我們終於意識到：他病了

一場緊張的化驗下來，結果證實了我們的猜測：甲亢。不大不小的病，卻對我們的生活帶來了巨大的衝擊。丈夫自詡強壯的身體垮了，走路都沒力氣。兒子被告誡不能再叫爸爸抱。我們家再也沒買過成袋的米，都是幾斤幾斤地往回搬。喜愛的工作成了累贅，丈夫勉強應付著。周圍同事羨慕的眼光成了憐憫，過去的功成名就成了笑話。

一天，一個看望他的朋友送來了一小盆仙人棒，綠色的刺棒上開著小小的紅花，小巧玲瓏，很是可愛。丈夫突然就萌生了種花的念頭。從花店搬了一大堆花回來，有的放屋裏，有的放陽台上，整個家每個角落都有綠色植物。

我知道他沒法上運動場了，是想給自己找點兒事做。有空就陪著他澆水、鬆土、捉蟲，兩人有一搭沒一搭地聊著。漸漸地，看花竟成了我們空閒時固定的節目。茶餘飯後，總要到陽台上弄弄花，坐一坐。

開始買回的花所剩無幾了，被我們過於殷勤的澆水淋死了一大半。網上購來的雙色茉莉只開了一次花，就被澆了過濃的肥料，燒得奄奄一息。君子蘭整齊有序的葉子，在毫不處理的陽光下長得亂七八糟。更可樂的是，有一支插枝的三角梅，由於丈夫過於心急，每隔幾天就拔出來看看長根鬚了沒有，搞得那株可憐的三角梅最終沒成活。每每想起此事，我和丈夫都會忍俊不禁。

慢慢地，終於可以靜下心來，開始願意等待花一點點地恢復元氣，慢慢地生長。每一片綠葉的綻放都會讓人驚喜。哪怕花期只有一週，也願意慢慢地等上一整年。

慢慢地，開始願意坐下來思考自己的過去，質疑自己的生

活，用一種深刻的態度緩慢地過濾自己的人生：哪些值得，哪些不值得；哪些重要，哪些不重要。

慢慢地，開始學會傾聽身體發出的警告，馬上調整自己的行為。開始願意安撫自己的身體，不再做人定勝天的努力。愛人感慨地說：「幸虧這場病來得那麼早，我的底子還沒壞透。要不，我真不知道會怎樣。」

是啊，當時令人痛苦的疾病，成了今天劫後餘生般的慶幸。現在，愛人恢復得很好，重現了往日生龍活虎的模樣。但我知道，很多事情都不一樣了：追求而不強求，努力而不竭力。我們都以更成熟、更理性的態度對待生活。

【陽光總在風雨後】

筆者按：疾病是積累出來的，健康也是一點一點積累的。給自己溫暖，給自己時間去積累和沉澱……你收穫的不僅是健康，還有陽光的生活。

五點四十的鬧鐘準時將我叫醒。抬頭看了看窗外，天有點兒暗，已不像前一段時間那樣大亮了。伸了伸懶腰，「溫暖」的被窩讓人全身通透，舒服極了（養成良好生活習慣，早睡早起）。

拿了溫度計準備測量體溫，5分鐘後測得體溫36.8℃。這時節上海不像北方那樣冷，但早晚還是比較涼的（堅持測量基礎體溫很必要）。

忽然意識到，我們的身體也有喜歡的東西，原來它喜歡溫暖，為什麼自己以前不曾想到呢。思考之餘，忽然感覺到身體很舒服，沒有了緊巴巴的感覺。掀起衣服一看，皮損已經變薄了，中間已經「炸」開。原來給我身體喜歡的「溫暖」，它就會給我帶來驚喜（希望驚喜天天有）。

煮好小米紅棗稀飯準備炒菜。第一次覺得燒飯的生活這麼美好。以前我也天天煮飯，為何從未有過這樣的感覺。以前我煮飯總告訴自己身體不好，只能吃這樣的飯。重點總是放在病上，而忽略了生活本身的美好（忽略病，關注汗，著眼健康，未來一定是美好的）。

再回頭一想，每天為了工作與他人吵來吵去，更覺得生活不陽光、不和諧。心都涼了，再大的太陽也溫暖不了自己（心態很重要）。

我們都該活在溫暖的世界裏，身體和內心微微出汗，生活才能通透。疾病是積累出來的，健康也是一點一點積累的。給自己溫暖，給自己時間去積累和沉澱，你收穫的不僅是健康，還有陽光的生活。

【正汗與修行】

筆者按：從初識廣汗法至今，已經一年有餘。在學習與體會中，越發覺得廣汗法不僅僅是治病的大法，更是治心的大法。廣汗法強調正汗，而正汗和修行一樣，都是要我們把本不屬於自己的東西清除掉，把原本屬於自己的找回來。

正汗和修行都是要先學會坦誠地面對和接受。疾病其實就是一篇關於因果的記敘文。我們只看到了皮膚的千瘡百孔，卻沒有看到隱匿在生命中的貪婪、妄想、顛倒和執著，這些虛耗無時無刻不在劫掠我們自身的功德法財。平日裏深夜一兩點不睡覺，日曬三竿不起床，飯桌上胡吃海塞，電腦前目不轉睛，夏天不離空調冷飲，冬天不願衣著臃腫。在一種已經偏離了正常、和諧與平衡的，我們並不自知的生活事實中，正汗沒有了，症狀出現了，疾病登場了。

其實，所有的症狀只是丟失正汗後，我們身體本能發出的

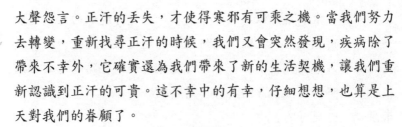

大聲怨言。正汗的丟失，才使得寒邪有可乘之機。當我們努力去轉變，重新找尋正汗的時候，我們又會突然發現，疾病除了帶來不幸外，它確實還為我們帶來了新的生活契機，讓我們重新認識到正汗的可貴。這不幸中的有幸，仔細想想，也算是上天對我們的眷顧了。

正汗的關鍵是將所有不必要關注的東西統統放下。從一個紅點到體無完膚，在疾病演變的數年間，我們曾經焦慮、恐懼、輕信、憤懣，甚至不敢直視自己。其實，這些毫無任何意義。與其這樣，不如冷靜下來，面對自己的身體和它好好「對話」。我們的身體有著自己的語言表達，「精神好不好，出汗勻不勻，皮損薄不薄」才是表達的關鍵。我們不要再把全部精力花費在錯誤的關注點上，而應把注意力用在理解正汗、尋求如何正汗的方式中，用在對於自己想法念頭、意識形態的調整中。從錯誤的觀念中跳出來，放下了錯誤的執著，我們會頓時覺得身心鬆快了許多，這時的我們實際已經贏得了一個良好的開端，為恢復健康搭建了一個可喜的平台。

正汗的過程中必須持戒，就像修行，必須首先學會遠離、拒絕一些東西。「我以執身，身得自在；次第執心，心得通達。」我們在正汗的過程中同樣有著身戒和心戒。「陽光最重要，運動不可少。心情須放鬆，恐懼得戒掉。穿衣務求暖，飲食助溫散。起居隨太陽，大道法自然。」這就是我們的律條。禁食一切寒涼，禁止關注無關表證，禁止熬夜消耗等，這就是我們的戒規。如果每一點都能很好地做到，實屬不易。這需要有耐心、恆心和信心，需要投入精力和時間，多學習、多思考、多總結，偷懶是不行的，僥倖更是不行的，每一點都需要我們腳踏實地去堅持。我們所做的每一點都是在向健康的托盤

中積累砝碼。在「諸惡不作，眾善奉行」的堅守中，健康的天平總會傾向於精進的人。

不論我們治什麼、學什麼、修什麼，最終都要完成自我的超越。我們同樣可以在修練正汗的過程中來培養慈悲心、平常心、正覺心。當我們從乞者變為施者，從愚者變成智者的時候，疾病不再是一次痛苦的經歷，而是新我覺知的起點。

【過敏與汗】

十多年前，我被確診為過敏性體質。

「什麼是過敏體質，我為什麼會是過敏體質？」也許我們真的該獨立思考一下：什麼是過敏？什麼是過敏體質？為什麼會過敏？過敏就要壓制身體的反應能力，不讓反應嗎？允許「過敏」的底線是什麼？……

大夫解釋道：「一般是將容易發生過敏反應和過敏性疾病而又找不到發病原因的人歸為過敏體質。說得通俗一些，就是機體的免疫系統出現了異常的反應。治療手段很簡單，遠離過敏原。別吃過敏的食物，春天少出門，有花粉、灰塵多的地方別去，不能接觸動物。」

我疑惑地問：「那無意中發生了過敏怎麼辦？」

大夫答：「吃鹽酸西替利嗪片呀，特別省事，一天只吃一片。」

我又問：「常吃藥會對我身體不利吧？」

大夫輕鬆答：「第一，副作用很小；第二，得病就得治，治病還怕吃藥？」

我接著問：「可鹽酸西替利嗪片是藥不假，但並不治過敏體質的病啊！」

大夫不耐煩地說：「正因為找不到原因，所以無法治療，

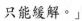

只能緩解。」

我繼續問道：「緩解的意思是不再發展，還是發展緩慢呢？」

大夫笑著說：「它跟隨你一生的可能性很大，至於將來會發展到什麼地步，這個會隨個人體質與世界攻克這個難題而異。」

我無語了……

最後，大夫告誡我：「你體質太弱，免疫力下降，就容易是過敏體質，好好鍛鍊身體吧。」（這一句挺可靠的）

由於過敏，我含淚送走了一手餵養的比熊犬——點點，每天叫女兒起床上學的嘹哥——黑豆，還有與老公精心培育四季開花的盆栽，家裏的綠葉沒有了紅花陪。從此，我小心翼翼地生活，「簡單而又省事」，卻索然無味。

生活像是跟我開玩笑，你喜歡什麼偏偏就要奪走你什麼，我居然對自己最喜愛的韭菜過敏。所謂的喜愛，就是不管你變成了什麼樣子，與誰同舞，我還是喜愛……縱然你進入我的肚子裏變成了「魔鬼」，讓我夜不能寐抓癢，幾天就會有新的皮損，然後再慢慢變大、變紅，一直到有了銀屑，我還是十分想念你，最誘惑我的稱呼「韭菜餡包子」。你飽滿而白皙的皮膚下若影若現著翡翠的本色，湯汁在褶的入口處肆無忌憚地招搖著，獨傲的香味沁人心脾……

但十多年了，我望而卻步，在大群裏無意聊起，張老師給我留言：「只要得汗，就可以吃韭菜！」

第二天一大早，試著少吃，晚上在被子裏等著癢到來中安然入睡，隨後的幾天有意多吃，十幾天下來，沒有一點兒不適，也未增新的皮損！

然後，我又有了一隻白色博美犬，一盆貼梗海棠……

我的新生活開始了！

【放下，你會重新擁有】

編者按：越來越高的離婚率，越來越高的患病率，我們到底怎麼了？你相信嗎，千千萬萬人都在按部就班的工作、成家、立業、生小孩，都在人云亦云的小房換大房，小車換豪車。其實，很多人根本就不知道自己想要什麼。往往在所謂的功成名就之後，反而備加空虛和寂寞。

今天醒得早了，我竟然夢到了十多年前，剛工作不久時和愛人坐著老式綠皮火車去皖南，在一個不知名的鄉村小站下了車，享受著自然的美景，漫步在田野山水之間。那時候，雖然沒有掙到什麼錢，雖然房子、車子一無所有，卻無比開心、沉浸與享受。

隨著年齡的增長，人越來越「成熟」，去過的地方越來越多，啥都慢慢有了，在燈紅酒綠的誘惑和功名利祿的「享受」下，除了無止境的「好還要更好之外」，慢慢失去了去體會那種簡單而快樂的能力。

今天能夠再次體會，真是無比幸福。

再想想近十年這種貌似越來越風光的「高級生活」，除了損壞的身體、扭曲的靈魂，竟什麼都沒給自己留下。感恩張英棟老師和大家，讓我在十多年後，夢到了當初的自己，下面要去做的，就是慢慢找回那個年輕時的自己。

我們每個人都從自己生命的起點一路跋涉而來，途中難免患得患失，背上的行囊也一日重似一日，令我們無法看清前面的方向。在這場漫長的旅行中，有些包袱一念之間便可放下，有些則或許背負終年，更有些竟令人終其一生無法割捨。

朋友們，請放下包袱，漫步前行吧，獲得了健康，有一顆大愛之心，利己利人，您仍然會重新擁有一切。

【週二了，我又要去「約會」】

編者按：微小的進步，好過野心勃勃遭遇失敗……不要著急，成功自會像滾雪球一樣越滾越大。

每個週二，我都有一個「約會」——用老公的描繪最為貼切：「從衣著（穿平底鞋）、雨傘及防寒服來定，老婆是遊玩去；從帶著書、紙筆和熱水杯，感覺老婆是去聽講座；從精神頭來定，顯然是去會『情人』。」

一般來說，去醫院找大夫看病的心情都是憂心忡忡的——怕那些高科技的醫療設備所「出」的不治之症；怕白紙黑字是中文卻想懂又看不懂；怕大夫口中的終身吃藥的魔咒；更怕外科大夫開出的住院手術單……而我去看病，一個多小時的車程滿載的卻是興奮——想著老病友會帶來什麼新的體會及新的知識；盼著我那點點技巧有人關注和認可；更想看看那些熟悉的陌生的笑臉；特別是張老師認真督導和熱切鼓勵……很多的話語會經常縈繞在我耳邊：「別急，慢慢來，你做好了該做的，身體就會健康了，同時還會幫助長壽」；「復平的階段不要鬆懈，到了復正時你可以稍稍鬆口氣，持正時一定要堅持」……怎麼這麼像托尼‧施瓦茨說的：「微小的進步，好過野心勃勃遭遇失敗……不要著急，成功自會像滾雪球一樣越滾越大。」

7月22日，我第一次踏上這條求醫路，轉眼過去兩個月了。每週一次「約會」，每次的體會不同，認知在慢慢積蓄，心情一次比一次放鬆，皮損越來越不關注，卻好過之前的總在關注，都在一天天地變薄。

今天天公作美，綿綿細雨不濕身（和「微汗」的要求一

樣）。診室外的走廊裏，大家在熱烈地討論、交流。

「豔陽天」紅色的上衣格外惹人注目，她侃侃而談自己的心得：

（1）以跺腳帶動小腿抖動助出汗；

（2）各項運動都不能帶動手指、腳趾運動，可以嘗試手指、腳趾抓緊放鬆法；

（3）下蹲擦地式特別有助於小腿出汗難的患者。

我的「六小時九層被子捂熱法」也給兩個小腿從來沒出過汗的病友帶去了希望──午飯最好是帶湯的熱麵條，飯後上床蓋被子上身以舒服為主，下身九層棉被蓋好，就可以安然地享受一小時左右的午休了。醒後（切不可過多喝水，如果捂的過程中上衛生間會散掉被子裏的熱氣），隨自己喜歡看書、玩手機、看電視，現在還可以加上新學的手指、腳趾同時抓緊放鬆練習。

在被子裏堅持是最重要的。堅持也是值得的，小腿發熱後，就可以開始小口飲用熱開水及溫酒，也可以喝張老師開的中藥，一直堅持有汗兩小時。

希望下次的「約會」，盼望著聽到兩位病友回饋的好消息。

【吃好、吃對，怎麼判斷？】

編者按：古人云：「謹言慎行」，說的是為人處世之道。現在大家都很關注健康，很關注飲食、運動、養生等方面。對於那麼多的選擇，你謹慎地挑選過嗎？嚴謹地思考過嗎？

張主任經常提到的一個詞是「嚴謹」。我是這樣理解的：對任何事情，都要儘可能全面地思考，權衡利弊後再決定。對待身體，就更要慎重。如夏天喝綠豆水可以清涼解毒，起到消

暑的作用。這是一個南方最常見的消暑辦法，但人人都適合嗎？還有運動有益健康，但不是人人都能從中獲益。

我們單位有一對夫婦，狂愛打排球，可身體並未見強壯。男的日漸肥胖，天氣一冷，鼻涕橫流。女的動不動就感冒，無奈地抱怨：「這不天天運動了嗎，怎麼還天天得病？」

天氣在變，人體在變，原來有益的東西不見得現在還有好處。20歲時進行運動是增強體質，40歲還做同樣的運動，就可能是在消耗陽氣了。可見，簡單地說某種食物、某個方子能治什麼病，肯定是不全面的。

仔細看張老師的書會發現，每一個方子的運用，必然經歷以下幾個步驟：

(1)查找病人的病因；

(2)觀察病人當時的舌象和脈象；

(3)根據上述情況選用方子；

(4)觀察病人服藥後的情況；

(5)根據情況，決定是否調方或用原方。

由此可見，一張方子治萬人確實是不可能的，不因人而異的方子都是笑話。我想這就是老師所說的嚴謹。

同樣，對待養生的方法，對待食物，對待一切事情，也要一樣謹慎。無所謂對與錯，只有合不合適之別。對你不合適，說不定對別人合適，要因人而異。我們看問題多一個心眼，多一點審視，可能會因此過上更理性、更健康的生活。

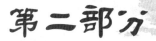

第二部分

病急如何用方藥
——根治銀屑病方藥體系

廣汗法「三通六顧」方藥體系綱要

1. 治療以通為核心，肌表的通以汗為標誌，所以適度的、正常的汗應該是解決所有皮膚問題的關鍵之處。

辨：通是大法，《內經》有「疏其血氣令條達」的名言。邪結攻之使通，正虛助之使通，可以說通是超越了六經、八綱、臟腑的中醫通則。汗是通的一種體現，是皮膚問題治療的核心。

2. 廣汗法，是調動一切手段以達到正常出汗的方法。與其說是法，不如說是目的，是思路。

3. 「三通六顧」是為廣汗法診治銀屑病方藥的應用規範而初步設立的。要活學活用，達到應用之妙，需要門診長期學習、思考。任何的技術規範只是一個框架，要用到得心應手，要用得血肉豐滿，不經過耐心地品味、感悟是不可能的。

4. 「三通」簡單講就是表通、裏通與氣通，表通暫定主方為荊防敗毒散，裏通暫定主方為防風通聖丸，氣通暫定主方為氣通道方，即小柴胡湯與桂枝湯合方。

5. 「六顧」的前「三顧」是管病、應急、著眼皮膚健康的，分別為：一顧緩急，二顧陰陽，三顧部位。

6. 一顧緩急，主要強調急病易治，不可誤治。病急表示人體的反應能力強，表現為發病急驟、泛發全身、皮損散而小、紅，治療主要著眼肌表的鬱閉和鬱熱的多少、強弱，治療方藥在麻黃湯、麻桂各半湯合升降散加減（*即過敏2號*）及大青龍湯變通中選擇。

7. 二顧陰陽，主要強調陰證銀屑病的辨別和治療。相對

於「一顧」,「二顧」治療的都是緩證,緩證中有一類病發於局部、發展緩慢、皮損聚而硬結、色澤不陽的,屬於緩證中的極端類型,稱之為陰證。治療以大劑通散或緩劑磨削。大劑通散方藥在散結四神煎、散結四神通臂煎、旺盛氣血方中選擇,緩劑磨削方藥在散結散、散結組合、鱉甲煎丸、大黃蟅蟲丸、桂枝茯苓丸中選擇。

8. 三顧部位,是「一顧」之後,與「二顧」同步考慮的問題。有相對固定部位便排除了全身泛發,相對於泛發為陽來講,局部屬於陰,「二顧」關注的情況是陰證重的極端情況。

部位多可從經絡、上下的特點來考慮。如頭頂,可在吳茱萸湯、升降散、蒼耳子散、選奇湯、東垣清暑益氣湯等方中選擇;面部,可在白虎湯、麻杏石甘湯、薏苡附子敗醬散、桂枝大黃湯等方中選擇;身體側部,可在小柴胡湯、柴胡桂枝乾薑湯、龍膽瀉肝湯等方中選擇;臂部,可在散結四神通臂煎、運脾方等方中選擇;胸部,可在瓜蔞薤白桂枝湯、薏苡附子散等方中選擇;背部,可在麻附細辛湯、葛根湯、苓桂朮甘湯等方中選擇;腹部,可在益氣逐瘀湯、暖肝煎、大黃蟅蟲丸、豬苓湯等方中選擇;腰部,可在甘薑苓朮湯、麻黃加朮湯、五苓散等方中選擇;小腿,可在散結四神煎、桂枝茯苓丸等方中選擇。

9. 廣汗法治療銀屑病「三通六顧」方藥體系,關注點是有先後順序的:急急是一顧,頑纏二三當,隨時護三通,候氣顧後三。

辨:三通隨時可以合併入其他方中,以病為主要矛盾時治病。急病急治一顧,可以三週甚至三天內治好;緩病二三顧,治療少則三月,多則數年,這時慢就是快,欲速則不達,需要

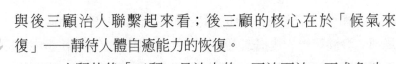

與後三顧治人聯繫起來看；後三顧的核心在於「候氣來復」——靜待人體自癒能力的恢復。

10.六顧的後「三顧」是治人的，不治而治，不求急功，慢劑緩調。

11.四顧寒熱。從四顧開始，思考的著眼點放在了人身上，先顧整體的寒熱（本條著重強調上下的寒熱，表裏寒熱的辨析已經貫穿於銀屑病的整個治療戰略中，並且創立了「三明治」模型）。目前患者上熱下寒者多見，有需從上下調整的，有需立足中焦調理的，方藥在甘草瀉心湯、烏梅丸、柴胡桂枝乾薑湯、附子瀉心湯、交泰丸、白虎湯合真武湯、保和丸合真武湯、溫膽湯合四逆湯、柴胡加龍骨牡蠣湯中選擇。

12.五顧虛實，主要顧的是虛的情況（實為病實，虛為人虛），這一顧是涉及長效和疾病預後的重要環節。虛可以分幾個系統考慮，如氣血津液的供給不能持，如精氣神的虛衰，以及陰陽水火的不足。

以下僅就與廣汗法治療銀屑病關係密切的方面作一介紹。如津虛，多見面部及唇口乾燥，在麥門冬湯、竹葉石膏湯、葛根湯等方中選擇；氣虛，多見舌質胖淡，在補中益氣湯、香砂六君子湯、陽熱內蒸方、養津通陽方等方中選擇；陽虛，多見少腹和背部怕冷，在四逆湯、腎氣丸、溫經湯等方中選擇；神虛，多見精神不振、睡眠不佳，在封髓丹、酸棗仁湯、黃連阿膠湯、一味紅參、麻附細辛湯、柴胡加龍骨牡蠣湯等方中選擇；精虛，多見腰膝痠軟，在六味地黃丸、杞菊地黃丸、薯蕷丸等方中選擇。

13.六顧脾胃，實際上在治療中是一直要兼顧的，攻邪時注意「中病即止」，復正時時刻注意後天運化能力是否能接

受，都是重視脾胃的體現。而在治療的最後，可以單純以疏調脾胃為大法，守住脾胃，待其自癒，方藥在保和丸、疏肝和絡飲、逍遙散、越鞠丸、小承氣湯、運脾方、香砂六君子湯、補中益氣湯等方中選擇。

14.外用中藥同樣有可參考的規範。一般來說，「無感溫度泡澡」的方式最好，而達到這個目的用外循環動態恆溫靜浴儀最佳。恆溫靜浴得法可以起到「模擬微汗」的作用，對於所有的皮損都有益處，局部厚結者效果略差。外洗方同樣應該遵從個體化的原則，粗略的規範如下：全身乾燥，先選潤燥止癢方；皮損不紅，可加桂枝茯苓外洗方；局部瘀結，先試麻黃湯外洗方；瘙癢明顯，可合止癢合劑外洗方；局部潮濕、滲液，可加三黃洗劑。

15.外塗藥也有規範，身上面積多者應該先「無感溫度泡澡」，泡後馬上塗藥。從綠色、自然、安全的角度考慮，可以先外塗食用橄欖油打底。外塗的藥物有溫酒、硫黃軟膏、馬應龍麝香痔瘡膏、京萬紅軟膏、正骨水、西瓜霜噴劑、內蒙皮炎寧酊、艾洛松等，按照治療的意圖調配使用，現配現用。外塗的目的在於為正常的出汗創造條件，這是和其他的治療方法不同的地方，也就是我們要用安全有效的外塗藥組合幫助出汗，而不是減輕皮損。

此綱要會不定期根據臨床情況進行修改與完善，以上版本制定時間為2014年8月30日。

筆者按：這部分的方藥體系綱要、方藥實錄和病案實錄，都是為舉例而作，不能看成一成不變的。「死學是為了活用」，學的只是一個初步的規矩，具體的使用要「三因」制宜，隨機應變。

為了減少主觀判斷的隨意性，並且使廣汗法的治療體系讓更多的人容易入門，筆者制訂了本綱要。但綱要、規範，必須要不斷地完善，與時俱進，才能夠更好地為大家服務。所以，學習時就要明白，你學到的是初步的東西，要自己獨立思考，積極體會，並且讓自己的思考融入廣汗法的體系進步中，那樣才是最「經濟」的進步方式。

提出正常的出汗是治療銀屑病的正確目標後，筆者也在不斷地思考，試著去推翻，或者說不斷地試著去推翻。結果發現，這個結論是正確的，至少目前認為它是千真萬確的。如果有人能推翻它，我會感激他。筆者愛惜自己的研究成果，但是作為學者，我們應該更愛真理。如果有一天，我發現自己之前的成果是錯誤的，我會毫不猶豫地告訴大家。學說需要不斷「自新」，才有活力。廣汗法體系希望可以不斷「自新」，所以歡迎大家來學習，來指正。

認為「正常的出汗是治療銀屑病的正確目標」是正確的，是筆者編寫本章、推廣廣汗法的起點。其實，廣汗法治療的何止是銀屑病，以正常不偏來對待疾病，實際上是治療所有疾病的一個大法。汗作為一個重要的檢測和治療的指標，已經被當代醫學忽略得太久了，重新認識汗的意義，也許就是中醫復興的轉機之一。

筆者經常在說：《內經》講的是理，是變易的，是戰略，所以具有更多的指導意義；而《傷寒論》是針對某一種特定疾病的，對於《內經》道理的具體應用示範，只是一個例題。後世的人把《傷寒論》作為臨證全書，實際上是既害了仲景，也害了自己。

同樣，廣汗法講的是理，其在銀屑病治療上的應用，只是廣汗法應用的一個例題，而本部分內容，是解析這個例題的一

部分「手工課」的演示。

瞭解了這些，你也許就知道了本章內容的讀法。

方藥直錄

一、桂枝（包括肉桂）類方

1. 桂枝湯

桂枝、赤芍、生薑各12克　甘草8克　大棗15克

2. 黃耆桂枝五物湯加白芍

生薑15克　桂枝12克　黃耆60克　白芍、大棗、赤芍各15克

3. 桂枝茯苓丸

牡丹皮12克　茯苓12克　桂枝90克　桃仁12克　赤芍12克

4. 小青龍湯

生麻黃、細辛、桂枝、南五味子、薑半夏、甘草、乾薑、赤芍各3克

5. 小青龍加石膏湯

薑半夏3克　赤芍3克　乾薑3克　甘草3克　桂枝3克　生麻黃3克　五味子3克　石膏24克　細辛3克

6. 小青龍湯去麻黃

薑半夏3克　赤芍3克　乾薑3克　甘草3克　桂枝3克　苦杏仁6克　南五味子3克　細辛3克

7. 五苓散

茯苓、豬苓、桂枝、炒白朮、澤瀉各12克

8. 桂枝人參湯

黨參30克　生白朮30克　乾薑30克　甘草30克　桂枝40克

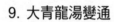
9. 大青龍湯變通

生薑12克　生麻黃6克　桂枝12克　苦杏仁12克　大棗30克
石膏30克

10. 桃桂承氣湯

桂枝9克　玄明粉3克　大黃3克　甘草6克　桃仁9克

11. 苓桂朮甘湯

炒白朮30克　茯苓60克　甘草30克　桂枝60克

12. 麻黃湯

生麻黃18克　桂枝12克　苦杏仁12克　甘草6克

13. 柴胡桂枝乾薑湯

柴胡48克　乾薑12克　桂枝18克　瓜蔞24克　黃芩18克　牡
蠣12克　甘草12克

14. 葛根湯

葛根30克　生麻黃6克　桂枝12克　赤芍12克　甘草12克　生
薑12克　大棗15克

15. 蒼耳子散加減

細辛3克　黃連3克　炮甲珠3克　全蠍5克　桂枝90克　蒼耳
子10克　辛夷10克　川芎30克　吳茱萸6克　白芷10克　川烏3克

16. 風火相煽方

黃連、木香、連翹、生麻黃、荊芥、殭蠶、桂枝、生薏苡
仁、川芎、石膏、滑石、川牛膝、蒼朮、大黃、黃芩、赤芍、
獨活、威靈仙、防風、羌活、藿香各3克

17. 過敏1號（早先的2號）方

生麻黃6克　桂枝6克　苦杏仁6克　赤芍6克　生薑9克　大
棗12克　甘草3克　殭蠶9克　蟬蛻6克　片薑黃3克　大黃1克　益
母草30克

18. 氣通道方

薑半夏15克　赤芍12克　柴胡48克　大棗20克　黨參18克
甘草18克　桂枝12克　黃芩18克　生薑18克

19. 旺盛氣血方

薑半夏15克　川牛膝90克　赤芍12克　柴胡48克　大棗20克
黨參18克　附子30克　茯苓12克　乾薑30克　甘草18克　桂枝
90克　黃芩18克　黃耆240克　牡丹皮12克　生薑18克　石斛120
克　桃仁12克　遠志90克

20. 溫經湯

川芎、赤芍、甘草、當歸、人參、阿膠、肉桂、牡丹皮各
12克　半夏15克　麥門冬30克　吳茱萸18克

21. 烏梅丸方

黨參6克　乾薑10克　附子6克　黃連16克　細辛3克　黃柏6
克　肉桂6克　烏梅30克　當歸4克　川椒4克

22. 溫經湯人參加阿膠

丹皮12克　阿膠12克　肉桂12克　當歸12克　麥門冬30克
川芎12克　吳茱萸18克　薑半夏15克　甘草12克　赤芍12克
人參12克

23. 暖肝煎

小茴香、當歸、烏藥、降香、茯苓、枸杞子、肉桂、生薑
各12克

24. 麻黃通陽方

生麻黃18克　淫羊藿50克　旱蓮草30克　肉桂12克　苦杏仁
12克　仙茅10克　甘草6克　女貞子30克

25. 桂枝茯苓外洗方

生地30克　牡丹皮12克　桂枝90克　桃仁12克　甘草30克

赤芍12克

26. 麻黃湯外洗方

生麻黃15克　桂枝15克　苦杏仁15克　甘草15克　側柏葉30克

二、柴胡類方

1. 小柴胡湯

柴胡48克　黃芩18克　薑半夏15克　甘草18克　生薑18克大棗20克　黨參18克

2. 氣通道方

薑半夏15克　赤芍12克　柴胡48克　大棗20克　黨參18克甘草18克　桂枝12克　黃芩18克　生薑18克

3. 旺盛氣血方

薑半夏15克　川牛膝90克　赤芍12克　柴胡48克　大棗20克黨參18克　附子30克　茯苓12克　乾薑30克　甘草18克　桂枝90克　黃芩18克　黃耆240克　牡丹皮12克　生薑18克　石斛120克桃仁12克　遠志90克

4. 小柴胡湯加沙參

沙參18克　薑半夏15克　大棗20克　甘草18克　黃芩18克生薑18克　柴胡48克

5. 大柴胡湯

大黃12克　柴胡48克　黃芩18克　薑半夏15克　甘草18克生薑30克　枳殼24克　白芍18克

6. 柴胡桂枝乾薑湯

柴胡48克　乾薑12克　桂枝18克　瓜蔞24克　黃芩18克　牡蠣12克　甘草12克

7. 四逆散

柴胡9克　赤芍9克　枳殼9克　甘草9克

8. 瀉肝方

木通6克　龍膽草6克　柴胡、車前子、生地、生梔子、當歸、甘草、黃芩、澤瀉各9克

9. 補中益氣湯

太子參、甘草、當歸、生白朮各6克　陳皮15克　生黃耆15克　升麻、柴胡各3克

10. 逍遙散

柴胡6克　生薑9克　甘草9克　薄荷2克　生白朮、茯苓、當歸、赤芍各12克

11. 丹梔逍遙散

薄荷2克　生白朮12克　赤芍12克　柴胡6克　當歸12克　茯苓12克　甘草9克　牡丹皮9克　生薑9克　生梔子9克

12. 疏肝活絡飲

柴胡12克　鬱金6克　首烏藤24克　牡蠣30克　厚朴6克　合歡皮15克　蒼朮6克　烏藥9克　香附6克　石菖蒲6克

13. 過敏煎

柴胡、南五味子、烏梅、甘草、防風各15克

14. 祛風敗毒散

柴胡5克　前胡5克　牛蒡子6克　連翹7克　荊芥6克　蟬蛻3克　殭蠶7克　薄荷6克　枳實5克　川芎8克　蒼朮6克　甘草3克　赤芍5克　獨活6克　羌活8克

15. 普濟消毒飲

黃芩5克　黃連5克　人參3克　陳皮2克　元參2克　甘草2克　連翹1克　牛蒡子1克　板藍根1克　馬勃1克　殭蠶1克　升麻1克

柴胡2克　桔梗2克

16. 荊芥連翹湯

荊芥6克　連翹6克　甘草6克　生地6克　赤芍6克　當歸6克
川芎6克　黃芩6克　黃連6克　黃柏6克　生梔子6克　防風6克
白芷6克　薄荷6克　柴胡6克　枳殼6克　桔梗6克

17. 袪風敗毒散去前胡倍川芎

殭蠶6克　蟬蛻6克　荊芥6克　連翹6克　羌活6克　獨活6克
薄荷3克　柴胡6克　枳殼6克　甘草6克　桔梗6克　川芎12克

18. 荊防敗毒散

荊芥6克　防風6克　甘草6克　茯苓6克　川芎12克　羌活6克
獨活6克　柴胡6克　枳殼6克　桔梗6克

19. 人參敗毒散

甘草6克　茯苓6克　川芎12克　羌活6克　獨活6克　柴胡6克
枳殼6克　桔梗6克　人參2克

20. 益氣逐瘀湯

川牛膝12克　川芎12克　赤芍12克　柴胡12克　生地12克
當歸12克　甘草12克　紅花6克　黃耆30克　桔梗12克　桃仁6克
枳殼12克

三、麻黃類方

1. 麻黃湯

生麻黃18克　桂枝12克　苦杏仁12克　甘草6克

2. 麻黃附子細辛湯

麻黃、附子、細辛各3克

3. 小青龍湯

生麻黃、細辛、桂枝、南五味子、薑半夏、甘草、乾薑、

赤芍各3克

4. 大青龍湯變通

生薑12克　生麻黃6克　桂枝12克　苦杏仁12克　大棗30克
石膏30克　甘草12克

5. 麻杏石甘湯

甘草6克　杏仁12克　麻黃18克　石膏30克

6. 小青龍加石膏湯

薑半夏3克　赤芍3克　乾薑3克　甘草3克　桂枝3克　生麻
黃3克　五味子3克　石膏24克　細辛3克

7. 葛根湯

葛根30克　生麻黃6克　桂枝12克　赤芍12克　甘草12克　生
薑12克　大棗15克

8. 防風通聖丸加減（防牛方）

龍骨30克　生地12克　生麻黃6克　荊芥、蟬衣各6克　牡蠣
30克　石決明30克　乳香、沒藥各5克　白蒺藜、當歸各15克
白芍、丹參各12克　生石膏30克　大黃2克　苦參6克　赤芍12克
土茯苓15克　防風6克　何首烏12克

9. 防風通聖丸原方加苦參

生白朮6克　生梔子3克　連翹18克　生麻黃6克　荊芥6克
元明粉1克　薄荷6克　當歸15克　川芎9克　石膏30克　滑石9克
桔梗9克　大黃2克　甘草3克　苦參6克　黃芩9克　赤芍12克　防
風6克

10. 通宣理肺方

蘇葉、前胡、生麻黃、細辛、蒼耳子、桔梗、甘草、白芷
各3克

11. 蒼麻丸

蒼朮6克　生麻黃5克　桔梗10克　萊菔子10克

12. 麻黃通陽方

生麻黃18克　淫羊藿50克　旱蓮草30克　肉桂12克　苦杏仁12克　仙茅10克　甘草6克　女貞子30克

13. 風火相煽方

黃連、木香、連翹、生麻黃、荊芥、殭蠶、桂枝、生薏苡仁、川芎、石膏、滑石、川牛膝、蒼朮、大黃、黃芩、赤芍、獨活、威靈仙、防風、羌活、藿香各3克

14. 過敏1號方

生麻黃6克　桂枝6克　苦杏仁6克　赤芍6克　生薑9克　大棗12克　甘草3克　殭蠶9克　蟬蛻6克　片薑黃3克　大黃1克　益母草30克

15. 麻黃湯外洗方

生麻黃15克　桂枝15克　苦杏仁15克　生甘草15克　側柏葉30克

四、其他溫熱類方

1. 真武湯

附子15克　生白朮12克　生薑、茯苓、赤芍各18克

2. 烏梅丸方

黨參6克　乾薑10克　附子6克　黃連16克　細辛3克　黃柏6克　肉桂6克　烏梅30克　當歸4克　川椒4克

3. 薏苡附子敗醬散

生薏苡仁30克　敗醬草24克　附子15克

4. 四逆湯

附子30克　乾薑30克　甘草30克

5. 四逆湯翻倍

附子60克　乾薑60克　甘草90克

6. 牽正散

殭蠶、全蠍、白附子各6克

7. 甘草瀉心湯（用沙參）

沙參18克　甘草24克　薑半夏15克　大棗30克　乾薑18克
黃芩18克　黃連6克

8. 甘草瀉心湯

黨參18克　甘草24克　薑半夏15克　大棗30克　乾薑18克
黃芩18克　黃連6克

9. 桂枝人參湯

黨參30克　生白朮30克　乾薑30克　甘草30克　桂枝40克

10. 腎著湯（甘薑苓朮湯）

乾薑60克　茯苓60克　甘草30克　生白朮30克

11. 旺盛氣血方

薑半夏15克　川牛膝90克　赤芍12克　柴胡48克　大棗20克
黨參18克　附子30克　茯苓12克　乾薑30克　甘草18克　桂枝90
克　黃芩18克　黃耆240克　牡丹皮12克　生薑18克　石斛120克
桃仁12克　遠志90克

12. 溫經湯

川芎、赤芍、甘草、當歸、人參、阿膠、肉桂、牡丹皮各
12克　半夏15克　麥門冬30克　吳茱萸18克

13. 吳茱萸湯加烏梅

烏梅30克　吳茱萸18克　人參15克　生薑12克　大棗15克

14. 吳茱萸湯

吳茱萸18克　生薑12克　人參15克　大棗15克

15. 吳茱萸湯翻倍

吳茱萸36克　生薑24克　人參30克　大棗30克

16. 蒼耳子散加減

細辛3克　黃連3克　炮甲珠3克　全蠍5克　桂枝90克　蒼耳子10克　辛夷10克　川芎30克　吳茱萸6克　白芷10克　川烏3克

17. 上中下養陰散熱方

沙參15克　淫羊藿10克　旱蓮草30克　牡丹皮9克　殭蠶、蟬衣各6克　仙茅9克　麥門冬15克　赤芍9克　女貞子30克

18. 麻黃通陽方

生麻黃18克　淫羊藿50克　旱蓮草30克　肉桂12克　苦杏仁12克　仙茅10克　甘草6克　女貞子30克

19. 養津通陽方

沙參15克　淫羊藿30克　旱蓮草30克　牡丹皮9克　蟬衣6克　炮甲珠3克　鱉甲5克　殭蠶6克　雞內金5克　仙茅10克　麥門冬15克　赤芍9克　龜板5克　女貞子30克

20. 陽熱內蒸方

草果1克　淫羊藿30克　黃耆30克　當歸15克　大棗15克

21. 朴薑夏草參湯（甘草誤錄為草果，無意中卻取得過不錯的溫通效果）

厚朴30克　生薑30克　薑半夏30克　草果30克　黨參30克

22. 四味羌活湯

蒼朮、甘草、防風、羌活各6克

23. 二仙湯

仙茅12克　仙靈脾15克　知母6克　黃柏12克　巴戟天6克

當歸9克

24. 二陳湯

薑半夏12克　陳皮12克　茯苓12克　甘草6克　烏梅9克　生薑6克

25. 運脾方

蒼朮6克　陳皮12克　甘草6克　厚朴6克　雞內金6克　枳殼6克

26. 枳朮散變通

雞內金6克　枳殼6克

27. 四甲散加三七

鱉甲5克　炮山甲5克　龜板5克　雞內金5克　三七粉15克

五、其他類方

1. 麥門冬湯

大棗25克　麥門冬70克　黨參10克　薑半夏12克　甘草15克

2. 黃連阿膠湯（朱雀湯）

黃連18克　阿膠12克　白芍12克　黃芩18克　雞子黃1個

3. 小陷胸湯加減

黃連6克　薑半夏15克　瓜蔞24克　萊菔子30克　代赭石24克

4. 竹葉石膏湯

淡竹葉9克　石膏30克　薑半夏15克　甘草9克　知母6克

5. 甘麥大棗湯

大棗30克　浮小麥80克　甘草30克

6. 酸棗仁湯

川芎9克　茯苓12克　甘草6克　炒酸棗仁15克　知母6克

7. 桃桂承氣湯

桂枝9克　玄明粉3克　大黃3克　甘草6克　桃仁9克

8. 百合地黃湯

百合70克　生地30克

9. 小承氣湯

大黃3克　枳殼10克　厚朴10克

10. 調胃承氣湯

大黃6克　玄明粉6克　甘草6克

11. 當歸芍藥散

生白朮12克　川芎24克　赤芍12克　當歸15克　茯苓12克
澤瀉15克

12. 白虎湯

石膏30克　知母6克　甘草12克　大米熬湯

13. 豬苓湯

豬苓12克　滑石12克　澤瀉12克　茯苓12克　生白朮12克

14. 梔子豉湯

生梔子10克　淡豆豉10克

15. 葛根芩連湯

葛根24克　黃芩6克　黃連6克

16. 涼血活血湯

炒槐花30克　白茅根30克　紫草15克　丹參30克　雞血藤30
克　當歸15克　牡丹皮15克

17. 平胃散

蒼朮、厚朴、甘草各6克　陳皮12克

18. 藿香正氣方

生薑6克　蘇葉6克　丹皮6克　焦神麴6克　厚朴6克　蒲公

英12克　大腹皮6克　大棗6克　薑半夏6克　桔梗6克　蒼朮6克
甘草6克　白芷6克　藿香6克

19. 三仁湯加減

厚朴6克　木通3克　紅花3克　竹葉2克　生薏苡仁15克　苦杏仁6克　白荳蔻仁5克　滑石9克　薑半夏12克

20. 六君子湯

茯苓、陳皮、炒白朮、黨參、薑半夏、甘草各12克

21. 熟四物

當歸、白芍、川芎、熟地各9克

22. 保和丸加香砂

木香6克　連翹30克　焦山楂15克　茯苓12克　焦神麴15克
砂仁6克　萊菔子12克　陳皮12克　薑半夏12克

23. 四甲散

炮甲珠、鱉甲、雞內金、龜板各5克

24. 治療外感方

蘇葉3克　金銀花、連翹各6克　竹葉2克　荊芥、防風各9克
茯苓、陳皮各6克

25. 溫清飲

黃連、梔子、黃柏、黃芩各6克　生地、當歸、川芎、赤芍各12克

26. 加味溫膽湯

生薑24克　黃連9克　生白朮30克　連翹24克　枳殼10克　首烏藤15克　茯苓18克　雞內金6克　竹茹9克　黃耆30克　當歸12克　薑半夏15克　甘草6克

27. 枇杷清肺方

黃連6克　製桑白皮12克　甘草12克　黃芩9克　枇杷葉12克

28. 過敏煎

片薑黃3克　生地12克　蟬蛻9克　殭蠶12克　益母草30克
當歸12克　川芎12克　熟大黃3克　赤芍12克

29. 熟六味

熟地24克　山藥12克　山茱萸12克　茯苓9克　澤瀉9克　牡
丹皮9克

30. 甘露消毒飲

白荳蔻6克　藿香6克　茵陳12克　滑石12克　石菖蒲6克
黃柏9克

31. 封髓丹

黃柏15克　砂仁9克　甘草6克

32. 生脈飲

太子參15克　麥門冬15克　五味子15克

33. 四妙散

川牛膝12克　蒼朮12克　黃柏12克　薏苡仁18克

34. 四君子湯

黨參12克　茯苓12克　炒白朮12克　甘草12克

35. 東垣清暑益氣湯

黨參2克　甘草1克　黃耆3克　當歸2克　麥門冬2克　五味
子2克　青皮1克　陳皮1克　焦神麴1克　葛根1克　蒼朮1克　生
白朮1克　升麻1克　黃柏1克　澤瀉1克

36. 增液湯

生地30克　元參30克　麥冬30克

37. 銀翹散

淡竹葉6克　牛蒡子6克　淡豆豉10克　薄荷6克　甘草6克
桔梗9克　荊芥9克　金銀花10克　連翹10克　黃連6克

38. 全蟲方加減

全蠍5克　黃柏12克　白鮮皮18克　皂角刺12克　炒槐花10克　白蒺藜12克　丹參30克　川牛膝12克　大黃2克　威靈仙12克

39. 抗玫方

生地24克　大青葉10克　白鮮皮18克　炒槐花10克　金銀花12克　紫草15克　白蒺藜10克　苦參9克　赤芍10克　防風6克

40. 止癢合劑

首烏藤30克　白鮮皮30克　白蒺藜30克　當歸15克　苦參、防風各12克

41. 瀉黃散

防風6克　藿香6克　甘草15克　石膏24克　生梔子10克

42. 六一散

滑石30克　甘草5克

43. 升降散

蟬蛻6克　大黃6克　藿香3克　殭蠶9克

44. 四烏賊骨一蘆茹丸

海螵蛸24克　茜草15克

45. 當歸飲子

川芎12克　赤芍12克　當歸12克　防風6克　甘草6克　何首烏9克　黃耆9克　荊芥6克　白蒺藜9克　熟地12克

46. 選奇湯

防風9克　甘草9克　黃芩6克　羌活9克

47. 香砂六君子湯

薑半夏12克　炒白朮12克　陳皮12克　黨參12克　茯苓12克　甘草12克　砂仁6克　香附6克

48. 散結組合

威靈仙12克　炮甲珠2克　皂角刺12克

49. 散結散

炮山甲1克　全蠍2克　水蛭2克

50. 白三聯

白花蛇舌草30克　丹參30克　生山楂30克

51. 苦三聯

白鮮皮10克　苦參10克　地膚子10克

52. 散結四神煎

鱉甲12克　川牛膝90克　黃耆240克　生薑12克　石斛120克
遠志90克

53. 散結四神通臂煎

鱉甲12克　黃耆40克　桔梗10克　生薑12克　石斛120克　遠
志90克

54. 涼血組合

白茅根24克　炒槐花18克　牡丹皮12克

55. 四神煎（免煎變通）

川牛膝90克　黃耆240克　石斛120克　遠志90克

56. 通腸油炸方

柏子仁30克　火麻仁30克　酸棗仁30克　桃仁30克　枳殼15克

六、外用方

1. 潤燥（止癢防裂）外洗方

夜交藤150克　甘草100克　生地50克　生艾葉60克　當歸60
克　黃精60克　側柏葉30克　杏仁10克　白及2克

2. 桂枝茯苓外洗方

生地30克　牡丹皮12克　桂枝90克　桃仁12克　甘草30克
赤芍12克

3. 麻黃湯外洗方

生麻黃15克　桂枝15克　苦杏仁15克　甘草15克　側柏葉30克

4. 潤燥軟堅外洗方

烏梅50克　黃精50克　白及5克　陳皮15克

5. 溫潤洗方

生艾葉30克　露蜂房30克　甘草20克　黃精30克

6. 苦三聯黃甘外洗方

苦參、地膚子、白鮮皮各30克　黃精30克　甘草50克

7. 止癢合劑外洗方

防風12克　當歸15克　苦參30克　白鮮皮30克　白蒺藜30克
夜交藤30克

8. 寒溫潤洗方

側柏葉30克　生艾葉30克　甘草50克　露蜂房10克

9. 解毒潤燥外洗方

黃連5克　陳皮15克　烏梅30克　白及1克　露蜂房10克　甘
草50克　黃精50克

10. 潤燥解毒外洗方

熟地30克　何首烏30克　甘草50克　黃連15克

11. 外洗治滲出方

甘草30克　黃連10克　黃柏10克　龍膽草1克

12. 三黃洗劑

黃芩18克　黃連10克　黃柏30克　甘草30克

13. 外塗止癢方（酒調外用）

防風12克　當歸15克　苦參12克　白鮮皮30克　白蒺藜30克

首烏藤30克　全蠍3克　薄荷6克

14. 頭部外用散結方（酒調外用）

川烏4克　炮山甲3克　薑半夏6克

15. 外噴止癢方（水調冷藏外噴）

薄荷9克　薑半夏9克　川烏3克　炮山甲9克　苦參9克

病案實錄

筆者按：以下病案均是2012年3月到2014年9月底期間，在山西中醫學院中西醫結合醫院的門診病案，其口服藥物均採用醫院藥房提供的免煎顆粒劑，外用藥物是醫院中藥房提供的草藥。參考這些病案時需要謹慎，不可盲目照搬。懂得原理後，斟酌試用才是科學的態度，請勿莽撞。

由於做整理工作的學生多名，故風格有異，但均遵循遵照原始記錄、如實反映、不做修飾的原則，所以病案中的大白話比比皆是。文辭雖然不美，但是道理和記錄卻很真實，請讀者海涵。

傅某某，男，13歲（附4人）

筆者按：首先需要聲明，這個患者正處於治療當中。筆者一直反對有意挑選治療很快、很成功的極端病案來證明治療水準的高超。學習者需要學習的是常態化的診療，所以這裏列舉的病案都是隨機選取的比較完整的病案。

其次，這裏為什麼還要附四個病案呢？目的是讓大家看到，每一位合格的中醫，不僅在自己建立了臨證規範的病種上有一些思考，而且對於沒有建立起規範的疾病同樣可以「以人

為本」給予治療，並且取得很好的治療效果。

特別是這裏所附的四個病例，有痤瘡，有哮喘，有白塞氏病，還有結腸炎，這個似乎都不是筆者最擅長的病種，但都取得了遠較銀屑病治療更快更好的療效，以此來說明某些銀屑病治療的艱巨性，希望引起後學者和患者的重視。

雖然銀屑病病例中不乏幾天或者幾週就治癒的病例，但這並不能說明這個病就好治。這裏，筆者指出了銀屑病治療（且可以根治）的大路，並且幫助大家走上這條正路。但是，如果你還不能意識到這條路的好處，或者已經意識到但還不能堅持走下來，那麼我想告誡大家：「有路不走，等於無路」，請大家謹記。不要動輒把患者該承擔的責任推給醫生，醫生的作用是幫助患者指路、幫助患者上路、督促患者行路，以及路不好的時候偶爾幫助患者平路的，疾病的治療、治癒、自癒更多依靠的是患者自己。

2013年12月23日，初診。

患者銀屑病史4年，初得在春季，素體出汗不好，雙下肢皮損最重，呈大片狀分佈，其他部位呈點狀、塊狀分佈。停用其他藥物已半個月，皮損乾且癢。大便一天一次，偶爾乾。睡眠、飲食、精神正常。容易流鼻血，感冒的時候不發燒，但流鼻血。

左關細弦，右關緩滑；舌質淡暗，苔薄，舌下略瘀。

先不用口服藥，待停藥足4週後再開始口服中藥，只用「無感溫度泡澡」（具體方法見本書第三部分）。

外洗方：潤燥方。

夜交藤150克　甘草100克　生地50克　生艾葉60克　當歸60克　黃精60克　側柏葉30克　杏仁10克　白及2克，6劑。

蛇脂軟膏，10支，外抹。

囑咐：流鼻血時不要用冷水拍，用溫水助流鼻血。泡澡後，全身抹橄欖油10~20次，患處抹藥膏5~7次。忌吃豬肉。

2013年12月30日，二診。

精神、飲食、睡眠正常。大便一天一次，有時不通暢。最近出汗，皮損乾，有時疼且癢（程度比之前輕）。

左關細弦，右關細緩；舌質暗，淡紅。

繼續外洗，在上方基礎上加半夏15克、烏梅30克，7劑。

提醒：泡澡的時間可以長一些，千萬不能吃涼的食物，多喝熱湯。

2014年1月6日，三診。

精神、飲食、睡眠正常，大便偶有兩次，比之前通暢。頭、後背出汗了，胳膊能出汗，大、小腿不怎麼出汗。最近感冒，沒發燒。肚子不難受。皮損顏色變薄、變淡，皮屑少。

左關細滑，右關緩滑；舌紅，苔薄膩。

內服方：大青龍湯變通。

生薑12克　生麻黃6克　桂枝12克　苦杏仁12克　大棗30克石膏30克　甘草12克　石斛60克，7劑，飯後服。

（筆者按：外洗方一直在使用，到有變化時再做說明。）

2014年1月13日，四診。

精神、飲食、睡眠正常，大便偶有兩次，小腿不怎麼出汗，後背出汗多，小腿大片皮損變薄。

左關細弦，右關細緩；舌尖紅，舌下淡，舌苔薄膩。

醫囑：不要亂吃東西，多吃蘿蔔。

內服方、外洗方同前。

2014年1月20日，五診。

內服方在原方基礎上加半夏30克，其餘繼續。

2014年2月17日，六診。

精神、飲食、睡眠正常，大便每日1次。鼻子不通，出汗可以，小腿不出汗，設法讓小腿出汗。

左關細弦，右關緩滑；舌尖紅，舌苔薄白膩，舌下淡。

內服方：桂枝茯苓丸＋大青龍＋蒼朮、石斛。

牡丹皮12克　茯苓12克　桂枝90克　桃仁12克　赤芍12克 蒼朮6克　石斛60克　生薑12克　生麻黃6克　桂枝12克　苦杏仁 12克　大棗30克　石膏30克　甘草12克，7劑，飯後服。

督灸，7盒，貼足三里、外腳踝。

2014年2月24日，七診。

精神、飲食、睡眠均可，午飯與晚飯之間出汗較多，大便正常。腿部熱，但不出汗。

左關細滑，右關滑有力；舌尖紅，舌苔薄白膩，舌下暗紅。

內服方：薏苡附子敗醬散＋桂枝茯苓丸。

生薏苡仁60克　敗醬草24克　附子15克　牡丹皮12克　茯苓 12克　桂枝90克　桃仁12克　赤芍12克，7劑。

2014年3月10日，八診。

精神、飲食、睡眠、出汗尚可，大便每日2次，不難受。口不苦不乾。

雙手關脈細滑；舌下淡，舌苔白膩，舌尖微紅。

內服方：薏苡附子敗醬散＋桂枝茯苓丸＋麻附細辛。

生薏苡仁60克　敗醬草24克　附子15克　牡丹皮12克　茯苓 12克　桂枝90克　桃仁12克　赤芍12克　麻黃3克　細辛3克，7 劑。

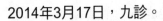

2014年3月17日，九診。

懷疑肺結核，學生普查時查出來的。

左關細弦，右關緩滑有力；舌苔薄膩，舌尖紅，舌下紅。

內服方不變，飯後服藥，藥後喝酒。

2014年3月24日，十診。

囑患者抽空查血沉，鼻血流得多，最多10分鐘。腿上皮損在攤平。偶爾會打嗝。精神、飲食、睡眠都好，大便不太通暢，每日1~2次。出汗可以，不火。原來跑步會暈倒，現在身體變壯。

左關細弦，右關細滑；舌下淡紅，舌尖紅，舌苔白膩。

內服方：薏苡附子敗醬散＋桂枝茯苓丸＋麻附細辛，加炮甲珠和生大黃。

生薏苡仁60克　敗醬草24克　附子15克　牡丹皮12克　茯苓12克　桂枝90克　桃仁12克　赤芍12克　麻黃3克　細辛3克　炮甲珠2克　大黃1克，7劑，飯後服，藥後喝酒。

2014年3月31日，十一診。

腿上的皮損面積變大且紅。精神、飲食、睡眠都好，大便偶爾不通，不黏，每日1~2次。小便通。血沉沒有問題，結核沒有問題。不火。關注小腿出汗。

左關細滑，右關緩滑有力；舌尖紅，苔薄膩，舌下淡紅。

治法同前。

2014年4月17日，十二診。

腿上乾癢，不出汗，大便可以。

左關細弦；右關細緩，舌尖紅，苔薄白膩。

內服方：清暑益氣湯。

黨參2克　甘草1克　黃耆3克　當歸2克　麥門冬2克　五味

子2克　青皮1克　陳皮1克　焦神麴1克　葛根1克　蒼朮1克　生白朮1克　升麻1克　黃柏1克　澤瀉1克，4劑。

2014年4月22日，十三診。

大便通，每日1~2次，出汗可以。腿上皮損最厚且乾，腿上無皮損的皮膚也不出汗。頭上皮損變多，腿上起小紅點一堆，不大。

左關細弦，右關細緩；舌苔白膩，舌尖微紅，舌下淡。

內服方：清暑益氣湯＋藿香正氣。

黨參2克　甘草1克　黃耆3克　當歸2克　麥門冬2克　五味子2克　青皮1克　陳皮1克　焦神麴1克　葛根1克　蒼朮1克　生白朮1克　升麻1克　黃柏1克　澤瀉1克　生薑6克　蘇葉6克　丹皮6克　厚朴6克　蒲公英12克　大腹皮6克　大棗6克　薑半夏6克桔梗6克　白芷6克　藿香6克，7劑。

2014年4月28日，十四診。

左關細弦滑，右關細緩滑有力；舌尖紅，舌下紅，略瘀。

內服方：清暑益氣湯＋藿香正氣＋白花蛇舌草。

黨參2克　甘草1克　黃耆3克　當歸2克　麥門冬2克　五味子2克　青皮1克　陳皮1克　焦神麴1克　葛根1克　蒼朮1克　生白朮1克　升麻1克　黃柏1克　澤瀉1克　生薑6克　蘇葉6克　丹皮6克　厚朴6克　蒲公英12克　大腹皮6克　大棗6克　薑半夏6克桔梗6克　白芷6克　藿香6克　白花蛇舌草24克，7劑。

2014年5月5日，十五診。

左關細滑，右關細緩滑有力；舌尖微紅，舌苔薄，舌下淡。

出汗腿上少，偶爾有肚子不適，暈車。

內服方：荊芥連翹湯。

荊芥6克　連翹6克　甘草6克　生地6克　赤芍6克　當歸6克

川芎6克　黃芩6克　黃連6克　黃柏6克　生梔子6克　防風6克
白芷6克　薄荷6克　柴胡6克　枳殼6克　桔梗6克，5劑。

2014年5月12日，十六診。

腿上皮損明顯變薄，患者自述出汗可以，面部出汗略多。

左關細弦，右關滑有力；苔薄白膩，舌尖紅，舌下淡玫紅。患者述最近藥特別苦。

內服方：上方（荊芥連翹湯）基礎上加牡丹皮12克，5劑。
外洗方中加入熟地30克，4劑。

2014年5月19日，十七診。

左脈細，右關緩；舌尖微紅，舌苔薄白膩，舌下瘀。小腿皮損明顯變薄。

內服方：荊芥連翹湯加牡丹皮12克，再加川牛膝12克，7劑。
外洗方：繼續使用上方，如無變化則不做特殊說明。出汗變好，則泡澡次數可以減少，可隔日一次；如果沒有變好，則可以適當增加次數，但最好在白天。

2014年5月26日，十八診。

小腿皮損軟多了，也可以出點兒汗，腹部偶爾疼痛。

左關細弦，右關細緩；舌尖紅，舌下深紅，舌苔白膩。

內服方：荊芥連翹湯加牡丹皮12克、川牛膝12克、蘇木9克、元胡9克、陳皮15克，3劑。

2014年5月29日，十九診。

左脈細滑；舌苔厚膩，舌下淡凝。

肚子不難受了。

內服方：荊芥連翹湯＋平胃散。

荊芥6克　連翹6克　甘草6克　生地6克　赤芍6克　當歸6克
川芎6克　黃芩6克　黃連6克　黃柏6克　生梔子6克　防風6克

白芷6克　薄荷6克　柴胡6克　枳殼6克　桔梗6克　蒼朮6克　厚朴6克　陳皮12克　牡丹皮12克　川牛膝12克　蘇木9克　元胡9克，7劑。

2014年6月9日，二十診。

左關細弦，右關洪滑有力；舌尖紅，舌苔薄，舌下淡暗。小腿皮損明顯變薄。

內服方：桂枝茯苓丸＋荊芥連翹湯＋平胃散。

牡丹皮12克　茯苓12克　桂枝90克　桃仁12克　赤芍12克　荊芥6克　連翹6克　甘草6克　生地6克　當歸6克　川芎6克　黃芩6克　黃連6克　黃柏6克　生梔子6克　防風6克　白芷6克　薄荷6克　柴胡6克　枳殼6克　桔梗6克　蒼朮6克　厚朴6克　陳皮12克　川牛膝12克，7劑。

外洗方：潤燥方＋麻黃湯。

夜交藤150克　甘草100克　生地50克　生艾葉60克　當歸60克　黃精60克　側柏葉30克　杏仁10克　白及2克　生麻黃15克　桂枝15克　苦杏仁15克　側柏葉30克，7劑。

2014年6月16日，二十一診。

左關細弦滑，右關洪滑；舌苔薄白膩，舌尖微紅，舌下暗紅。小腿能出汗。

內服方：繼續用上方，川牛膝加量為15克，7劑。

外洗方：改為桂枝茯苓外洗方＋麻黃湯外洗方。

生地30克　牡丹皮12克　桂枝90克　茯苓12克　桃仁12克　甘草30克　赤芍12克　生麻黃15克　苦杏仁15克　側柏葉30克，7劑。

2014年6月23日，二十二診。

小腿上可以出汗，皮膚有彈性了。左關細，右關滑有力；

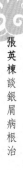

舌尖紅，舌苔薄白膩，舌下淡、暗，略瘀。

內服方：桂枝茯苓丸＋荊芥連翹湯＋散結散。

牡丹皮12克　茯苓12克　桂枝90克　桃仁12克　赤芍12克　荊芥6克　連翹6克　甘草6克　生地6克　當歸6克　川芎6克　黃芩6克　黃連6克　黃柏6克　生梔子6克　防風6克　白芷6克　薄荷6克　柴胡6克　枳殼6克　桔梗6克　炮山甲1克　全蠍2克　水蛭2克　川牛膝15克，10劑。

外洗方：繼續用2014年6月23日方，不做說明則繼續用此外洗方。

2014年7月3日，二十三診。

左關細弦，右關細滑；舌苔薄白膩。

腿上皮損明顯變薄。

內服方：氣通道方＋荊芥連翹湯＋散結散。

薑半夏15克　赤芍12克　柴胡48克　大棗20克　黨參18克　甘草18克　桂枝12克　黃芩18克　生薑18克　荊芥6克　連翹6克　生地6克　當歸6克　川芎6克　黃連6克　黃柏6克　生梔子6克　防風6克　白芷6克　薄荷6克　枳殼6克　桔梗6克　炮山甲1克　全蠍2克　水蛭2克　川牛膝15克，12劑。

2014年7月21日，二十四診。

頭部有皮損。

左關細弦，右關浮滑；舌苔薄白膩。

內服方：吳茱萸湯＋氣通道方。

吳茱萸18克　生薑12克　人參15克　大棗15克　薑半夏15克　赤芍12克　柴胡48克　黨參18克　甘草18克　桂枝12克　黃芩18克，3劑。

硫黃軟膏，每日10次。

2014年7月24日，二十五診。

左關細弦，右關細滑；舌苔白膩，舌下玫紅。

內服方：散結四神煎＋保和丸加香砂＋吳茱萸湯。

鱉甲12克　川牛膝90克　黃耆240克　生薑12克　石斛120克 遠志90克　木香6克　連翹30克　焦山楂15克　茯苓12克　焦神麴15克　砂仁6克　萊菔子12克　陳皮12克　薑半夏12克　吳茱萸18克　人參15克　大棗15克，每日一次，3劑。

少吃，多運動，多曬太陽。

2014年7月29日，二十六診。

小腿能出汗，胳膊也能出汗。

左關細，右關緩；舌苔薄膩，舌尖微紅。

口服方：繼續用上方。

泡澡暫停。

硫黃軟膏：西瓜霜：艾洛松按7：2：1的比例配製成混合膏，塗抹不出汗的地方，一天抹10次，繼續捂小腿，藥後喝溫酒。

2014年7月31日，二十七診。

吃完藥肚子難受，有一天晚上、早上都拉肚子，一直難受。腿上皮損明顯變平，左小腿略硬。

左關細弦，右關緩滑；舌苔薄膩，舌尖微紅，舌下淡，略暗。

內服方：散結四神煎＋桂枝茯苓丸＋吳茱萸湯。

鱉甲12克　川牛膝90克　黃耆240克　生薑12克　石斛120克 遠志90克　牡丹皮12克　茯苓12克　桂枝90克　桃仁12克　赤芍12克　吳茱萸18克　人參15克　大棗15克，2劑，吃兩劑，休息3天。

2014年8月7日，二十八診。

左關細弦，右關細滑；舌苔薄白膩，舌下淡紅，略瘀。

內服方：益氣逐瘀湯＋桂枝茯苓丸＋吳茱萸湯翻倍。

川牛膝12克　川芎12克　赤芍12克　柴胡12克　生地12克 當歸12克　甘草12克　紅花6克　黃耆30克　桔梗12克　桃仁6克 枳殼12克　牡丹皮12克　茯苓12克　桂枝90克　吳茱萸36克 生薑24克　人參30克　大棗30克，7劑，藥後喝酒。

2014年8月14日，二十九診。

小腿可以出汗，繼續保持，藥後腹痛、嘔吐。

左關細弦，右關緩滑；舌苔白膩，舌下玫紅、深紅。

內服方：益氣逐瘀湯＋桂枝茯苓丸＋散結散。

川牛膝12克　川芎12克　赤芍12克　柴胡12克　生地12克 當歸12克　甘草12克　紅花6克　黃耆30克　桔梗12克　桃仁6克 枳殼12克　牡丹皮12克　茯苓12克　桂枝90克　炮山甲1克　全蠍2克　水蛭2克，5劑，溫酒送服。

2014年8月21日，三十診。

左關細弦，右關細滑；舌苔薄白，舌下淡微紅。

出汗可以，感冒了。

內服方：氣通道方＋四逆湯。

薑半夏15克　赤芍12克　柴胡48克　大棗20克　黨參18克 甘草18克　桂枝12克　黃芩18克　生薑18克　附子30克　乾薑30克，6劑。

硫黃軟膏外用。

2014年8月28日，三十一診。

左關細弦，右關細滑；舌苔薄膩，舌下紅，舌尖紅。

出汗可以，小腿也出汗。

內服方：小柴胡湯＋四逆湯＋麻附細辛湯。

柴胡48克　黃芩18克　薑半夏15克　甘草18克　生薑18克 大棗20克　黨參18克　附子30克　乾薑30克　麻黃3克　細辛3 克，6劑。

2014年9月4日，三十二診。

左關細弦，右關細緩弱；舌下淡暗。

內服方：小柴胡湯＋四逆湯＋四妙散。

柴胡48克　黃芩18克　薑半夏15克　甘草18克　生薑18克 大棗20克　黨參18克　附子30克　乾薑30克　川牛膝12克　蒼朮 12克　黃柏12克　薏苡仁18克，5劑。

筆者按：本醫案的記錄整理截至9月，但是患兒的治療還 在繼續。10月前後，因為患者不配合運動等「生活處方」的執 行，與孩子的奶奶溝通後，讓孩子停藥反思一個月。患兒在 「面壁思過」一個月後，繼續接受治療。

雖然筆者希望儘量還原治療的真實過程，但由於病案整理 工作尚未能規範化、體系化，讀者只能透過字裏行間去探求過 程的真實性，以及患者體內的變化和筆者思路的調整。

兒童的特點，對於治療是把「雙刃劍」。一方面，兒童機 體較成人會略好，加之心理負擔少，有助於治療的推進；另一 方面，兒童缺乏主動配合治療的能力，會給治療帶來一些困 難。醫者如何權衡，「取其利，避其害」，是臨證的藝術所在。

附1 傅某某，女，19歲，傅某某的姐姐，三期痤瘡。

2014年7月21日，初診。

月經已來7年，經期第一天疼痛，吃飯反胃，偶爾嗓子 疼。

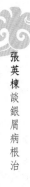

左關細緩滑，右關細弦滑；舌淡紅，苔薄白膩。

內服方：吳茱萸湯＋暖肝煎＋甘草瀉心湯。

吳茱萸18克　生薑12克　人參15克　大棗15克　小茴香、當歸、烏藥、降香、茯苓、枸杞子、肉桂各12克　甘草24克　黨參18克　薑半夏15克　乾薑18克　黃芩18克　黃連6克，3劑，飯前服。

2014年7月24日，二診。

吃上藥，大便正常，原來一吃飯就上廁所，現在不再如此。身上燙，一直都是，少腹暖和。

左關細弦，右關細滑有力；舌尖微紅，舌下淡暗紅。

內服方：上方加白花蛇舌草24克，7劑，飯前服。

2014年7月29日，三診。

肚子暖和，有點兒上火但不要緊，臉上比原來舒服。

左關細弦，右關緩滑；舌苔白膩，舌下略暗。

內服方：吳茱萸湯＋暖肝煎＋甘草瀉心湯，加白花蛇舌草24克、炮甲珠2克，7劑，飯前服藥，藥前喝酒。

2014年8月7日，四診。

左關細弦，右關細滑；舌質暗，舌苔薄膩。

來月經比原先舒服，腰後疼，量多。

散結散（炮山甲1克，全蠍2克，水蛭2克），酒送服，7劑。

2014年8月14日，五診。

舌苔薄黃膩，舌下深紅；左關細弦，右關弦滑。

肚子不難受。

內服方：桂枝茯苓丸＋白三聯。

牡丹皮12克　茯苓12克　桂枝90克　桃仁12克　赤芍12克　白花蛇舌草30克　丹參30克　生山楂30克，7劑。

2014年8月21日，六診。

面部出油減少。

左關細弦，右關緩滑；舌苔薄膩，舌下淡紅。

內服方：桂枝茯苓丸＋散結散。

牡丹皮12克　茯苓12克　桂枝90克　桃仁12克　赤芍12克
炮山甲1克　全蠍2克　水蛭2克，12劑。

2014年9月16日，七診。

有熬夜現象。

左關細弦，右關細緩有力；舌苔薄白，舌下略瘀。

正值高三複習階段，治療的「生活處方」會與學習的常態
相衝突，囑這次服藥後，沒有特殊情況，於高考完再就診。

內服方：白三聯＋逍遙散。

白花蛇舌草30克　丹參30克　生山楂30克　柴胡6克　生薑9
克　甘草9克　薄荷2克　生白朮、茯苓、當歸、赤芍各12克，7
劑。

**附2　王某某，女，45歲，白塞氏綜合徵20餘年，傅某某
的老舅媽。**

2014年5月19日，初診。

嘴裏經常爛，已有20多年。晚上睡不好覺就會起口瘡，起
的時候會口乾。近來外陰起瘡10多天，眼睛不難受。肚子不
適，不能吃涼的，吃涼的就會肚脹且疼，大便偏稀，每日一
次。起了口瘡後，大便會數日一次，偏乾，身上冷，精神可以。

左關細滑，右關緩滑略弱；舌淡，舌尖邊紅點滿佈。

內服方：甘草瀉心湯＋封髓丹。

生甘草24克　黨參18克　薑半夏15克　乾薑18克　黃芩18克

黃連6克　大棗30克　黃柏15克　砂仁9克，3劑。

2014年5月22日，二診。

眼睛難受，精神尚可，睡眠不好，睡後易醒，醒後難入睡。

左關弦細滑，右關緩滑；舌下淡，舌苔薄黃，微有裂紋。

內服方： 甘草瀉心湯＋疏肝和絡飲。

甘草24克　黨參18克　薑半夏15克　乾薑18克　黃芩18克　黃連6克　大棗30克　柴胡12克　鬱金6克　首烏藤24克　牡蠣30克　厚朴6克　合歡皮15克　蒼朮6克　烏藥9克　香附6克　石菖蒲6克　菊花9克　枸杞子12克，4劑。

2014年5月26日，三診。

左關細弦，右關緩滑有力；舌淡，舌邊齒痕，舌下淡，略瘀。

眼睛舒服點兒，大便每日2~3次，比原來次數多。

患者補述：多年來，睡眠不好。平素上火，每天下午牙疼一會兒，持續一小時。下午四點左右（申時，陽明主時），平素肚子涼，總是脹，大便通，一般大便黏。

內服方： 甘草瀉心湯＋朴薑夏草參湯（本來是用甘草的，但是陰差陽錯，錄協定方時錄成草果，取效不錯，也就將錯就錯了）。

甘草24克　黨參18克　薑半夏50克　乾薑18克　黃芩18克　黃連6克　大棗30克　厚朴30克　生薑30克　草果30克　菊花9克　枸杞子12克，3劑。

2014年5月29日，四診。

左關弦滑，右關緩弱而滑；舌淡，舌下淡瘀。

眼睛感覺不清利，髮乾。口乾，不太想喝水。大便每日2

次，便通，不成形。精神疲乏，最近沒有肚子涼、脹的感覺。患者補述：之前，吃過10多瓶強的松。

內服方：甘草瀉心湯＋朴薑夏草參湯。

甘草24克　黨參18克　薑半夏60克　乾薑18克　黃芩30克
黃連6克　大棗30克　厚朴30克　生薑30克　草果30克　菊花9克，7劑。

2014年6月5日，五診。

左關細弦，右關細緩滑；舌苔薄膩，舌淡。

吃飯不太好，嘴裏不起口瘡。精神疲乏，大便每日2~3次，不太成形。肚子不脹、不涼，睡覺比原來踏實，眼睛乾，出汗可以，口不太苦。

內服方：甘草瀉心湯＋朴薑夏草參湯＋柴桂薑。

甘草24克　黨參18克　薑半夏60克　乾薑18克　黃芩18克
黃連6克　大棗30克　厚朴30克　生薑30克　草果30克　柴胡48克
桂枝18克　瓜蔞24克　牡蠣12克，3劑。

2014年6月9日，六診。

左關細弦，右關緩滑；舌淡紅，舌下淡。

肚子不脹，出汗較以前明顯。睡覺和上次一樣，大便每日1~2次，不太成形，比上次強。外陰不難受，眼睛和外陰仍干，不疼。最近一直沒有口瘡，手足不再涼。

內服方：上方（甘草瀉心湯＋朴薑夏草參湯＋柴桂薑）加百合30克，7劑。

2014年6月16日，七診。

又起口瘡了，不嚴重。睡眠不好，入睡不好，但比就診前好。手腳不涼，肚子不脹。大便偏稀，每日2次。

左關細弦滑，右關細緩滑；舌苔厚膩，舌下淡。

內服方：甘草瀉心湯＋朴薑夏草參湯＋封髓丹。

甘草24克　黨參18克　薑半夏70克　乾薑18克　黃芩18克
黃連6克　大棗30克　厚朴30克　生薑30克　草果30克　黃柏15克
砂仁9克　酸棗仁15克　夏枯草15克，3劑。

2014年6月19日，八診。

口瘡好了，睡覺好，肚子不難受。大便每日1次，偏稀，且黏。外陰也好了，仍有點兒乾。舌苔薄，舌下淡。

內服方：甘草瀉心湯＋朴薑夏草參湯＋封髓丹。

甘草24克　黨參18克　薑半夏70克　乾薑18克　黃芩18克
黃連6克　大棗30克　厚朴30克　生薑30克　草果30克　黃柏15克
砂仁9克　酸棗仁10克　夏枯草15克，4劑。

2014年6月23日，九診。

左關細弦，右關緩滑有力；舌苔薄膩，舌下淡暗。

睡眠不好，入睡不好，覺得心裏火，嘴裏沒有問題，肚子不脹。

內服方：甘草瀉心湯＋酸棗仁湯。

甘草24克　黨參18克　薑半夏15克　乾薑18克　黃芩18克
黃連6克　大棗30克　酸棗仁15克　川芎9克　知母6克　茯苓12克
合歡皮15克　太子參12克，9劑。

2014年7月3日，十診。

肚子不脹，嘴裏有口瘡，不要緊，外陰沒有問題，眼睛還是乾，睡覺好多了。原來來月經胸疼，這次沒有任何不適。久站，腿有點兒腫。

左關細弦，右關緩滑有力；舌苔薄膩，舌下淡，略瘀。

內服方：甘草瀉心湯＋酸棗仁湯＋逍遙散。

甘草24克　黨參18克　薑半夏15克　乾薑18克　黃芩18克

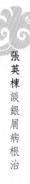

黃連6克　大棗30克　川芎9克　茯苓12克　炒酸棗仁15克　知母6克　柴胡6克　生薑9克　薄荷2克　生白朮、當歸、赤芍各12克　合歡皮15克　太子參12克　菊花9克，7劑。

2014年7月10日，十一診。

左關細弦滑，右關細弦弱；舌下淡、紅、略瘀，舌邊齒痕，舌苔薄燥。眼睛乾，嘴裏仍有口瘡，但不嚴重。外陰好，睡眠可以，飲食不好。

內服方：甘草瀉心湯＋酸棗仁湯＋逍遙散＋梔子豉湯。

甘草24克　黨參18克　薑半夏15克　乾薑18克　黃芩18克　黃連6克　大棗30克　川芎9克　茯苓12克　炒酸棗仁15克　知母6克　柴胡6克　生薑9克　薄荷2克　生白朮、當歸、赤芍各12克　生梔子10克　淡豆豉10克　合歡皮15克　太子參12克　菊花9克　木瓜6克，3劑。

2014年7月14日，十二診。

左關細弦，右關緩滑；舌苔薄，舌下淡，舌體變小。腳不涼了。

醫囑：繼續少吃，晚上喝兩大杯水。晚上7點以後別喝水，關注小便和睡眠情況。

內服方：甘草瀉心湯＋酸棗仁湯＋逍遙散＋梔子豉湯。

甘草24克　黨參18克　薑半夏15克　乾薑18克　黃芩18克　黃連6克　大棗30克　川芎9克　茯苓12克　炒酸棗仁15克　知母6克　柴胡6克　生薑9克　薄荷2克　生白朮、當歸、赤芍各12克　生梔子10克　淡豆豉10克　合歡皮15克　太子參12克　菊花9克　木瓜6克　覆盆子10克，3劑。

2014年7月17日，十三診。

左關細弦，右關細滑有力；舌苔薄。

嘴裏仍有一點兒口瘡，但不疼。外陰好了，眼睛也好了，精神、飲食、睡眠都強很多了，大便每日最少2次。

　　內服方：甘草瀉心湯＋酸棗仁湯＋梔子豉湯＋四逆湯。

　　甘草24克　黨參18克　薑半夏15克　乾薑18克　黃芩18克　黃連6克　大棗30克　川芎9克　茯苓12克　炒酸棗仁15克　知母6克　生梔子10克　淡豆豉10克　附子30克　菊花9克　木瓜6克　覆盆子10克，3劑。

　　2014年7月21日，十四診。

　　左關細弦滑，右關緩滑；舌苔白膩。

　　昨天晚上沒睡著，一分鐘都沒有睡。平日睡得好的時候，晚上起夜1~2次。

　　內服方：封髓丹＋甘草瀉心湯＋酸棗仁湯＋四逆湯。

　　黃柏15克　砂仁9克　甘草6克　黨參18克　薑半夏15克　乾薑18克　黃芩18克　黃連6克　大棗30克　川芎9克　茯苓12克　炒酸棗仁15克　知母6克　附子30克　菊花9克　覆盆子10克，3劑。

　　2014年7月24日，十五診。

　　左關細弦，右關細滑有力；舌苔薄，舌下淡。睡覺比以前好，起夜少了，身上暖和，肚子舒服，眼睛乾。

　　內服方：封髓丹＋甘草瀉心湯＋酸棗仁湯＋運脾方。

　　黃柏15克　砂仁9克　甘草6克　黨參18克　薑半夏15克　乾薑18克　黃芩18克　黃連6克　大棗30克　川芎9克　茯苓12克　炒酸棗仁15克　知母6克　蒼朮6克　陳皮12克　厚朴6克　雞內金6克　枳殼6克，4劑。

　　2014年7月28日，十六診。

　　最近生了點兒氣，影響吃飯、睡覺。剛吃藥，睡覺還行，

夜起次數減少，渾身軟。

左關細弦滑，右關細緩滑；舌苔略厚、膩。

內服方：逍遙散＋封髓丹＋甘草瀉心湯＋酸棗仁湯＋運脾方。

柴胡6克　生薑9克　甘草9克　薄荷2克　生白朮、茯苓、當歸、赤芍各12克　黃柏15克　砂仁9克　黨參18克　薑半夏15克　乾薑18克　黃芩18克　黃連6克　大棗30克　川芎9克　炒酸棗仁15克　知母6克　蒼朮6克　陳皮12克　厚朴6克　雞內金6克　枳殼6克，3劑。

2014年7月31日，十七診。

左關細弦，右關細緩；舌苔白，舌下淡。睡覺好些了。

內服方：逍遙散＋甘草瀉心湯＋酸棗仁湯＋運脾方。

柴胡6克　生薑9克　甘草9克　薄荷2克　生白朮、茯苓、當歸、赤芍各12克　黨參18克　薑半夏15克　乾薑18克　黃芩18克　黃連6克　大棗30克　川芎9克　炒酸棗仁15克　知母6克　蒼朮6克　陳皮12克　厚朴6克　雞內金6克　枳殼6克，6劑。

2014年8月7日，十八診。

左關弦細，右關弦弱；舌淡，舌下淡瘀。

嘴裏又起了一個口瘡，吃飯不好。

內服方：小柴胡湯＋四逆湯＋逍遙散＋甘草瀉心湯＋酸棗仁湯＋運脾方。

柴胡48克　黃芩18克　薑半夏15克　甘草18克　生薑18克　黨參18克　附子30克　乾薑30克　柴胡6克　薄荷2克　生白朮、茯苓、當歸、赤芍各12克　黃連6克　大棗30克　川芎9克　茯苓12克　炒酸棗仁15克　知母6克　蒼朮6克　陳皮12克　厚朴6克　雞內金6克　枳殼6克，4劑。

2014年8月14日，十九診。

精神尚可，睡眠尚可，口瘡新起。

左關細緩，右關弦細；舌苔白膩，舌下淡。

內服方：四逆湯＋真武湯＋甘草瀉心湯＋酸棗仁湯＋運脾方。

附子30克　乾薑30克　甘草30克　生白朮12克　生薑、茯苓、赤芍各18克　黨參18克　薑半夏15克　黃芩18克　黃連6克　大棗30克　川芎9克　炒酸棗仁15克　知母6克　蒼朮6克　陳皮12克　厚朴6克　雞內金6克　枳殼6克，4劑。

2014年8月18日，二十診。

不火，精神、睡眠尚可。

左關細弦，右關緩滑；舌苔薄，舌邊略有齒痕，舌下淡。

內服方：四逆湯＋當歸芍藥散＋甘草瀉心湯＋酸棗仁湯＋運脾方。

附子30克　乾薑30克　甘草30克　生白朮12克　川芎24克　赤芍12克　當歸15克　茯苓12克　澤瀉15克　黨參18克　薑半夏15克　黃芩18克　黃連6克　大棗30克　炒酸棗仁15克　知母6克　蒼朮6克　陳皮12克　厚朴6克　雞內金6克　枳殼6克，2劑。

2014年8月21日，二十一診。

左關細弦，右關細緩滑；舌苔薄，舌質略胖，舌邊微有齒痕，舌下淡、青。

不火，精神、睡覺尚可，吃飯不好。

內服方：四逆湯＋當歸芍藥散＋酸棗仁湯。

附子30克　乾薑30克　甘草30克　生白朮12克　川芎24克　赤芍12克　當歸15克　茯苓12克　澤瀉15克　炒酸棗仁15克　知母6克，3劑。

2014年8月25日，二十二診。

舌尖微紅，舌質不胖，舌下淡，略暗；左關細弦，右關細緩滑。精神好，睡眠尚可，食慾轉好，大便正常，眼睛還是乾，手腳暖暖的，囑以後要早起量體溫。

內服方：四逆湯＋當歸芍藥散＋酸棗仁湯。

附子30克　乾薑30克　甘草30克　生白朮12克　川芎24克 赤芍12克　當歸15克　茯苓12克　澤瀉15克　炒酸棗仁15克　知母6克　焦山楂15克，3劑。

2014年8月28日，二十三診。

左關沉細弦，右關細緩；舌質淡。體溫35.3℃。

內服方：四逆湯＋當歸芍藥散＋酸棗仁湯。

附子30克　乾薑30克　甘草30克　生白朮12克　川芎24克 赤芍12克　當歸15克　茯苓12克　澤瀉15克　炒酸棗仁15克　知母6克　焦山楂30克，3劑。

2014年9月4日，二十四診。

左關細弦，右關細緩滑有力；舌淡，舌苔薄白。

體溫36.3℃~36.4℃，睡眠略差，精神可以。

內服方：四逆湯＋當歸芍藥散＋酸棗仁湯。

附子30克　乾薑30克　甘草30克　生白朮12克　川芎24克 赤芍12克　當歸15克　茯苓12克　澤瀉15克　炒酸棗仁15克　知母6克　焦山楂30克　合歡花24克，3劑。

2014年9月16日，二十五診。

左關細弦緩，右關細弦；睡眠、精神好，有口瘡。

內服方：甘草瀉心湯＋當歸芍藥散＋酸棗仁湯。

甘草24克　黨參18克　薑半夏15克　乾薑18克　黃芩18克 黃連6克　大棗30克　生白朮12克　川芎24克　赤芍12克　當歸15

克　茯苓12克　澤瀉15克　炒酸棗仁15克　知母6克　焦山楂30克　合歡花24克，6劑。

2014年9月23日，二十六診。

仍有口瘡。舌質略胖，舌苔薄白膩，舌下淡略瘀；左關細弦緩，右關弦緩。

內服方：小柴胡湯＋甘草瀉心湯＋當歸芍藥散＋酸棗仁湯。

柴胡48克　黃芩18克　薑半夏15克　甘草18克　生薑18克　大棗20克　黨參18克　乾薑18克　黃連6克　大棗30克　生白朮12克　赤芍12克　當歸15克　茯苓12克　澤瀉15克　川芎24克　炒酸棗仁15克　知母6克　焦山楂30克　合歡花30克，5劑。

2014年9月30日，二十七診。

口瘡還在疼。左關弦滑，右關細弦略弱。舌苔薄膩，舌下略瘀。

內服方：甘草瀉心湯＋當歸芍藥散＋酸棗仁湯＋香砂六君子。

甘草24克　黨參18克　薑半夏15克　乾薑18克　黃芩18克　黃連6克　大棗30克　生白朮12克　川芎24克　赤芍12克　當歸15克　茯苓12克　澤瀉15克　炒酸棗仁15克　知母6克　炒白朮12克　陳皮12克　砂仁6克　香附6克　焦山楂30克　合歡花30克，5劑。

筆者按：從「抓大放小」的原則來看，患者精神、睡眠、飲食等有了很明顯的改變，口瘡還會偶爾有，這與季節、氣候、情緒等有關係。治療還在繼續，患者非常認同筆者「一年比一年好」的總體治療目標，這是治療慢性、頑固性疾病必須遵守的，希望更多的患者可以明白。

附3　郭某某，男，26歲，王某某之子，20年來大便稀，診斷爲「潰瘍性結腸炎」。

2014年7月14日，初診。

20年來，一直大便稀，一天至少便3次，便前和便時疼痛，便完後不疼。睡覺不好，入睡不好，睡眠時間短，精神不太好，肚子脹，很少不火。

左關細弦，右關緩弱；舌下淡、暗，略瘀。

內服方：烏梅丸＋甘草瀉心湯。

黨參6克　乾薑10克　附子6克　黃連16克　細辛3克　黃柏6克　肉桂6克　烏梅30克　當歸4克　川椒4克　甘草24克　薑半夏15克　黃芩18克　大棗30克　元胡10克，3劑，飯前服。

2014年7月17日，二診。

吃上藥不火。吃完第3袋藥，疼痛了一次，之後大便正常了。

左關細弦，右關細緩滑；舌苔薄膩，舌邊微有齒痕。

內服方：烏梅丸＋逍遙散。

黨參6克　乾薑10克　附子6克　黃連16克　細辛3克　黃柏6克　肉桂6克　烏梅30克　當歸4克　川椒4克　柴胡6克　生薑9克　甘草9克　薄荷2克　生白朮、茯苓、赤芍各12克，4劑。

筆者按：20年的病，7劑藥，兩診治好，聽來有點兒難以置信，但確實是事實。因為患者的母親還在一直治療，所以患者的情況我是能夠隨訪到的。建立起信任後，患者一有問題就會第一時間來找你。

給一些貌似疑難、頑固的疾病治療取得「出乎意料」的效果越多，筆者越清晰地認識到：作為一名中醫，應該有所專

長，如果對於什麼病都「蜻蜓點水」，不是不能取得好的效果，而是不容易形成可重複的、理性的規律，這對於中醫的發展和群體化的進步無益。

個人的經歷和時間是不能複製的。即使一個很有能力的人，如果任憑自己的精力向四處散射，很難在某方面取得突破。

附4 孫某某，男，50歲，王某某的同事，哮喘頑固多年，吃西藥難以控制。

2014年9月4日，初診。

陰雨天，哮喘嚴重。平常不容易上火，大便正常，每日一次。

左關細弦，右關洪滑有力；舌苔白膩，舌下淡，玫紅。

內服方：小青龍湯＋香砂六君子湯＋升降散。

生麻黃、細辛、桂枝、南五味子、薑半夏、甘草、乾薑、赤芍各3克　炒白朮12克　陳皮12克　黨參12克　茯苓12克　砂仁6克　香附6克　蟬蛻6克　大黃2克　藿香3克　殭蠶9克，4劑。

囑咐：學習廣汗法，將鍛鍊方法進行改善。

2014年9月9日，二診。

比原來出汗多，大便比原來多且稀，一天一次，比原來舒服。哮喘藥慢慢減。

左關細弦，右關細緩；舌質胖，苔薄白膩，舌下略紅。

希望：（1）胃比原來舒服；（2）身上比原來暖和；（3）微微出汗。

內服方：小青龍湯＋香砂六君子湯＋升降散。

生麻黃、細辛、桂枝、南五味子、薑半夏、甘草、乾薑、
.

赤芍各3克　炒白朮12克　陳皮12克　黨參12克　茯苓12克　砂仁6克　香附6克　蟬蛻6克　大黃2克　藿香3克　殭蠶9克　蘇子6克，6劑。

2014年9月16日，三診。

出汗沒有原來多了，大便不太稀了，肚子不脹了，打嗝少了，身體感覺舒服了。

左關細弦，右關細緩；舌苔薄，舌下淡紅。

內服方：小青龍湯＋香砂六君子湯＋升降散。

生麻黃、細辛、桂枝、南五味子、薑半夏、甘草、乾薑、赤芍各3克　炒白朮12克　陳皮12克　黨參12克　茯苓12克　砂仁6克　香附6克　蟬蛻6克　大黃3克　藿香3克　殭蠶9克　白果1克，6劑。

2014年9月23日，四診。

打飽嗝，大便不稀。舌苔薄膩，舌下略紅；左關細，右關細滑。

內服方：小青龍湯＋香砂六君子湯＋升降散。

生麻黃、細辛、桂枝、南五味子、薑半夏、甘草、乾薑、赤芍各3克　炒白朮12克　陳皮12克　黨參12克　茯苓12克　砂仁6克　香附6克　蟬蛻6克　大黃2克　藿香3克　殭蠶9克　白果1克　枳殼6克，6劑。

2014年9月30日，五診。

仍舊打嗝，小便比原先多了，量少。睡眠不佳。

左關細弦，右關細滑有力；舌苔薄，舌下淡。

內服方：小青龍湯去麻黃＋香砂六君子湯＋升降散。

薑半夏3克　赤芍3克　乾薑3克　甘草3克　桂枝3克　苦杏仁6克　南五味子3克　細辛3克　炒白朮12克　陳皮12克　黨參12

克　茯苓12克　砂仁6克　香附6克　蟬蛻6克　大黃3克　藿香3克　殭蠶9克　白果1克　枳殼6克，8劑。

筆者按：小青龍湯小劑量使用，可謂是臨證中的一個「利器」。但越是「利器」，越需要懂得應用之法。否則，力量越大，越容易出問題。五診時，為什麼去麻黃換成杏仁？而之後的治療中為什麼用五苓散？如果看過《銀屑病經方治療心法》一書的第一部分，相信你會明白的。

靳某某，男，8歲半，河南人。

2013年7月29日，初診。

2013年3月，皮損全身爆發，在鄭州診治，只要不抹藥就會出來，用過高溫燻蒸。曾內服丹青膠囊、雷公藤，外用銀敵。小時候，容易扁桃體發炎。已經停藥3週多。大便有點兒黑，最近兩天有點兒乾。

左關細弦，右關細滑；舌下淡紅，舌根厚白，偏於右側。

內服方：甘草24克　黃芩18克　黃連6克　乾薑18克　沙參18克　大棗30克　薑半夏15克　桃仁10克　元胡6克，7劑。

外洗方：夜交藤100克　甘草60克　雞血藤50克　黃精60克　烏梅60克，7劑。

複方蛇脂軟膏、橄欖油外用。

2013年8月5日，二診。

服藥第二天，體溫微熱。第四天後，背新起小紅疙瘩，體溫正常。皮損顏色發紅，飲食正常。有點兒癢，頭上出汗多，四肢出汗，肚子不難受，大便不規律。

左脈細弦，右關有力滑數；舌下淡瘀明顯，舌質紅，苔白膩，不多。

內服方：甘草24克　黃芩18克　黃連6克　乾薑18克　沙參18克　大棗30克　薑半夏15克　桃仁18克　元胡6克　炮甲珠3克，7劑。

外洗方：夜交藤100克　甘草60克　雞血藤50克　黃精60克　烏梅60克　益母草30克，7劑。

複方蛇脂軟膏、橄欖油外用。

2013年8月13日，三診。

家長描述皮損變薄、散開，感冒、咳嗽、低燒，今天是第四天了，沒有用其他藥。精神、飲食、睡眠不錯，肚子不難受。平時嗓子容易腫。

左脈細弦，右關細滑；舌下淡紅，苔根白膩。

囑咐：少吃。

內服方：連翹24克　焦山楂15克　焦神麴15克　茯苓12克　薑半夏15克　萊菔子12克　陳皮18克　元胡6克　炮甲珠3克，14劑。

外洗方：夜交藤100克　甘草60克　雞血藤50克　黃精60克　烏梅60克　益母草30克　側柏葉30克，14劑。

複方蛇脂軟膏、橄欖油外用。

2013年8月27日，四診。

身上癢，自己抓破了，有新出的小點點。睡覺、吃飯都好。昨晚拉肚子，但肚子不難受。有點兒火，嗓子不舒服。平時容易感冒，發燒最高可達40℃。

左脈弦細，右脈細滑；舌苔白膩，舌根剝苔，舌下紅，舌尖紅。

內服方：連翹15克　焦山楂15克　焦神麴15克　茯苓12克　薑半夏15克　萊菔子12克　陳皮18克　元胡6克　炮甲珠5克　蒼

朮9克　乾薑3克　黃連6克，14劑。

外洗方：夜交藤100克　甘草60克　雞血藤50克　黃精60克　烏梅60克　益母草30克　側柏葉30克　苦參30克　露蜂房15克（這個劑量記錄的時候較模糊），14劑。

2013年9月24日，五診。

皮損褪得很好，小腿也能出汗了。

左脈細弦，右脈細滑；舌紅，苔白膩。

內服方：保和丸加香砂。

木香6克　連翹30克　焦山楂15克　茯苓12克　焦神麴15克　砂仁6克　萊菔子12克　陳皮12克　薑半夏12克　炮甲珠5克　蒼朮9克　乾薑3克　黃連6克　草果3克　生薑12克，12劑。

外用方：給山東患者趙某某外用的潤燥方，可以給他用。

夜交藤150克　甘草100克　生地50克　生艾葉60克　當歸60克　黃精60克　側柏葉30克　杏仁10克　白及2克，12劑，隔天外洗。（記錄有誤，缺了六診的記錄）。

2013年10月24日，七診。

鼻子不利，自述「感冒」了。

左脈細弦，右脈緩滑；舌苔薄白，舌下淡紅。

吃上牛羊肉，沒有問題。

內服方：防風通聖原方＋桂枝茯苓丸。

生白朮6克　生梔子3克　連翹18克　生麻黃6克　荊芥6克　元明粉1克　薄荷6克　當歸15克　川芎9克　石膏30克　滑石9克　桔梗9克　大黃2克　甘草3克　苦參6克　黃芩9克　赤芍12克　防風6克　牡丹皮12克　茯苓12克　桂枝90克　桃仁12克　炮甲珠3克　細辛3克，14劑。

出汗可以，泡澡的藥停用。

2013年11月28日，八診。

小腿多黑印，上身出汗多，腿上可以出汗，但量少。大便好，精神好，偶爾流鼻血。

左脈細弦，右脈細緩；舌苔薄白，舌苔根膩，舌下淡紅。

內服方：防風通聖原方＋桂枝茯苓丸。

生白朮6克　生梔子3克　連翹18克　生麻黃6克　荊芥6克　元明粉1克　薄荷6克　當歸15克　川芎9克　石膏30克　滑石9克　桔梗9克　大黃2克　甘草3克　苦參6克　黃芩9克　赤芍12克　防風6克　牡丹皮12克　茯苓12克　桂枝90克　桃仁12克　炮甲珠3克　細辛3克　製附子3克，14劑，服一個月。

2014年1月7日，九診。

皮膚乾，上身可以出汗，下半身不出汗。12月某天，燒到39.3℃。

左關細弦，右關緩滑；舌苔薄白膩，舌下淡紅，略瘀。

內服方：保和丸加香砂＋桂枝茯苓丸。

木香6克　連翹30克　焦山楂15克　茯苓12克　焦神麴15克　砂仁6克　萊菔子12克　陳皮12克　薑半夏12克　牡丹皮12克　桂枝90克　桃仁12克　赤芍12克　炮甲珠3克　細辛3克　製附子3克，10劑。

2014年2月13日，十診。

吃了上方4劑就發燒了，1月份又燒，39℃。小腿出汗少，右側大腿上有兩點皮損。今年身體好多了，天氣冷了出來都不怕。

左脈細弦，右關細弱；舌苔薄，舌苔中間白膩，舌下淡紅。

囑咐：定做羽絨褲。

內服方：保和丸加香砂＋桂枝茯苓丸。

木香6克　連翹30克　焦山楂15克　茯苓12克　焦神麴15克　砂仁6克　萊菔子12克　陳皮12克　薑半夏12克　牡丹皮12克　桂枝90克　桃仁12克　赤芍12克　炮甲珠3克　細辛3克　生麻黃3克，14劑。

2014年3月27日，十一診。

兩個月前大腿上出現的痘還在，出汗好，精神、吃飯好。

左關細，右關弦滑；舌淡，苔薄白，舌下淡，瘀熱。

內服方：桂枝茯苓丸。

牡丹皮12克　茯苓12克　桂枝90克　桃仁12克　赤芍12克　炮甲珠3克　細辛3克　生麻黃3克，14劑。

2014年5月27日，十二診。

最近容易流鼻血。

左關細弦，右關緩滑；舌苔白，舌下深紅，略凝。

內服方：桂枝茯苓丸＋散結散。

牡丹皮12克　茯苓12克　桂枝90克　桃仁12克　赤芍12克　炮山甲1克　全蠍2克　水蛭2克，14劑。

2014年7月8日，十三診。

吃上藥，流鼻血較多，兩塊皮損明顯消退，胳膊上有一小點。左關細弦，右關細緩；舌苔薄白，舌下淡暗。

內服方：運脾方＋桂枝茯苓丸。

蒼朮6克　陳皮12克　甘草6克　厚朴6克　雞內金6克　枳殼6克　牡丹皮12克　茯苓12克　桂枝90克　桃仁12克　赤芍12克，14劑。

2014年9月16日，十四診。

左脈細，右關緩；舌下淡紅，略瘀，苔根白膩。

內服方：四甲散。

炮甲珠、鱉甲、雞內金、龜板各5克，10劑。

筆者按：小孩皮損很厚，初期針對皮損的治療效果很好，顯示了廣汗法在皮損方面的「速效」。到後期反覆發燒，而沒有誤用藥物去退燒，而是讓身體在一個安全的溫熱狀態下變得氣血通達，對於根治會起到很好的輔助作用，顯示了廣汗法體系在「長效」方面的潛力。

陳某某，男，12歲，山東人。

2012年3月13日，初診。

2012年2月初起疹，初起時癢，現在不癢。最近小腿、胳膊上有新起的疹子，皮膚乾燥，皮屑附著較緊。其姥爺曾患此病。平素出汗不多。大便一直乾，曾服用保健品一週左右，現大便每日一次；小便不黃，自述不太愛喝水。左脈細弦滑，右脈緩滑有力；舌質淡紅，苔薄，舌上有涎，舌下紅而略瘀。

患者之前在山東當地治療時，醫生說他是濕氣重；筆者判斷他是體內不通。方用麻黃湯，以辛溫發汗之法治療銀屑病。

麻黃18克 （取藥是按這個量取的，服藥是從一袋開始服），桂枝12克，杏仁10克，炙甘草6克。（筆者按：當時的顆粒劑還是固定劑量，一袋麻黃應該是3克。）

麻黃從一袋開始服用，每服一次加一袋。第一天服藥兩次，第二天服三次。除麻黃外，其餘按一次半劑吃。

上方加減，服用8劑。

配合外用方：麻黃30克　夜交藤120克　芒硝15克　當歸30克　側柏葉60克，外洗。

注意：泡澡的時候，溫度低一點兒，慢慢加熱（筆者按：

當時還沒有「無感溫度泡澡」的提法）。

囑患者多喝羊肉湯。

2012年3月19日，二診。（筆者按：當時，筆者初到醫院，工作還沒有進入正軌，所以有時間天天守著這個患者觀察，安排人員幫他泡澡、推拿、拔火罐。）

患者自述吃飯略差，最近吃魚蝦多，痰多。皮損有少量新起小點，整體變薄。大便偏乾。此時，患者麻黃日劑量已經加到72克。左脈細滑，右脈緩滑。方用保和丸加焦三仙，以消食和胃、健運中焦，中焦得健，則生化有源，正氣足以抵禦病邪。

連翹20克　山楂20克　神麴10克　炒麥芽20克　大黃9克　茯苓皮10克　薑半夏12克　陳皮12克　炒萊菔子10克，2劑。

2012年3月20日，三診。

患者自述大黃吃到3袋時腹瀉4次。皮膚偏乾，手心發熱。右關細滑有力，舌淡紅潤。繼續以麻黃湯為主方，加用梔子豉湯、熟地、殭蠶、蟬衣、當歸、赤芍，以辛溫發汗法治療。

麻黃12克　桂枝12克　杏仁10克　炙甘草6克　梔子10克　淡豆豉10克　熟地10克　殭蠶10克　蟬衣6克　大黃6克　酒當歸10克　赤芍10克，飯後服。（筆者按：之前，患者一直在太原治療，已經取得了第一階段的成功。如果患者在太原再待下去，勢必會著急，不如讓患者母子先回家，緩圖後效，反而會好些。）

上方加減，服用26劑。

囑咐：一天一碗羊肉湯。

2012年4月16日，四診。

患者自述精神尚可。小腿後側、大胳膊下面不出汗，前

胸、後背出汗多，且腿上不出汗的地方發熱的時候有扎、癢的感覺。大部分皮損消退。大便好，不黏，此時大黃已停用。鼻子通了，沒有黃鼻涕了。手心熱。四肢外側皮膚乾燥。雙手脈細，弦滑有力，舌下淡略瘀，舌略淡，苔薄白、水滑。此時，患者鬱熱仍然疏洩未及，方用桂枝茯苓丸、甘草瀉心湯，以活血潤燥、健脾除濕、疏洩鬱熱。

桂枝12克　茯苓10克　桃仁10克　赤芍10克　牡丹皮10克甘草12克　炙甘草12克　乾薑18克　黃連6克　黃芩20克　薑半夏18克　大棗10克　殭蠶10克　蟬衣6克　麻黃6克，30劑。

2012年6月5日，五診。

患者自述服藥期間胃有不適，上次的藥還剩15劑，出汗好。左脈細弦，右脈緩滑，舌苔白膩，舌下淡瘀。方用補中益氣湯、活絡效靈丹，以補益中氣、升舉陽氣、活血祛瘀、通絡止痛。

生黃耆20克　升麻6克　柴胡6克　黨參10克　當歸10克　丹參10克　乳香12克　沒藥12克　炙甘草9克　白朮10克　陳皮12克，15劑。一劑服用兩天，緩圖長效。

2012年10月25日，六診。

經過半年多的治療，患者情況穩定。囑患者繼續透過飲食、運動，保持體內溫通，停藥自療，鞏固療效，有情況馬上就診。

🌀 **陳某某，女，39歲，山東人。**

2014年2月25日，初診。

自述臘月二十六發燒自服泰諾，後正月初九開始出現皮損，之前沒長過。最早出現在頸部，後蔓延全身。精神壓力較

大，平時食慾尚可，但飲食不規律。睡覺多夢已有數年。平素怕冷，一般不出汗，大便略偏稀。月經一般提前3~4天，量多色深。左關細滑，右關緩，舌苔白膩，舌下淡。

患者平素怕冷且大便多偏稀，為典型陽虛，陽虛者多氣虛，固攝無力，故月經老提前；患者又有瘀熱，故量多色深。其根本在陽虛。方用麻黃附子細辛湯，以扶助陽氣。

麻黃3克　附子3克　細辛3克，2劑。

囑患者適當運動，關注四肢出汗情況。

2014年2月27日，二診。

患者自述還是怕冷，出汗也無變化。飲食、睡眠都好，大便偏乾。左關細弦，右關細弱，舌苔薄白膩。

大便偏乾，說明陽氣日漸恢復。方用麻黃附子甘草湯，繼續扶助陽氣。

麻黃3克　附子3克　甘草3克，5劑。

2014年3月6日，三診。

患者自述飲食、睡眠、精神都好。怕冷較之前減輕，但她認為是天氣暖和的緣故。因鍛鍊增加，出汗較之前好。患者補述一年四季手腳冷。左關細弦弱，右關細緩滑，舌苔薄白膩，舌下淡瘀。方用薑半夏加逍遙散，以燥濕化痰消痞、疏肝理氣。

薑半夏45克　柴胡6克　生薑9克　甘草9克　薄荷2克　生白朮12克　茯苓12克　當歸12克　赤芍12克，2劑，飯後服。

2014年3月8日，四診。

患者自述皮損不厚，身上暖和，睡眠也好。左關細弦，右關細緩滑，舌苔薄膩，舌下淡暗，略瘀。方用川芎加逍遙散、麻黃附子細辛湯，以理氣助陽、溫通水濕。

　　川芎30克　柴胡6克　生薑9克　甘草9克　薄荷2克　生白朮12克　茯苓12克　當歸12克　赤芍12克　麻黃3克　附子3克　細辛3克，7劑。

　　配合外塗方：蛇脂軟膏、硫軟膏、馬應龍、艾洛松，四藥等比例混勻，每日三次，只抹一半皮損，進行自體對比。

2014年3月13日，五診。

　　患者自述運用外塗方後，脖子上的效果明顯，胳膊上不明顯。自覺前胸的皮損明顯淡了，只剩薄薄一層。手仍冰涼。左關細緩，右關細弦，舌苔薄膩，舌下淡，略瘀。方用小柴胡湯、桂枝湯、炮甲珠，以和解少陽、調和營衛、活血散結、表固內通，則陽氣內蒸而不驟洩。

　　柴胡48克　黃芩18克　薑半夏15克　甘草18克　生薑18克　大棗20克　黨參18克　桂枝12克　赤芍12克　炮甲珠3克，加減服用26劑。

2014年4月8日，六診。

　　患者左關細弦，右關緩弱，苔根略黃膩，舌下淡，略瘀。方用清暑益氣湯加薏苡仁、炮甲珠，以健脾除濕、活血散結，服用13劑。

2014年4月22日，七診。

　　患者自述精神可、飲食睡眠可、大便正常。小腿仍出汗少。不覺火，稍起潰瘍，肚子不難受。皮損現僅腿上有一些，上半身幾乎都沒有了。左關細弦，右關細緩。舌下紅略暗。方用梔子豉湯加炮甲珠、川牛膝、元明粉，以清上焦鬱熱、活血散結並引熱下行。

　　生梔子10克　淡豆豉10克　炮甲珠3克　川牛膝12克　元明粉1克，加減服用12劑。

2014年5月6日，八診。

患者自述精神、睡眠、飲食、二便均正常。皮損現僅腿上有極小極薄的7~8處，腿上出汗不好。左關細弦，右關緩滑略弱，舌尖微紅，苔根厚膩，舌下淡紅，紋理略差。方用荊芥連翹湯加川牛膝，以疏散在上在表之火熱，並引熱下行，加減服用14劑。

2014年5月20日，九診。

患者自述不覺涼、不覺火，出汗尚好。左關細弦，右關細緩，舌淡略暗，苔根膩。方用真武湯加生薏苡仁、川牛膝、藿香，以溫陽利水、健脾除濕，並引熱下行，加減服用15劑。囑適當喝溫酒。

2014年6月10日，十診。

患者左關細，右關細緩弱，舌苔薄，舌下淡，略瘀熱。方用小柴胡湯、桂枝湯加小麥，以和解少陽、調和營衛、固表，表得固，則陽氣內蒸而不驟洩。

柴胡48克　黃芩18克　薑半夏15克　甘草18克　生薑18克　大棗20克　黨參18克　桂枝12克　赤芍12克　生薑12克　小麥30克，8劑。

筆者按：100天的時間裏，不僅解決了患者的皮損問題，也解決了患者素體怕冷及其他的體質情況，方子靈活變化，但是萬變不離其宗——「正常出汗」和「整體健康」。

郭某某，女，15歲，病史一年。

2014年5月5日，初診。

2013年4、5月份起疹，發燒39℃。初始都有豆子大小，發乾。兩週沒吃中藥了，一直外用塗劑。

囑口服、外用藥都停用，4週後來診。

2014年6月3日，二診。

頭上和小腿上重，癢得厲害。容易臉蛋紅，每天晚上臉紅。初發是由於扁桃體。

左關細弦，右關細滑；舌苔白膩，舌下淡，淡瘀明顯。

內服方：逍遙散＋散結散＋平胃散。

柴胡6克　生薑9克　甘草9克　薄荷2克　生白朮、茯苓、當歸、赤芍各12克　炮山甲1克　全蠍2克　水蛭2克　蒼朮、厚朴各6克　陳皮12克，7劑。

外用方：潤燥止癢方。

夜交藤150克　甘草100克　生地50克　生艾葉60克　當歸60克　黃精60克　側柏葉30克　杏仁10克　白及2克，外洗，7劑。（筆者按：無感溫度泡澡。）

複方蛇脂軟膏，外用。

2014年6月16日，三診。

整體變薄了，手上好多了，癢得很厲害，新起小的、散的疹子。肚子不涼不脹，大便乾，2~5天一次。左關細弦，右關細滑有力；舌下深紅，舌苔薄白膩，舌質胖。

內服方：逍遙散＋散結散＋小承氣湯。

柴胡6克　生薑9克　甘草9克　薄荷2克　生白朮、茯苓、當歸、赤芍各12克　炮山甲1克　全蠍2克　水蛭2克　大黃3克　枳殼10克　厚朴10克　火麻仁30克，7劑。

泡澡和外用的方子同前。

2014年6月23日，四診。

出汗時間長了，範圍大了，皮損薄了。（筆者按：正常出汗「四要素」，這是學習廣汗法必須牢記的。看看這裏缺了哪

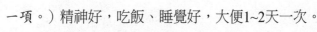

一項。）精神好，吃飯、睡覺好，大便1~2天一次。

左關細弦，右關細緩滑；舌苔白膩，舌下紅，略瘀。

內服方：逍遙散＋散結散＋小承氣湯＋保和丸加香砂。

柴胡6克　生薑9克　甘草9克　薄荷2克　生白朮、茯苓、當歸、赤芍各12克　炮山甲1克　全蠍2克　水蛭2克　大黃3克　枳殼10克　厚朴10克　木香6克　連翹30克　焦山楂15克　焦神麴15克　砂仁6克　萊菔子12克　陳皮12克　薑半夏12克　火麻仁30克，9劑。

泡澡方和外用方同前。

2014年7月3日，五診。

小腿上皮損基本消失（筆者按：一個月的時間皮損基本消失），頭上仍有皮損。身上熱，不冷。左關細弦，右關緩滑有力；舌苔薄白膩，舌下淡，瘀明顯。

內服方：吳茱萸湯＋散結散＋小承氣湯＋保和丸加香砂。

吳茱萸18克　生薑12克　人參15克　大棗15克　炮山甲1克　全蠍2克　水蛭2克　大黃3克　枳殼10克　厚朴10克　木香6克　連翹30克　焦山楂15克　茯苓12克　焦神麴15克　砂仁6克　萊菔子12克　陳皮12克　薑半夏12克　火麻仁30克，10劑。

停用外用藥。

2014年7月14日，六診。

頭頂皮損明顯變薄，出汗變好。大便1~2日一次，通暢，身上熱。左關細弦，右關細緩滑；舌苔薄白，舌淡胖。

內服方：吳茱萸湯＋散結散＋小承氣湯＋保和丸加香砂。

吳茱萸18克　生薑12克　人參15克　大棗15克　炮山甲1克　全蠍2克　水蛭2克　大黃3克　枳殼10克　厚朴10克　木香6克　連翹30克　焦山楂15克　茯苓12克　焦神麴15克　砂仁6克　萊菔

子12克　陳皮12克　薑半夏12克　火麻仁30克，7劑。

2014年7月21日，七診。

頭上好多了，皮損都薄了。大便1~2日一次。左關細弦，右關細緩滑有力；舌苔薄白膩，舌下淡紅，略暗瘀。

內服方：吳茱萸湯翻倍＋散結散＋小承氣湯＋保和丸加香砂。

吳茱萸36克　生薑24克　人參30克　大棗30克　炮山甲1克　全蠍2克　水蛭2克　大黃3克　枳殼10克　厚朴10克　木香6克　連翹30克　焦山楂15克　茯苓12克　焦神麴15克　砂仁6克　萊菔子12克　陳皮12克　薑半夏12克　火麻仁30克，7劑。

2014年8月4日，八診。

出汗可以，胳膊、腿上出汗還行。頭上皮損減輕最明顯，都不太厚。

左關細弦，滑，右關緩；舌苔薄白膩，舌下淡。

囑咐：越往後，出汗越不能多。

內服方：吳茱萸湯翻3倍＋散結散＋小承氣湯＋保和丸加香砂。

吳茱萸54克　生薑36克　人參45克　大棗45克　炮山甲1克　全蠍2克　水蛭2克　大黃3克　枳殼10克　厚朴10克　木香6克　連翹30克　焦山楂15克　茯苓12克　焦神麴15克　砂仁6克　萊菔子12克　陳皮12克　薑半夏12克　火麻仁30克，7劑。

2014年8月11日，九診。

服藥後噁心、嘔吐一次。頭上皮損繼續變薄，現在胳膊上還有少數幾個。

左關細，右關弦滑；舌苔薄膩，舌下淡，略瘀。

囑咐：這次服藥後搗住胳膊。

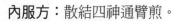

內服方：散結四神通臂煎。

鱉甲12克　黃耆40克　桔梗10克　生薑12克　石斛120克　遠志90克，4劑，溫酒頓服。

2014年8月18日，十診。

出汗時間短，小腿不出汗。頭部基本好了。近幾日，頭暈頭疼。運動方式有待改善。

左關細，右關緩；舌苔薄白，舌下略瘀。

內服方：散結四神煎＋四逆湯。

鱉甲12克　川牛膝90克　黃耆240克　生薑12克　石斛120克　遠志90克　附子30克　乾薑30克　甘草30克，3劑。

患者補述：上次沒有喝酒。

2014年8月25日，十一診。

全身都在出汗。精神好，頭上皮損都平了，所有皮損都不厚了。左關細弦，右關細滑；舌苔薄，舌下淡，略瘀，舌邊微有齒痕。

內服方：四逆湯＋逍遙散。

附子30克　乾薑30克　甘草30克　柴胡6克　生薑9克　薄荷2克　生白朮、茯苓、當歸、赤芍各12克，12劑。

筆者按：初期讓皮損儘快減輕，也是醫者的責任，但是不能影響整體的長遠健康。本例患者運用安全的藥物口服、泡澡、外用，很快達到了皮損減輕和出汗變好的效果。

本病案中還需要注意的一點是吳茱萸的用量，筆者在逐漸加量的原則下，曾經給兩個患者最多用到了140克，便出現了本病案中用到54克出現的狀況。人是有個體差異的，用藥必須試探。該用大量的時候沒用大量，與不該用大量的時候用了大量，都會對患者的機體造成損害，不可不慎。

　　還有一點強調的是，在運用其他口服和外用藥物時來就診的患者，筆者要求停藥滿4週後再來診治。因為筆者認為很多藥物是壓制人體反應能力的，而筆者的治療原則是鼓勵人體的反應能力以正常的出汗方式來代替皮損。這的確是「換個方向」的治療，如果不停藥貿然給患者診治，會出現越治皮損越重的情況，患者不會認為是停了原先的藥物「反跳」導致的，卻會認為是你的治療有問題讓皮損加重，所以接受廣汗法治療之前，必須停藥滿4週。

　　正確的廣汗法治療，是不應該讓皮損加重的。

薑某某，女，8歲，山東人（附1人）。

　　筆者按：這個來自山東的小姑娘發病較急，範圍較廣泛，所以治療效果較快。療效不僅與方藥有關，更與其發病類型、患者情緒及配合有關。

　　2014年6月23日，初診。

　　病史兩週，用了3天消銀顆粒、甘草酸銨。剛開始，肘部出疹，已有一個多月。一個多月前發燒，燒退後全身起疹。胳膊、腿上不出汗。

　　左關細弦，右關細緩有力；舌下深紅，舌苔白膩。

　　內服方：保和丸加香砂＋逍遙散。

　　木香6克　連翹30克　焦山楂15克　茯苓12克　焦神麴15克　砂仁6克　萊菔子12克　陳皮12克　薑半夏12克　柴胡6克　生薑9克　甘草9克　薄荷2克　生白朮、當歸、赤芍各12克，8劑。

　　外洗方（無感溫度泡澡）：潤燥止癢方。

　　夜交藤150克　甘草100克　生地50克　生艾葉60克　當歸60克　黃精60克　側柏葉30克　杏仁10克　白及2克，8劑。

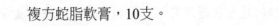

複方蛇脂軟膏，10支。

2014年7月7日，二診。

自覺手上疹子快好了。

左關細弦，右關細緩滑；舌苔薄，舌下淡。

內服方：氣通道方。

薑半夏15克　赤芍12克　柴胡48克　大棗20克　黨參18克
甘草18克　桂枝12克　黃芩18克　生薑18克，7劑。

外洗方：桂枝茯苓外洗方。

生地30克　牡丹皮12克　桂枝90克　桃仁12克　甘草30克
赤芍12克。

2014年7月14日，三診。

左關細弦，右關緩弱；舌苔白膩，舌下淡。

皮膚都軟了，薄了。

內服方：氣通道方＋運脾方。

薑半夏15克　赤芍12克　柴胡48克　大棗20克　黨參18克
甘草18克　桂枝12克　黃芩18克　生薑18克　蒼朮6克　陳皮12克
厚朴6克　雞內金6克　枳殼6克，7劑。

外洗方：桂枝茯苓外洗方，7劑。

2014年7月21日，四診。

左關細弦，右關細緩滑；舌苔白膩，舌下深紅。

喝了幾次羊湯，皮損沒有不好的變化，都不厚了。耳朵上
有點兒乾。

內服方：氣通道方＋草果。

薑半夏15克　赤芍12克　柴胡48克　大棗20克　黨參18克
甘草18克　桂枝12克　黃芩18克　生薑18克　草果3克，7劑。

外洗方：桂枝茯苓外洗方，7劑。

2014年7月28日，五診。

左脈細弦，右關細緩；舌苔厚膩、白，舌下深紅。出汗可以。

內服方：運脾方。

蒼朮6克　陳皮12克　甘草6克　厚朴6克　雞內金6克　枳殼6克，7劑。

2014年8月4日，六診。

尚有小點，出汗可以，停用外洗方（六診開始主要以治內為主，已經完全不必考慮皮損的問題了）。

左關細弦，右關細滑；舌苔薄白膩，舌下淡，略瘀。

內服方：運脾方＋保和丸加香砂。

蒼朮6克　陳皮12克　甘草6克　厚朴6克　雞內金6克　枳殼6克　木香6克　連翹30克　焦山楂15克　茯苓12克　焦神麴15克　砂仁6克　萊菔子12克　薑半夏12克，7劑。

2014年8月11日，七診。

舌苔薄膩，舌下略瘀；左關細，右關緩滑。

藥後上火，起口瘡，口乾，二便正常。

內服方：運脾方＋益氣逐瘀湯。

蒼朮6克　陳皮12克　甘草6克　厚朴6克　雞內金6克　枳殼6克　川牛膝12克　川芎12克　赤芍12克　柴胡12克　生地12克　當歸12克　紅花6克　黃耆30克　桔梗12克　桃仁6克，7劑。

2014年8月18日，八診。

左關細弦，右關細緩；舌苔薄白膩。

內服方：疏肝和絡飲＋麻附細辛湯。

柴胡12克　鬱金6克　首烏藤24克　牡蠣30克　厚朴6克　合歡皮15克　蒼朮6克　烏藥9克　香附6克　石菖蒲6克　麻黃、附

子、細辛各3克，5劑。

2014年8月25日，九診。

左關細弦，右關細緩滑；舌苔薄白，舌下暗紅，略瘀。

內服方：運脾方＋益氣逐瘀湯＋龍膽草＋黃連。

蒼朮6克　陳皮12克　甘草6克　厚朴6克　雞內金6克　枳殼6克　川牛膝12克　川芎12克　赤芍12克　柴胡12克　生地12克　當歸12克　紅花6克　黃耆30克　桔梗12克　桃仁6克　龍膽草1克　黃連2克，12劑。

2014年9月22日，十診。

左關細弦，右關細緩；苔根薄膩，舌下淡，略暗。

內服方：疏肝和絡飲＋升降散。

柴胡12克　鬱金6克　首烏藤24克　牡蠣30克　厚朴6克　合歡皮15克　蒼朮6克　烏藥9克　香附6克　石菖蒲6克　蟬蛻6克　大黃6克　藿香3克　殭蠶9克，7劑，一劑吃兩天。

附：王某某，男，18歲，姜某某的舅舅。

2014年7月7日，初診。

患病一個月，無誘因，最初腰部出疹，從未治療過，平常容易怕冷，上火。一直在上夜班。

舌淡，舌下淡、玫紅；左關細弦，右關細緩有力。

內服方：麻附細辛＋氣通道方＋運脾方。

麻黃、附子、細辛各3克　薑半夏15克　赤芍12克　柴胡48克　大棗20克　黨參18克　甘草18克　桂枝12克　黃芩18克　生薑18克　蒼朮6克　陳皮12克　厚朴6克　雞內金6克　枳殼6克，7劑。

外洗方（無感溫度泡澡）：麻黃湯外洗方。

生麻黃15克　桂枝15克　苦杏仁15克　側柏葉30克　生甘草15克，7劑。

2014年7月14日，二診。

出汗可以，怕冷減輕一點兒，皮損薄了一點兒，睡覺沒有問題（筆者按：用麻黃後，一定要關注睡眠的變化）。

左關細弦，右關緩滑有力；舌淡，苔薄白。

內服方：四逆湯＋麻附細辛＋氣通道方＋運脾方。

附子30克　乾薑30克　甘草30克　麻黃3克　細辛3克　薑半夏15克　赤芍12克　柴胡48克　大棗20克　黨參18克　桂枝12克　黃芩18克　生薑18克　蒼朮6克　陳皮12克　厚朴6克　雞內金6克　枳殼6克，5劑。

外洗方同前，7劑。

2014年7月21日，三診。

左關細弦，右關細緩滑；舌淡，微有裂紋。出汗、怕冷、睡眠狀況均變好，小腿前面能出汗了，皮損變薄，吃上藥有點兒上火，鼻子左側起小疙瘩，不再喉嚨疼、牙疼。

內服方：四逆湯＋麻附細辛＋氣通道方＋運脾方＋莪朮。

附子30克　乾薑30克　甘草30克　麻黃3克　細辛3克　薑半夏15克　赤芍12克　柴胡48克　大棗20克　黨參18克　桂枝12克　黃芩18克　生薑18克　蒼朮6克　陳皮12克　厚朴6克　雞內金6克　枳殼6克　莪朮5克，6劑。

外洗方同前，7劑。

2014年7月28日，四診。

背上出汗少，腿出汗差，手心出汗多，最近有點兒上火。

左關細滑，右關緩滑；舌下深紅，略瘀，舌苔薄膩。

內服方：四神煎＋四逆湯＋氣通道方。

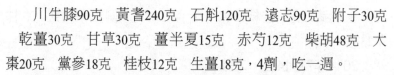

川牛膝90克　黃耆240克　石斛120克　遠志90克　附子30克　乾薑30克　甘草30克　薑半夏15克　赤芍12克　柴胡48克　大棗20克　黨參18克　桂枝12克　生薑18克，4劑，吃一週。

囑咐：吃完這個藥可以喝點兒白酒，關注小腿出汗（這就是「三聯服法」）。

停用外洗方。

2014年8月4日，五診。

最近，怕冷明顯減輕，出汗可以，小腿出汗也可以。脅肋處皮損仍略厚，但比原來薄多了，有點兒上火，面部起疙瘩。

左關細弦，右關緩滑；舌下淡紅，舌苔薄膩。

內服方：散結四神煎＋四逆湯＋氣通道方＋散結散。

鱉甲12克　川牛膝90克　黃耆240克　生薑12克　石斛120克　遠志90克　附子30克　乾薑30克　甘草30克　薑半夏15克　赤芍12克　柴胡48克　大棗20克　黨參18克　桂枝12克　炮山甲1克　全蠍2克　水蛭2克，3劑，吃一週。

繼續喝溫酒、捂小腿。

2014年8月11日，六診。

左關細，右關緩滑；苔薄膩，舌下略瘀。

手心汗多，藥後身癢，腿出汗變多，皮損變薄，頭癢掉皮（筆者按：癢一定是壞事嗎？這個問題不能簡單判斷。實際上，癢不是問題的重點，關鍵要看伴隨癢的是皮損變薄還是變厚。癢的同時變薄，則為好；變厚，則不好）。

內服方：吳茱萸湯翻倍＋益氣逐瘀湯＋散結四神煎＋四逆湯＋氣通道方＋散結散。

吳茱萸36克　生薑24克　人參30克　大棗30克　川牛膝12克　川芎12克　赤芍12克　柴胡12克　生地12克　當歸12克　甘草12

克　紅花6克　黃耆30克　桔梗12克　桃仁6克　枳殼12克　鱉甲12克　石斛120克　遠志90克　附子30克　乾薑30克　薑半夏15克　黨參18克　桂枝12克　炮山甲1克　全蠍2克　水蛭2克，3劑，三聯服法。

2014年8月18日，七診。

小腿出汗可以，頭部比原來薄了，手心多汗。

左關細弦，右關細緩滑。

內服方：吳茱萸湯＋散結四神煎＋旺盛氣血方。

吳茱萸18克　生薑12克　人參15克　大棗15克　鱉甲12克　川牛膝90克　黃耆240克　石斛120克　遠志90克　薑半夏15克　赤芍12克　柴胡48克　黨參18克　附子30克　茯苓12克　乾薑30克　甘草18克　桂枝90克　牡丹皮12克　桃仁12克，4劑，三聯服法。

2014年8月25日，八診。

出汗比原來變好。

左關細弦，右關細緩；舌苔薄，舌下淡暗，略青。

內服方：四逆湯＋吳茱萸湯＋散結四神煎＋旺盛氣血方。

附子30克　乾薑30克　甘草30克　吳茱萸18克　生薑12克　人參15克　大棗15克　鱉甲12克　川牛膝90克　黃耆240克　石斛120克　遠志90克　薑半夏15克　赤芍12克　柴胡48克　黨參18克　茯苓12克　桂枝90克　牡丹皮12克　桃仁12克，7劑，三聯服法。

要求：第一週4劑，第二週3劑。

2014年9月22日，九診。

發燒38℃，持續2~3天，停藥的時候發燒的，無誘因發燒。燒的時候大便稀，一天5~6次，不難受，燒完身上覺得輕

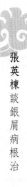

鬆、有勁了。原先怕冷，現在身上熱，體溫比原先高了，出汗挺好，皮損都薄了（筆者按：正視發熱，在筆者的很多患者身上產生了加速治癒的效果。雜病中「陽證易治陰證難」的情況需要重視。一般來講，發熱偏於陽證）。

舌苔薄，舌下淡略瘀，略紅；左關細弦滑，右關細緩。

內服方：氣通道方＋三七。

薑半夏15克　赤芍12克　柴胡48克　大棗20克　黨參18克甘草18克　桂枝12克　黃芩18克　生薑18克　三七6克，10劑。

🍃 劉某某，男，7歲，西安人。

2013年7月11日，初診。

2012年初，因為天氣的原因，偶得感冒，發燒39℃，因為有發燒驚厥的病史，父母害怕再次發生，立刻帶去醫院輸液。治療大概有一週，感冒好了，但身上起了很多小紅點。一開始，家長還以為是濕疹，沒怎麼在意，後來紅點長滿了前胸、後背，並蔓延到腿上，家長就帶他去陝西省某醫院去看，確診為銀屑病。

經過一段時間的治療，全身的皮損消退了，只有腿上還頑固存在。因為小孩平時喜歡游泳，游泳後，皮損反而加重了，腿上變厚，家長從此就不再讓他去游泳了。在網上看到張主任的一些治療方法後，決定過來嘗試治療。由於第一次來，囑咐家長停藥一個月後再進行系統治療，讓他自己的身體擺脫前期藥物治療的干擾，注意飲食，勿吃冷飲。（家長述：孩子在家從來不喝熱水，愛喝涼白開。）

2013年7月23日，二診。

上次囑咐停藥一個月後再來治療，但是小孩皮損處瘙癢難

忍，家長就帶來看了。看皮損情況，脖子上還有新出來的，家長說小孩一喝牛奶就出疹。

左關細，右關弦滑；舌淡，苔白膩，寒象比較明顯。（告訴家長這次只管癢，皮損還會有新長出來的，不要管，只開了外用的藥，囑咐不要再喝牛奶了。）

外用藥：藿香正氣水和皮炎寧酊1：1噴皮損處，複方蛇脂軟膏塗抹皮損處（癢了就抹，儘量不要抓）。

2013年8月5日，三診。

已經停藥一個月，身上皮損還是有點兒癢，大便一日一次，正常，精神還可以，睡覺也還好，口不乾，食慾有時差。母親說，他不怎麼出汗，最近也不怎麼上火。

左脈細弦，右脈細滑；舌苔白，舌下暗。

內服方：真武湯。

附子15克　生白朮12克　生薑、茯苓、赤芍各18克　蒼朮10克　焦山楂24克　白花蛇舌草24克，3劑。

外洗方：生麻黃30克　杏仁30克　肉桂20克　甘草10克　3劑。

第一次用藥，考慮到小孩皮損癢，有點兒陽性症狀，但是身體總體偏涼，用真武湯試試能否打開體內的冰結。外洗泡澡採用溫潤的方法，以此試圖減輕瘙癢的症狀。

2013年8月8日，四診。

自訴癢的感覺和以前一樣，其他都還正常，只是肩部有新起的疹子。

左脈細弦，右脈細滑；舌下暗，舌尖紅，有瘀象。

內服方：真武湯。

附子15克　生白朮12克　生薑、茯苓、赤芍各18克　蒼朮10

克　焦山楂24克　白花蛇舌草24克　丹參30克，4劑。

外洗方：生麻黃30克　杏仁30克　肉桂20克　甘草10克　夜交藤60克　側柏葉30克，4劑。

囑咐：繼續關注癢的感覺。

2013年8月12日，五診。

這次，感覺身上有一點兒癢，沒有那麼厲害了。精神明顯好轉。母親說感覺皮損有散開的趨勢。外用藥洗完後，感覺身上有點兒乾。

左脈弦滑，右脈滑有力，真武湯起效了；舌下淡，略瘀，苔根白膩，還是有濕。自訴不怎麼出汗。

內服方：麻黃加朮湯，以散濕通竅。

蒼朮8克　生麻黃6克　桂枝4克　杏仁6克　甘草3克，6劑。（囑咐：按照每天加1劑的量服用，即第一天1劑、第二天2劑、第三天3劑，以此類推。）

外洗以潤燥止癢為主，改善皮膚乾、癢的症狀。

外洗方：當歸100克　桃仁20克　甘草50克　夜交藤60克。

囑咐：關注出汗情況。

2013年8月15日，六診。

這次來診，母親興奮訴說，孩子的出汗情況明顯好轉，比以前要容易出汗了。

左脈細，右脈細滑；舌尖紅，舌苔略膩，舌下略紅。

略有火象，體內濕氣減輕。上次服用方法並未對他的精神產生什麼壞的影響，反而症狀有所減輕。決定繼續服用麻黃加朮湯，改為35劑，按照3劑、4劑循環服用。如果影響到睡眠，則減量服用，繼續關注出汗情況。外洗方繼續，囑咐在泡澡時溫度不能太高，以舒服為宜，防止受涼。

2013年8月29日，七診。

母親說還有6劑藥沒有吃，服用此藥對睡眠並沒有影響，能夠全身出汗。

左脈細，右脈細滑；舌苔白膩，舌下淡，略瘀。

麻黃加朮湯一次服用5倍劑量尚未影響患兒精神和睡眠，繼續服用並增加一些溫潤散結的藥物。

內服方：蒼朮32克　生麻黃24克　桂枝16克　杏仁24克　甘草12克　當歸15克　炮甲珠5克　雞內金5克　鱉甲3克　薑半夏9克，10劑。

外洗方：當歸100克　桃仁20克　甘草50克　夜交藤60克　烏梅30克　苦參20克，10劑。

2013年9月10日，八診。

麻黃加朮湯加減服用一個月，精神還可以，吃飯、睡眠並未受到影響。主訴大便黏，口臭，在家用自行車踏步機進行鍛鍊，四肢不容易出汗。

左脈細弦，右脈細緩；舌下淡，舌苔薄白膩，舌質略紅。判斷體內有熱，還伴隨濕邪，處方增加清熱化濕之藥。

連翹30克　白花蛇舌草15克　蒼朮32克　生麻黃24克　桂枝16克　杏仁24克　甘草12克　當歸15克　炮甲珠5克　雞內金5克　鱉甲3克　薑半夏9克　佩蘭5克，7劑。

2013年9月17日，九診。

最近又出現新的情況，皮損比較乾，睡覺可以，就是半夜特別癢，囑咐讓他每天抹橄欖油，增加次數，由原來的每日兩次，變成每日10~20次。四肢還是不容易出汗。自訴如果快速劇烈運動，很快就會出很多汗，而且全身都有汗。其實，這並不符合出汗「四要素」的標準，強調要「慢熱」，使陽氣內蒸

而不外發，出大汗就過了。

左脈細弦，右脈細滑；舌苔薄白膩，舌下淡。

內服方：桂枝茯苓丸＋四甲散。

牡丹皮12克　茯苓12克　桂枝90克　桃仁12克　赤芍12克　炮甲珠、鱉甲、雞內金、龜板各5克　焦山楂30克，7劑。

外洗方：黃精50克　甘草50克　熟地60克　烏梅30克　苦參20克，15劑。

此方加減服用半個多月，一定要「慢熱」，快出大汗時就停下來，往身上撲粉抹橄欖油，不能著涼。

2013年10月10日，十診。

父親述，他小時候嗓子發炎用過抗生素後，頭部就不愛出汗了，現在只有頭部容易出汗，身上一直是乾燥的。患兒自訴，晚上皮損還是會癢，大便黏，不上火，吃飯還好。

左脈細弦，右脈細；舌淡紅，舌下略暗，舌下瘀熱，舌中根薄白膩。

內服方：平胃散＋防風通聖加減。

蒼朮、厚朴、甘草各6克　陳皮12克　龍骨30克　生地12克　生麻黃6克　荊芥、蟬衣各6克　牡蠣30克　石決明30克　乳香、沒藥各5克　白蒺藜、當歸各15克　白芍、丹參各12克　生石膏30克　大黃2克　苦參6克　赤芍12克　土茯苓15克　防風6克　何首烏12克，5劑。

外用方：麻黃湯。

生麻黃15克　桂枝15克　苦杏仁15克　甘草15克　側柏葉30克，5劑。

前後服用半個月，大便容易拉稀，但是不難受，通暢了。皮損減輕，最厚的地方在腹部，邊緣厚、中間薄。胳膊、腿出

汗還是相對很少。

囑咐：平時要少吃飯，在家好好休息。

2013年11月4日，十一診。

母親述，最近身上有少量新起的皮損，身體平常就不是很熱，晚上喜歡踢被子。容易反胃，喉嚨、牙不痛，平素容易喉嚨疼痛。鼻尖容易出汗。

囑咐：如果出汗多，裏面的熱就會少，身體就熱不起來。衣服整體減少，胳膊、腿部注意保暖。

內服方：蒼朮4克　生麻黃3克　桂枝3克　川烏3克　細辛2克　赤芍3克，20劑。

按照每日增加一劑的量服用，前提是不影響精神和睡眠。

2013年11月7日，十二診。

患者母親說上次開的藥最多一次吃到5袋，不影響睡眠和吃飯，精神可以。左脈細弦，右脈緩弱；舌尖紅，苔根白膩，舌下淡，暗紅，略瘀。

內服方：蒼朮4克　生麻黃3克　桂枝3克　川烏3克　細辛2克　赤芍3克　雞內金3克　紅花2克，50劑。（按照每兩個小時增加一袋服用。）

2013年12月18日，十三診。

經過近六個月的治療，孩子的情況很穩定，肩部、肘部、小腿外側只有數片皮損，小腿出汗還是偏少。前一段時間，燒了2天，39.4℃~39.5℃，燒後出汗較均勻了，後腦勺也能出汗了，現在出汗可以。

囑咐：平時多加注意，按照正確的生活習慣去做，就會慢慢變好，現開處方調理脾胃。

內服方：雞內金9克　全瓜蔞6克　枳殼6克　炒萊菔子9克

桂枝9克　赤芍9克　甘草6克　生牡蠣9克　生龍骨9克　大棗12克，10劑。

🐦 牛某某，男，34歲（附2人）。

2013年7月16日，初診。

病史7年，身上皮損不多，呈斑塊狀。2005年，焗油後導致頭癢起疹。吃了一些不知名的藥物後，前胸、腋下等身體多處變黑。不活動，大便就不好，早上起來跑跑步好一些。

左關細，右關緩；舌下瘀熱。

內服方：柴胡9克　烏梅9克　枳殼6克　甘草6克　生地12克　當歸12克　川芎12克　赤芍15克　桃仁12克　紅花6克　大黃2克　殭蠶9克，3劑。

2013年7月18日，二診。

體內有火，大便略乾。小腿無汗，皮損越往上越多，不喜歡冷。睡覺可以，做夢多。吃飯可以，精神可以。

左脈細，右脈弱；舌苔白膩，舌下瘀明顯。

內服方：小青龍湯。

生麻黃、細辛、桂枝、南五味子、薑半夏、甘草、乾薑、赤芍各3克　桃仁12克　紅花6克　大黃2克　殭蠶9克，4劑。

2013年7月22日，三診。

吃上藥，拉肚子1~2次，出汗還是上多下少。

左脈細弦弱，右關滑；舌淡，舌下淡紅，舌苔薄膩。

內服方：小青龍湯。

生麻黃、細辛、桂枝、南五味子、薑半夏、甘草、乾薑、赤芍各3克　桃仁12克　紅花6克　大黃2克　殭蠶9克　仙鶴草30克　桔梗10克，3劑。

2013年7月25日，四診。

大便還行，嗓子有點兒疼。

左關細弦，右關緩滑；舌淡苔白膩，舌下紅，略瘀熱。

內服方：小青龍湯。

生麻黃、細辛、桂枝、南五味子、薑半夏、甘草、乾薑、赤芍各3克　桃仁12克　紅花6克　大黃2克　蟬衣6克　仙鶴草30克　桔梗10克　白蒺藜6克　生石膏15克，3劑。

2013年7月29日，五診。

嗓子略微不舒服，大便偏稀，出汗還是上多下少。左關細弦，右脈細滑；舌下紅，舌胖，舌邊齒痕，舌苔薄膩。

內服方：小青龍湯（去半夏，加附子）。

生麻黃、細辛、桂枝、南五味子、附子、甘草、乾薑、赤芍各3克　桃仁12克　紅花6克　大黃2克　蟬衣6克　仙鶴草30克　桔梗10克　白蒺藜6克　丹皮9克，3劑。

2013年8月1日，六診。

嗓子還是有點兒乾，大便正常，出汗還是上多下少，腿上潮，晚上起夜2次。（筆者按：用麻黃後的起夜現象，需要注意。）左脈細弦，右脈緩滑；舌下紅，舌苔膩。

內服方：薑半夏15克　蘇葉10克　厚朴9克　枳殼10克　茯苓12克　生薑36克　桃仁12克　紅花6克　大黃2克　蟬衣6克　仙鶴草30克　桔梗10克　白蒺藜6克　丹皮9克，4劑。

2013年8月5日，七診。

嗓子有點兒乾，大便有點兒熱，有時一日便兩次。吃飯、睡覺好，晚上可能起來一兩次。腰部以上出汗挺好，下身感覺好些。左脈細緩，右脈弦滑；舌下深紅，略瘀，舌尖紅，苔根膩。

內服方：薑半夏15克　蘇葉10克　厚朴9克　枳殼10克　茯苓12克　生薑36克　桃仁12克　紅花6克　大黃3克　蟬衣6克　仙鶴草30克　桔梗10克　白蒺藜30克　丹皮9克　陳皮18克　代赭石18克，3劑。

　　2013年8月8日，八診。

　　嗓子還是有點兒乾，感覺有異物，而且有火。吃飯、睡眠都挺好，晚上起夜一次。大便正常，出汗仍然上身多，腿上感覺也出汗了。左關細弦，右關緩；舌下瘀熱，舌苔薄白。

　　內服方：逍遙散。

　　柴胡6克　生薑9克　甘草9克　薄荷2克　生白朮、茯苓、當歸、赤芍各12克　牡丹皮6克　生梔子6克　荊芥6克　防風6克　桔梗6克　仙鶴草30克　殭蠶6克　白蒺藜24克　蟬衣6克，4劑。

　　2013年8月12日，九診。

　　嗓子疼，仍有異物感，而且有火。牙齦出血，睡覺多夢。精神挺好，晚上起夜一次。大便感覺黏，不俐索，腿上潮。

　　左關細，右關細滑；舌下瘀熱。

　　內服方：生大黃2克　殭蠶12克　蟬蛻6克　白蒺藜30克　巴戟天6克　炒酸棗仁24克　生梔子9克　柴胡18克，3劑。

　　2013年8月15日，十診。

　　嗓子乾、疼，有異物感。大便黏減輕，牙齦出血，睡眠不太好，晚上有時起夜。精神還行，出汗還是下面少，肚子不難受。左關細，右脈緩滑；舌下瘀熱，舌苔薄膩。

　　內服方：生大黃2克　殭蠶12克　蟬蛻6克　白蒺藜30克　巴戟天6克　炒酸棗仁24克　生梔子9克　柴胡18克　連翹30克　降香12克　黃柏9克　砂仁6克，7劑。

　　2013年8月26日，十一診。

喉嚨不太難受了，家裏裝修感覺頭疼、肚子疼，最近還是有點兒拉肚子，感覺有火。

左關細弦，右關緩滑；舌苔薄膩，舌下深紅。

內服方：茵陳五苓散。

茵陳30克　茯苓、豬苓、桂枝、炒白朮、澤瀉各12克。

2013年8月29日，十二診。

肚子不疼了，受涼會肚子疼，大便三天兩次，偏黏稀，小便多，運動就出汗，睡眠還行。

左脈細，右脈弱；舌下略紅，舌苔薄，舌質略瘀。

內服方：當歸18克　赤芍30克　川芎12克　茯苓15克　澤瀉12克　生白朮18克　牡丹皮18克　元胡6克　炮山甲5克，4劑。

2013年9月2日，十三診。

精神可以，腰部以上容易出汗。

左關細弦，右關細緩；舌下紅，舌質胖，舌苔薄膩。

內服方：當歸18克　赤芍30克　川芎12克　茯苓15克　澤瀉12克　生白朮18克　牡丹皮18克　元胡6克　炮山甲5克　柴胡6克　枳殼6克　甘草6克，8劑。

2013年9月12日，十四診。

自述最近比較累，活動少，頭部加重了。（筆者按：皮損是警報，或者說，皮損是你健康生活的老師。）

左關細弦，右關細滑；舌紅，略暗。

內服方：當歸18克　赤芍30克　川芎12克　茯苓15克　澤瀉12克　生白朮18克　牡丹皮18克　元胡6克　炮山甲5克　柴胡6克　枳殼6克　甘草6克　白花蛇舌草24克，3劑。

2013年9月23日，十五診。

上面容易出汗，下面偏冷，有一點兒火，不明顯。精神、

睡眠好。

左脈細弦，右關細滑；舌苔薄膩，舌邊齒痕，舌下深紅。

內服方：熟四物＋桂枝茯苓丸。

當歸、白芍、川芎、熟地各9克　牡丹皮12克　茯苓12克
桂枝90克　桃仁12克　赤芍12克　川牛膝12克　炮山甲5克，6
劑。

2013年9月30日，十六診。

上火，喉嚨疼，大便偏乾。睡眠、出汗均可。

左關細弦，右關細滑弱；舌下深紅，舌苔薄膩。

內服方：熟四物＋桂枝茯苓丸。

當歸、白芍、川芎、熟地各9克　牡丹皮12克　茯苓12克
桂枝90克　桃仁12克　赤芍12克　川牛膝12克　炮山甲5克　山豆
根12克　白花蛇舌草24克，9劑。

2013年10月10日，十七診。

背上皮損減少，頭上不少。上火，喉嚨疼減輕。出汗尚
可，一活動就出汗。

左關細弦，右關細滑；舌苔薄燥，舌下瘀熱。

內服方：防風通聖丸加減＋四甲散。（筆者按：防風通聖
丸加減，是筆者在一本書裏面學到的，當初命名它為防牛方。
歌曰：防牛方中四先煎，苦參首烏五物全，荊防蒺藜麻黃蛻，
土黃神草保胃安。）

龍骨30克　生地12克　生麻黃6克　荊芥、蟬衣各6克　牡蠣
30克　石決明30克　乳香、沒藥各5克　白蒺藜、當歸各15克
白芍、丹參各12克　生石膏30克　大黃2克　苦參6克　赤芍12克
土茯苓15克　防風6克　何首烏12克　炮甲珠、鱉甲、雞內
金、龜板各5克，5劑。

2013年10月15日，十八診。

皮膚乾，有幾塊大點兒的皮損明顯；大便上次黏，這次變好，身體明顯冷。左關細弦，右關細滑；舌紅，舌下瘀。

內服方：養陰通陽方＋防風通聖丸加減。

沙參15克　淫羊藿30克　旱蓮草30克　牡丹皮9克　蟬衣6克　炮甲珠3克　鱉甲5克　殭蠶6克　雞內金5克　仙茅10克　麥門冬15克　赤芍9克　龜板5克　女貞子30克　龍骨30克　生地12克　生麻黃6克　荊芥6克　牡蠣30克　石決明30克　乳香、沒藥各5克　白蒺藜、當歸各15克　白芍、丹參各12克　生石膏30克　大黃2克　苦參6克　土茯苓15克　防風6克　何首烏12克，5劑。

2013年10月21日，十九診。

從上次吃藥開始，喉嚨明顯疼痛且乾。身上不熱，精神好，入睡快，睡眠品質可以，但夢多。大便不能保證每天一次。出汗可以，腿上潮。小腿覺得最厚，看起來也不太厚。吃飯好。左脈細弦，右脈細滑；舌下深紅，舌質紅。

內服方：養陰通陽方＋防風通聖丸原方去生白朮。

沙參15克　淫羊藿30克　旱蓮草30克　牡丹皮9克　蟬衣6克　炮甲珠3克　鱉甲5克　殭蠶6克　雞內金5克　仙茅10克　麥門冬15克　赤芍9克　龜板5克　女貞子30克　生梔子3克　連翹18克　生麻黃6克　荊芥6克　元明粉1克　薄荷6克　當歸15克　川芎9克　石膏30克　滑石9克　桔梗9克　大黃2克　甘草3克　苦參6克　黃芩9克　防風6克　白茅根18克，3劑。

2013年10月24日，二十診。

喉嚨疼，口乾，嗓子疼痛。整體皮膚都乾，臀溝那裏乾明顯。大便不適。左關細弦，右關細滑；舌下暗，瘀熱。

內服方：防風通聖丸原方＋生六味（生地代熟地的六味地

黃丸方）。

生白朮6克　生梔子3克　連翹18克　生麻黃6克　荊芥6克
元明粉1克　薄荷6克　當歸15克　川芎9克　石膏30克　滑石9克
桔梗9克　大黃2克　甘草3克　苦參6克　黃芩9克　赤芍12克
防風6克　丹參100克　生地24克　生山藥12克　山萸肉12克
茯苓9克　澤瀉9克　牡丹皮9克，5劑。

2013年10月29日，二十一診。

身體有點兒冷，做夢多，夜尿兩次，入睡好，皮膚仍乾。

左脈細，右脈細緩；舌下淡暗、瘀，舌苔薄白，舌上胖。

內服方：防風通聖丸原方＋生六味＋陽熱內蒸方。

丹參180克　製附子9克　肉桂3克，5劑。

2013年11月5日，二十二診。

身體還是冷，不火。

左關細弦，右關細滑；舌苔薄，舌下紅，有瘀熱。

內服方：桂枝茯苓丸＋真武湯＋防風通聖丸原方。

牡丹皮12克　茯苓12克　桂枝90克　桃仁12克　赤芍12克
附子15克　生白朮12克　生薑、茯苓各18克　生梔子3克　連翹
18克　生麻黃6克　荊芥6克　元明粉1克　薄荷6克　當歸15克
川芎9克　石膏30克　滑石9克　桔梗9克　大黃2克　甘草3克　苦
參6克　黃芩9克　防風6克　丹參240克，5劑。

2013年11月12日，二十三診。

身體不冷，上週感冒發燒一直沒有泡，上方還剩2劑。

左關細弦，右關細滑；舌下淡，紅熱，舌苔薄膩。

內服方：桂枝茯苓丸＋真武湯＋防風通聖丸原方。

牡丹皮12克　茯苓12克　桂枝90克　桃仁12克　赤芍12克
附子15克　生白朮12克　生薑、茯苓各18克　生梔子3克　連翹

18克　生麻黃6克　荊芥6克　元明粉1克　薄荷6克　當歸15克　川芎9克　石膏30克　滑石9克　桔梗9克　大黃2克　甘草3克　苦參6克　黃芩9克　防風6克　丹參360克　殭蠶12克　青蒿6克　鱉甲5克，5劑。

2013年11月19日，二十四診。

身體不冷，胳膊、腿上可以出汗。上週流鼻血幾分鐘，略影響吃飯，嗓子不難受了，覺得痰多了。

左脈細，右脈緩滑；舌下瘀減輕，舌苔薄膩。

內服方：真武湯去附子＋防風通聖丸原方。

生白朮12克　生薑、茯苓、赤芍各18克　生梔子3克　連翹18克　生麻黃6克　荊芥6克　元明粉1克　薄荷6克　當歸15克　川芎9克　石膏30克　滑石9克　桔梗9克　大黃2克　甘草3克　苦參6克　黃芩9克　防風6克　麥門冬30克　薑半夏18克　丹參360克，5劑。

2013年11月26日，二十五診。

泡澡舒服，但泡完癢，於是抹油。嘴唇暗黑減輕，黑斑也減輕，自認為重金屬中毒。小藥丸吃了4~5個月，吃上以後特別火、口乾，大便可以，肚子不難受。

左關細弦，右關緩滑；舌質淡紅，瘀不明顯，舌苔薄。

內服方：真武湯。

附子15克　生白朮12克　生薑、茯苓、赤芍各18克　麥門冬30克　丹參420克，5劑。

外洗方：麻黃外洗方＋止癢合劑。

生麻黃15克　桂枝15克　苦杏仁15克　甘草15克　側柏葉30克　防風12克　當歸15克　苦參30克　白鮮皮30克　白蒺藜30克　夜交藤30克，7劑。

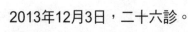

2013年12月3日，二十六診。

睡眠多夢，精神不如上週。休息不太好，入睡快而醒得早。飲食尚可，出汗，胳膊、腿上潮，屁股上的皮損比原來薄了。左關細緩，右關弦滑，舌淡，舌下瘀大減，紋理差。

內服方：真武湯＋麻黃附子細辛湯。

附子15克　生白朮12克　生薑、茯苓、赤芍各18克　麻黃、細辛各3克　煅磁石30克　黃連6克　麥門冬30克　丹參500克，5劑。

2013年12月10日，二十七診。

精神不佳，因事情多而睡眠少，平時犯困。吃飯好，大便正常，吃上次藥後噁心想吐。皮膚黑色部分變淡、散開。

左關細弦，右脈弦滑；舌下紅，略暗。

內服方：逍遙散。

柴胡6克　生薑9克　甘草9克　薄荷2克　生白朮、茯苓、當歸、赤芍各12克　丹參500克，5劑。

外洗方：桂枝茯苓方。

生地30克　牡丹皮12克　桂枝90克　桃仁12克　甘草30克　赤芍12克。

2013年12月17日，二十八診。

精神尚可，多夢，喝藥有點不舒服，有一次吐了一點兒。

左關細弦，右關細滑。

內服方：保和丸。

木香6克　連翹30克　焦山楂15克　茯苓12克　焦神麴15克　砂仁6克　萊菔子12克　陳皮12克　薑半夏12克　鬼箭羽9克，6劑。

2013年12月24日，二十九診。

精神尚可，睡覺多夢，最近鼻涕多，不是清涕，鼻子不通。吃飯好，大便不太通暢，每日出汗3~4次。

左關細弦，右關細緩；舌苔薄，舌下淡瘀。

內服方：保和丸。

木香18克　連翹30克　焦山楂15克　茯苓12克　焦神麴15克　砂仁6克　萊菔子12克　陳皮12克　薑半夏12克　鬼箭羽9克炮甲珠2克，6劑。

外洗方：桂枝茯苓方。

生地30克　牡丹皮12克　桂枝90克　桃仁12克　甘草30克赤芍12克，7劑。

2013年12月31日，三十診。

出汗，希望出汗的時間再多一些。

左關細弦，右關細緩；舌苔薄膩，舌下淡。

內服方：保和丸去半夏＋麻附細辛。

木香18克　連翹30克　焦山楂15克　茯苓12克　焦神麴15克　砂仁6克　萊菔子12克　陳皮12克　麻黃3克　附子3克　細辛3克　鬼箭羽9克　炮甲珠2克，7劑。

2014年1月7日，三十一診。

出汗尚可，吃飯好，肚子沒有不舒服。自述身上黑的地方部分已經露出正常膚色，有點兒火，上週六感冒，體溫37.5℃。左關細弦，右關細緩；舌苔薄，舌下略瘀熱。

內服方：保和丸。

木香18克　連翹30克　焦山楂15克　茯苓12克　焦神麴15克　砂仁6克　萊菔子12克　陳皮12克　薑半夏12克　鬼箭羽9克炮甲珠2克　夏枯草12克　桃仁6克　紅花6克，6劑。

2014年1月14日，三十二診。

精神、飲食正常，睡覺易醒，出汗還行，胳膊、腿上都能出汗。雙手關脈細弦；舌苔薄膩，舌下淡紅，略瘀。

內服方：保和丸。

薑半夏60克　木香18克　連翹30克　焦山楂15克　茯苓12克　焦神麴15克　砂仁6克　萊菔子12克　陳皮12克　鬼箭羽9克　炮甲珠2克　夏枯草12克　牡丹皮15克，6劑。

2014年1月21日，三十三診。

睡覺湊合，胃裏不太舒服，大便乾，最近出汗好些。

左關細弦，右關細緩；舌苔薄膩，舌下深紅，瘀熱。

內服方：逍遙丸＋保和丸。

柴胡6克　生薑9克　甘草9克　薄荷2克　生白朮、茯苓、當歸、赤芍各12克　木香6克　連翹30克　焦山楂15克　焦神麴15克　砂仁6克　萊菔子12克　陳皮12克　薑半夏12克　炮甲珠2克　牡丹皮15克，9劑。

2014年2月18日，三十四診。

精神行，容易困，吃飯、睡覺好，大便每日1~2次，偏乾，出汗少。

左關細弦，右關細緩；舌苔薄，舌下瘀熱不明顯了。

內服方：逍遙丸＋保和丸加香砂。

柴胡6克　生薑9克　甘草9克　薄荷2克　生白朮、茯苓、當歸、赤芍各12克　木香6克　連翹30克　焦山楂15克　焦神麴15克　砂仁6克　萊菔子12克　陳皮12克　薑半夏12克　炮甲珠2克　牡丹皮15克　生麻黃3克　大黃2克　忍冬藤15克，7劑。

2014年2月25日，三十五診。

精神尚可，睡眠起夜1~2次，吃飯好，出汗下部偏少，大便每日2~3次。左關細弦，右關細滑；舌下瘀熱。

內服方：五苓散＋保和丸加香砂。

茯苓、豬苓、桂枝、炒白朮、澤瀉各12克　木香6克　連翹30克　焦山楂15克　焦神麴15克　砂仁6克　萊菔子12克　陳皮12克　薑半夏12克　炮甲珠3克　牡丹皮15克　生麻黃3克　大黃2克　忍冬藤15克，7劑。

2014年3月4日，三十六診。

出汗不多，睡眠可以，白天會困。

左關細弦，右關細滑有力；舌苔薄，舌下瘀。

內服方：五苓散＋真武湯。

茯苓、豬苓、桂枝、炒白朮、澤瀉各12克　附子15克　生白朮12克　生薑、赤芍各18克　炮甲珠3克　牡丹皮30克，7劑。

2014年3月11日，三十七診。

起夜少了，一般一次。精神、吃飯好，入睡快，一活動就出汗。

左關細弦，右關細滑；舌苔薄膩，舌下淡紅略暗，減輕。

內服方：五苓散＋真武湯。

茯苓、豬苓、桂枝、炒白朮、澤瀉各12克　附子15克　生白朮12克　生薑、赤芍各18克　炮甲珠3克　牡丹皮30克　覆盆子15克　丹參30克，7劑。

2014年3月20日，三十八診。

鼻子裏面疼痛。

左關細弦，右關細滑；舌苔黃膩，舌下瘀熱。

內服方：柴桂薑湯。

柴胡48克　乾薑12克　桂枝18克　瓜蔞24克　黃芩18克　牡蠣12克　甘草12克　炮甲珠3克　牡丹皮30克　覆盆子15克　丹參30克，7劑。

2014年3月27日，三十九診。

精神一般，睡眠還行，吃飯好，大便每日一次，出汗上多下少，口乾，喝水後小便多。

左關細弦，右關緩滑；舌下淡，瘀熱，舌苔薄膩。

內服方：五苓散。

茯苓、豬苓、桂枝、炒白朮、澤瀉各12克　烏梅30克　土茯苓30克　炮甲珠3克　牡丹皮30克　覆盆子15克　丹參30克，6劑。

2014年4月3日，四十診。

精神還行，多夢，大便有點兒乾。

左關細弦，右關緩；舌淡苔薄膩，舌下淡紅，略瘀。

內服方：桃桂承氣湯＋五苓散。

桂枝9克　玄明粉3克　大黃3克　甘草6克　桃仁9克　茯苓、豬苓、桂枝、炒白朮、澤瀉各12克　丹參30克　黃柏9克　烏梅30克　土茯苓30克，6劑。

2014年 4月10日，四十一診。

左關細弦，右關細弱；舌苔薄膩，舌下紅變淡。

內服方：小柴胡＋桂枝茯苓丸。

柴胡48克　黃芩18克　薑半夏15克　甘草18克　生薑18克　大棗20克　黨參18克　牡丹皮12克　茯苓12克　桂枝90克　桃仁12克　赤芍12克，6劑。

硫軟膏中加酒，外用，可以抹10次左右。

2014年4月17日，四十二診。

最近腿上癢，抹油止癢。活動後出汗，大便一天一次，不怎麼火。

左關細弦，右關細緩滑；舌下瘀熱減，舌淡苔薄。

內服方：全蟲方。

　　全蠍5克　黃柏12克　白鮮皮18克　皂角刺12克　炒槐花10克　白蒺藜12克　丹參30克　川牛膝12克　大黃2克　威靈仙12克，5劑。

2014年4月24日，四十三診。

左關細弦，右關緩滑；舌苔薄膩，舌下淡紅。

內服方：全蟲方。

　　全蠍5克　黃柏12克　白鮮皮18克　皂角刺12克　炒槐花10克　白蒺藜12克　丹參30克　川牛膝12克　大黃2克　威靈仙12克　水蛭3克，5劑。

2014年4月29日，四十四診。

腿上皮損還是厚一點兒。

左關細弦，右關細緩滑；舌苔薄，舌下深紅明顯減輕。

內服方：全蟲方。

　　全蠍5克　黃柏12克　白鮮皮18克　皂角刺12克　炒槐花10克　白蒺藜12克　丹參30克　川牛膝12克　大黃2克　威靈仙12克　水蛭5克，5劑。

2014年5月8日，四十五診。

出汗可以。

左關細弦，右關細緩滑；舌苔薄，舌下淡紅，且潤。

內服方：全蟲方＋荊芥連翹湯。

　　全蠍5克　黃柏12克　白鮮皮18克　皂角刺12克　炒槐花10克　白蒺藜12克　丹參30克　川牛膝12克　大黃2克　威靈仙12克　荊芥6克　連翹6克　甘草6克　生地6克　赤芍6克　當歸6克　川芎6克　黃芩6克　黃連6克　生梔子6克　防風6克　白芷6克　薄荷6克　柴胡6克　枳殼6克　桔梗6克　水蛭5克，5劑。

2014年5月15日，四十六診。

肘部皮損較厚、較乾，大便不太成形。

左關細弦，右關緩滑；舌淡，舌下瘀略減。

內服方：全蟲方＋熟四物。

全蠍5克　黃柏12克　白鮮皮18克　皂角刺12克　炒槐花10克　白蒺藜12克　丹參30克　川牛膝12克　大黃2克　威靈仙12克　當歸、白芍、川芎、熟地各9克　水蛭5克　枳殼10克　蘇木10克，5劑。

2014年5月22日，四十七診。

出汗不勻，精神有些累，睡眠易醒，大便還是不成形。

左關細弦，右關細緩滑；舌苔薄，舌下玫紅，略瘀。

內服方：水蛭5克　炮甲珠2克　全蠍5克，6劑。

外塗止癢方：防風12克　當歸15克　苦參12克　白鮮皮30克　白蒺藜30克　首烏藤30克　全蠍3克　薄荷6克，2劑。

2014年5月29日，四十八診。

對於止癢，上方效果似乎不明顯。

左關細弦，右關細滑；舌苔薄，舌下紅，略瘀。

內服方：水蛭5克　炮甲珠3克　全蠍5克，6劑。

外塗止癢方：防風12克　當歸15克　苦參12克　白鮮皮30克　白蒺藜30克　首烏藤30克　全蠍3克　薄荷6克，2劑。

2014年6月5日，四十九診。

不火，拿酒送藥，有的地方變薄了。

左關細弦，右關細緩滑；舌淡，舌下瘀熱。

內服方：水蛭5克　炮甲珠3克　全蠍5克，7劑。

外塗止癢方：防風12克　當歸15克　苦參12克　白鮮皮30克　白蒺藜30克　首烏藤30克　全蠍3克　薄荷6克，5劑。

2014年6月12日，五十診。

鼻子乾，嗓子有點兒不適。

左關細弦；舌下紅略暗，舌苔薄。

內服方：水蛭5克　炮甲珠3克　全蠍3克，4劑。

2014年6月19日，五十一診。

左關細弦弱，右關細緩；舌苔薄膩，舌下深紅，略暗。

內服方：水蛭5克　炮甲珠2克　全蠍5克，5劑。

2014年6月24日，五十二診。

左關細弦，右關細滑有力；舌苔薄白膩，舌下淡紅。

內服方：水蛭5克　炮甲珠2克　全蠍3克　川牛膝6克　8劑。

2014年7月3日，五十三診。

左關細弦，右關細緩滑有力；舌苔薄膩，舌下淡暗，略瘀。

內服方：水蛭5克　炮甲珠2克　全蠍3克　雞內金6克，6劑。

2014年7月10日，五十四診。

左關細弦，右關緩滑有力；舌苔薄膩，舌下淡紅，略暗。（注意：小腿要出汗。）

內服方：水蛭5克　炮甲珠2克　全蠍3克　鱉甲6克，6劑。

2014年7月17日，五十五診。

左關細弦滑，右關細緩滑；舌苔薄，舌下淡紅，略暗。

內服方：水蛭5克　炮甲珠2克　全蠍3克　鱉甲6克　殭蠶3克，6劑。

硫軟膏抹5~10次，硬結減少。

2014年7月24日，五十六診。

左關細滑，右關緩滑；舌下淡紅。

內服方：水蛭5克　炮甲珠2克　全蠍3克　鱉甲12克　殭蠶3克，6劑。

2014年7月31日，五十七診。

左關細弦，右關細緩滑；舌下瘀減。

內服方：水蛭5克　炮甲珠2克　全蠍3克　鱉甲12克　殭蠶3克　生薑3克，6劑。

2014年8月7日，五十八診。

左關細，右關緩滑；舌淡，舌下微紅。

內服方：水蛭3克　炮甲珠2克　全蠍3克　鱉甲12克　殭蠶3克　生薑3克，6劑。

2014年8月14日，五十九診。

出汗尚可，近日睡眠不佳。

左關細，右關緩；舌苔薄，舌下淡，略瘀。

內服方：水蛭3克　炮甲珠2克　全蠍3克　鱉甲12克　殭蠶3克　麻黃2克，6劑。

2014年8月21日，六十診。

左關細弦，右關細滑；舌苔薄，舌下淡暗，略瘀。

內服方：散結散＋柴桂薑。

炮山甲1克　全蠍2克　水蛭2克　柴胡48克　乾薑12克　桂枝18克　瓜蔞24克　黃芩18克　牡蠣12克　甘草12克，5劑。

2014年8月28日，六十一診。

左關細弦，右關細緩滑；舌淡，舌苔薄。

內服方：散結散＋柴桂薑。

炮山甲1克　全蠍2克　水蛭2克　柴胡48克　乾薑12克　桂枝18克　瓜蔞24克　黃芩18克　牡蠣12克　甘草12克　殭蠶9克，5劑。

2014年9月4日，六十二診。

最近睡眠不太好，多夢。左脈細弦，右關細緩。

內服方：散結散＋封髓丹＋柴桂薑。

炮山甲1克　全蠍2克　水蛭2克　黃柏15克　砂仁9克　甘草6克　柴胡48克　乾薑12克　桂枝18克　瓜蔞24克　黃芩18克　牡蠣12克　殭蠶9克，4劑。

2014年9月9日，六十三診。

睡眠好了。

左關細弦，右關細緩弱；舌下略瘀，舌苔薄膩。

內服方：封髓丹＋酸棗仁湯＋柴桂薑。

黃柏15克　砂仁9克　甘草6克　川芎9克　茯苓12克　炒酸棗仁15克　知母6克　柴胡48克　乾薑12克　桂枝18克　瓜蔞24克　黃芩18克　牡蠣12克　殭蠶9克，6劑。

2014年9月16日，六十四診。

左關細弦，右關細緩；舌苔薄膩，舌下淡暗，略瘀。

內服方：四甲散。

炮甲珠、鱉甲、雞內金、龜板各5克，酒送，4劑。

2014年9月30日，六十五診。

左關細弦，右關細緩有力；舌苔薄，舌下暗，略瘀。

內服方：四甲散。

炮甲珠、鱉甲、雞內金、龜板各5克　三七5克，6劑。

筆者按：該患者應該是由重金屬製劑中毒導致，這些藥在中藥裏面屬於偏性較強的藥物，也可以認為是「惡藥」。

筆者經常強調「良病切莫惡藥醫」。銀屑病是個好病，千萬不要用潛在危害較大的藥物來治療。

重金屬治療，的確會引起色素沉著的不良反應，這種情況

筆者見過多例，經筆者治療，都得到了不同程度的好轉。本例中的牛某某改善比較明顯。

如果不談該患者醫治的是什麼病，單單把初診到統計病例時的日期做個數學運算，你會很驚訝，怎麼已經吃藥這麼久了。好在該患者經常會安慰筆者——他們在安慰筆者的時候，經常會舉身邊親人經筆者治療後效果很好的例子。本病案後附的兩個例子，一個是血壓低和過敏性哮喘，一個是手足冷嚴重合併嚴重失眠，都不是銀屑病，都經過一些「名」中醫治療，效果不太明顯。經牛某推薦，她們認同了筆者的治療理念，來到筆者這裏治療，沒有想到取得了較快、較好的療效，這為牛某堅持治療堅定了信心。

附1　閆某，女，31 歲，血壓低，牛某某的妻子。

2014年4月3日，初診。

生完孩子發現，血壓低，低壓不到60 mmHg，高壓100 mmHg，胸悶。

左關細，右關細弱；舌質胖，苔薄膩，舌下淡，略瘀。

內服方：清暑益氣湯。

黨參2克　甘草1克　黃耆3克　當歸2克　麥門冬2克　五味子2克　青皮1克　陳皮1克　焦神麴1克　葛根1克　蒼朮1克　生白朮1克　升麻1克　黃柏1克　澤瀉1克，5劑。

2014年4月10日，二診。

左關細弦，右關細滑有力，舌苔薄白膩，舌下淡，略瘀。

低壓70mmHg，高壓105mmHg。胸悶好多了，喘氣偶爾會不利。

內服方：清暑益氣湯。

黨參2克　甘草1克　黃耆3克　當歸2克　麥門冬2克　五味子2克　青皮1克　陳皮1克　焦神麴1克　葛根1克　蒼朮1克　生白朮1克　升麻1克　黃柏1克　澤瀉1克　生薏苡仁15克　藿香6克，5劑。

2014年4月17日，三診。

精神可以，嗓子有點兒疼，沒有喘不上氣的感覺。

左關細弦，右關細緩；舌尖紅，舌苔薄膩，舌下淡暗。

內服方：清暑益氣湯。

黨參2克　甘草1克　黃耆3克　當歸2克　麥門冬2克　五味子2克　青皮1克　陳皮1克　焦神麴1克　葛根1克　蒼朮1克　生白朮1克　升麻1克　黃柏1克　澤瀉1克　生薏苡仁15克　藿香6克　川牛膝12克　附子3克，5劑。

2014年4月24日，四診。

上述症狀基本消失。左關細弦，右關緩。

內服方：紅參1克　紅小豆適量，熬湯服用。

2014年9月2日，又初診他病。

4年來，上呼吸道逢秋過敏，天氣不好就覺得憋悶。

左關細弦，右關緩；舌質胖，舌苔膩，齒痕明顯。

內服方：小青龍湯＋升降散去大黃。

生麻黃、細辛、桂枝、南五味子、薑半夏、甘草、乾薑、赤芍各3克　蟬蛻6克　藿香3克　殭蠶9克，2劑。

2014年9月4日，二診。

癢不甚。左關細弦，右關緩弱；舌苔薄膩，舌下淡。

內服方：小青龍湯＋升降散去大黃＋香砂六君子。

生麻黃、細辛、桂枝、南五味子、薑半夏、甘草、乾薑、赤芍各3克　蟬蛻6克　藿香3克　殭蠶9克　炒白朮12克　陳皮12

克　黨參12克　茯苓12克　砂仁6克　香附6克，4劑。

2014年9月9日，三診。

左關細弦，右關細緩；舌苔薄膩，舌質偏胖。

上火，哮喘好了，鼻子不通。

內服方：小青龍湯＋升降散去大黃＋香砂六君子＋麻附細辛湯。

生麻黃、細辛、桂枝、南五味子、薑半夏、甘草、乾薑、赤芍各3克　蟬蛻6克　藿香3克　殭蠶9克　炒白朮12克　陳皮12克　黨參12克　茯苓12克　砂仁6克　香附6克　附子3克　五味子15克，5劑。

2014年9月16日，四診。

以前一下雨就喘，現在不喘了。

左關細弦，右關緩；舌苔薄膩，舌下淡暗，略瘀。

內服方：小青龍湯＋升降散去大黃＋香砂六君子。

生麻黃、細辛、桂枝、南五味子、薑半夏、甘草、乾薑、赤芍各3克　蟬蛻6克　藿香3克　殭蠶9克　炒白朮12克　陳皮12克　黨參12克　茯苓12克　砂仁6克　香附6克　地龍6克，4劑。

2014年9月23日，五診。

左關細弦，右關細緩；舌質略暗、略胖。

內服方：小青龍湯＋升降散去大黃＋香砂六君子。

乾薑、赤芍各3克　蟬蛻6克　藿香3克　殭蠶9克　炒白朮12克　陳皮12克　黨參12克　茯苓12克　砂仁6克　香附6克　地龍6克，3劑。

附2　姚某某，女，41歲。

牛某某病友的妻子，其丈夫在筆者處治療一年以上，堪稱

「老大難」，也許他也會經常地找理由堅持治療。他找到的理由之一就是：他的妻子病也很重、很難治，在筆者手裏卻治療效果很好，幾乎是一診有一診的效果。

2014年6月19日，初診。

兩年前，劇烈而持續地生氣之後，逐漸四肢寒涼、麻木，睡眠不好。出現鼻炎、咽炎，口乾舌燥。汗多，外有不通之鬱熱，大便乾，數日一次。左關細弦，右關弦滑有力；舌苔薄白膩，舌質整體瘀，很明顯。

主要關註：手腳是否溫暖。

內服方：大柴胡湯＋桂枝茯苓丸。

大黃12克　柴胡48克　黃芩18克　薑半夏15克　甘草18克生薑30克　枳殼24克　白芍18克　牡丹皮12克　茯苓12克　桂枝90克　桃仁12克　赤芍12克，3劑。

2014年6月24日，二診。

吃了3劑，晚上拉了3次，大便不乾，便後難受，後來就不難受了。嗓子之類的症狀減輕。犯困，睡覺好像不錯，吃飯沒有問題。

左關細弦，右關細弦滑；舌質暗紅，下略瘀，瘀減。

腿比原來暖和一些，手腳一陣一陣出汗，怕風。

內服方：四逆散＋四物湯＋逍遙散。

柴胡9克　赤芍9克　枳殼9克　甘草9克　當歸、白芍、川芎、熟地各9克　生薑9克　薄荷2克　生白朮、茯苓各12克，6劑。

2014年7月3日，三診。

左脈細弦，右關細滑。舌質淡暗，舌下瘀明顯。

腿特別冷，大便略好。

內服方：氣通道方。

薑半夏15克　赤芍12克　柴胡48克　大棗20克　黨參18克
甘草18克　桂枝12克　黃芩18克　生薑18克，5劑。

2014年7月8日，四診。

上肢略溫，有一隻腳比原來暖和些。自覺手暖和，他覺也
暖和。入睡不好，睡覺不穩。大便兩天一次。

左關細弱，右關細滑。

內服方：柴桂薑。

柴胡48克　乾薑12克　桂枝18克　瓜蔞24克　黃芩18克　牡
蠣12克　甘草12克，6劑。

2014年7月15日，五診。

左關細弦，右關略緊；舌下瘀減輕很多，舌質淡，略有青
色。這次月經來了，痛經減輕。

內服方：柴桂薑。

柴胡48克　乾薑12克　桂枝18克　瓜蔞24克　黃芩18克　牡
蠣12克　甘草12克　紅花6克，6劑。

2014年7月22日，六診。

左關細弦，右關緩滑有力；舌質深紅，瘀減，舌下淡，有
瘀象。手腳原來寒疼，現在左手腳變熱，有晨僵現象。

內服方：柴桂薑。

柴胡48克　乾薑12克　桂枝18克　瓜蔞24克　黃芩18克　牡
蠣12克　甘草12克　紅花9克，6劑。

2014年7月29日，七診。

舌淡，略有瘀斑，舌下瘀減明顯，有齒痕；左關細弦，右
關細緩。

吃藥後沒有明顯反應，出濕疹了，自己消失。身體右邊

涼，最近口乾舌燥，下次希望舌頭不乾。

內服方：氣通道方＋四逆湯。

薑半夏15克　赤芍12克　柴胡48克　大棗20克　黨參18克
甘草18克　桂枝12克　黃芩18克　生薑18克　附子30克　乾薑30
克　紅花9克，5劑。

2014年8月5日，八診。

左關細弦，右關細緩弱；舌淡，瘀減輕，舌苔薄。

大便量少、色黑，口乾、舌燥。左腳疼，精神差。

內服方：益氣逐瘀湯。

川牛膝12克　川芎12克　赤芍12克　柴胡12克　生地12克
當歸12克　甘草12克　紅花6克　黃耆30克　桔梗12克　桃仁6克
枳殼12克，5劑。

2014年8月12日，九診。

手腳不熱不涼，原先又涼又疼。睡得晚，有咽炎，嗓子有
點兒疼。大便有點兒乾，兩天一次不是太困難。

左關沉弦，右關細緩；舌下淡，略瘀。

內服方：益氣逐瘀湯＋升降散。

川牛膝12克　川芎12克　赤芍12克　柴胡12克　生地12克
當歸90克　甘草12克　紅花6克　黃耆30克　桔梗12克　桃仁6克
枳殼12克，4劑。

2014年8月19日，十診。

手足變溫，流了兩次鼻血。服藥期間，大便每日10次左
右，自述身體比以前敏感了。

左關細弦，右關緩；舌質略暗，舌邊有瘀斑，舌下略瘀。

內服方：四逆湯＋益氣逐瘀湯＋升降散。

附子30克　乾薑30克　甘草30克　川牛膝12克　川芎12克

赤芍12克　柴胡12克　生地12克　當歸36克　紅花6克　黃耆30克　桔梗12克　桃仁6克　枳殼12克　蟬蛻6克　大黃6克　藿香3克　殭蠶9克，4劑，隔天服。

2014年8月26日，十一診。

左關細弦，右關弦滑而緩；舌暗，舌右側黑斑明顯，舌上隱隱有散在瘀色。

內服方：四逆湯＋益氣逐瘀湯＋逍遙散。

附子30克　乾薑30克　甘草30克　川牛膝12克　川芎12克　赤芍12克　柴胡12克　生地12克　當歸36克　紅花6克　黃耆30克　桔梗12克　桃仁6克　枳殼12克　生薑9克　薄荷2克　生白朮12克　茯苓12克，4劑。

熬油方：酸棗仁30克　柏子仁30克　桃仁30克　火麻仁30克　枳殼15克，1劑。

2014年9月2日，十二診。

左關細弦，右關緩；舌上有散在瘀斑。

內服方：四甲散。

炮甲珠、鱉甲、雞內金、龜板各5克，5劑，酒送服。

2014年9月9日，十三診。

全身出汗多，手腳不涼。不吃油，大便也不錯，吃上也不難受。左關細弦，右關細緩滑。

內服方：陽熱內蒸方。

草果1克　淫羊藿30克　黃耆30克　當歸15克　大棗15克，6劑。

2014年9月16日，十四診。

出汗少了，手腳暖和了。大便有時黏，每日一次。

左關細，右關緩滑有力。

內服方：陽熱內蒸方。

草果1克　淫羊藿30克　黃耆30克　當歸15克　大棗15克，6劑。

2014年9月23日，十五診。

汗多，怕風，一運動就出汗。

左關細緩，右關細弦。

內服方：陽熱內蒸方＋益氣逐瘀湯。

草果1克　淫羊藿30克　黃耆30克　當歸15克　大棗15克　川牛膝12克　川芎12克　赤芍12克　柴胡12克　生地12克　甘草12克　紅花6克　桔梗12克　桃仁6克　枳殼12克，4劑。

2014年9月30日，十六診。

舌苔薄，舌質淡，瘀減，舌下略凝；左關細，右關細緩。

鼻炎、痛經等好了，面部嚴重的色斑也明顯變淡。

內服方：陽熱內蒸方＋益氣逐瘀湯。

草果1克　淫羊藿30克　黃耆30克　當歸15克　大棗15克　川牛膝12克　川芎12克　赤芍12克　柴胡12克　生地12克　甘草12克　紅花6克　桔梗12克　桃仁6克　枳殼12克　附子3克，6劑。如果上焦有熱，用量翻倍。

張某某，女，36歲。

筆者按：此例患者貌似在治療銀屑病，實際上更多關注的是甲狀腺功能減退的問題。初始的幾診還會關注皮損的變化，到後面每次門診第一句話都是「精神怎麼樣」。

幸運的是，筆者用很短的時間就減掉了被某些西醫判斷為「需要終身服藥」的治療甲減的西藥，如優甲樂，單用中醫的方法調理，患者便獲得了很好的效果。

相信患者會配合得越來越好，爭取早日停掉中藥，進入完全的自療階段。

2013年10月21日，初診。

病史10年。這次犯病，3年之內沒有好過。

左關細弦，右關細緩；舌下暗瘀，舌苔薄白膩，舌尖紅。

甲減發現半年，夏天也不出汗，大便每天一次，不乾，睡覺不穩，愛做夢，吃飯可以。全身不出汗，胳膊和大腿內側皮損厚且乾燥，小腿癢明顯，有大片皮損。

內服方：防風通聖丸原方＋養津通陽方。

生白朮6克　生梔子3克　連翹18克　生麻黃6克　荊芥6克
元明粉1克　薄荷6克　當歸15克　川芎9克　石膏30克　滑石9克
桔梗9克　大黃2克　甘草3克　苦參6克　黃芩9克　赤芍12克
防風6克　沙參15克　淫羊藿30克　旱蓮草30克　牡丹皮9克
蟬衣6克　炮甲珠3克　鱉甲5克　殭蠶6克　雞內金5克　仙茅10克
麥門冬15克　龜板5克　女貞子30克，7劑。

外洗方：潤燥止癢方。

夜交藤150克　甘草100克　生地50克　生艾葉60克　當歸60克　黃精60克　側柏葉30克　杏仁10克　白及2克，7劑（冷熱交替會特別癢）。

複方蛇脂軟膏，10支。

2013年10月29日，二診。

左脈細，右脈緩，沒有數象；舌苔白，腐膩，舌下瘀明顯。上火了，不燒，明顯不癢了。

內服方：保和丸方加香砂＋養津通陽方＋甘草瀉心湯。

木香6克　連翹30克　焦山楂15克　茯苓12克　焦神麴15克
砂仁6克　萊菔子12克　陳皮12克　薑半夏12克　沙參15克　淫羊

藿30克 旱蓮草30克 牡丹皮9克 蟬衣6克 炮甲珠3克 鱉甲5克 殭蠶6克 雞內金5克 仙茅10克 麥門冬15克 赤芍9克 龜板5克 女貞子30克 甘草24克 黨參18克 乾薑18克 黃芩18克 黃連6克 大棗30克，2劑。

外洗方：麻黃湯外洗方。

生麻黃15克 桂枝15克 苦杏仁15克 側柏葉30克 生甘草15克，2劑。

2013年10月31日，三診。

左脈細滑，右關弱；舌下瘀熱。

明天來月經，所以此次來調方子。這兩天不太火，早晨口乾，大便偏稀，每日兩次，不難受。

甲減，精神可以，最近容易犯困，身上比原來熱一點兒，不燥。大小腿內側沒有皮，但是紅，稍微鼓一點兒。

內服方：保和丸方加香砂＋養津通陽方＋甘草瀉心湯＋麻附細湯（方子中去半夏）。

木香6克 連翹30克 焦山楂15克 茯苓12克 焦神麴15克 砂仁6克 萊菔子12克 陳皮12克 沙參15克 淫羊藿30克 旱蓮草30克 牡丹皮9克 蟬衣6克 炮甲珠3克 鱉甲5克 殭蠶6克 雞內金5克 仙茅10克 麥門冬15克 赤芍9克 龜板5克 女貞子30克 甘草24克 黨參18克 乾薑18克 黃芩18克 黃連6克 大棗30克 生麻黃3克 製附子3克 細辛3克，5劑。

2013年11月5日，四診。

左關細，右關細滑；舌苔薄燥膩，舌下略瘀。

月經來，黑血塊多，月經第5天，快完了，這次沒有痛經，血色不黑了。原來黑，量大，比較舒服，白天不冷，但自覺涼，晚上自覺熱乎。精神、吃飯好，睡覺這兩天多夢，大便

每日一次，色黑，不出汗。

原來在××醫院光療、汗蒸過。

內服方：保和丸方加香砂＋養津通陽方＋甘草瀉心湯。

木香6克　連翹30克　焦山楂15克　茯苓12克　焦神麴15克　砂仁6克　萊菔子12克　陳皮12克　沙參15克　淫羊藿30克　旱蓮草30克　牡丹皮9克　蟬衣6克　炮甲珠3克　鱉甲5克　殭蠶6克　雞內金5克　仙茅10克　麥門冬15克　赤芍9克　龜板5克　女貞子30克　甘草24克　黨參18克　乾薑18克　黃芩18克　黃連6克　大棗30克　夏枯草18克，2劑。

因處於經期，外洗方暫停用。

2013年11月7日，五診。

左關細，右關緩；舌下淡，略瘀，舌苔白。

不火，月經結束，這次月經量大，痛快。身上不冷不熱，多夢，睡覺不好，皮損最厚的地方是大腿。

內服方：養津通陽方＋保和丸方加香砂。

沙參15克　淫羊藿30克　旱蓮草30克　牡丹皮9克　蟬衣6克　炮甲珠3克　鱉甲5克　殭蠶6克　雞內金5克　仙茅10克　麥門冬15克　赤芍9克　龜板5克　女貞子30克　木香6克　連翹30克　焦山楂15克　茯苓12克　焦神麴15克　砂仁6克　萊菔子12克　陳皮12克　薑半夏12克　靈磁石30克，5劑。

外洗方：麻黃湯外洗方，2劑。

2013年11月12日，六診。

皮損都不厚，偶爾噁心，自覺火。舌上略有涎，睡覺好，不做夢了。

左脈細弦，右脈緩滑有力；舌苔薄，舌下淡暗。

內服方：養津通陽方。

沙參15克　淫羊藿30克　旱蓮草30克　牡丹皮9克　蟬衣6克　炮甲珠3克　鱉甲5克　殭蠶6克　雞內金5克　仙茅10克　麥門冬15克　赤芍9克　龜板5克　女貞子30克　靈磁石30克　生薑24克，2劑。

外洗方：麻黃湯外洗方，2劑。

2013年11月14日，七診。

出汗，晚上可以。越往下，穿得越多。

左關細弦，右關細緩；舌苔薄膩，舌下略瘀。

內服方：養津通陽方。

沙參15克　淫羊藿30克　旱蓮草30克　牡丹皮9克　蟬衣6克　炮甲珠3克　鱉甲5克　殭蠶6克　雞內金5克　仙茅10克　麥門冬15克　赤芍9克　龜板5克　女貞子30克　靈磁石30克　生薑36克　炒萊菔子12克　焦山楂12克，5劑。

外洗方：麻黃湯外洗方。

2013年11月19日，八診。

腿上一般是熱的，精神好，吃飯很好。大便每日一次，舌上有涎。出汗不好。

左脈細弦，右關細滑；舌苔薄，舌上有涎，舌下瘀。

內服方：養津通陽方。

沙參15克　淫羊藿30克　旱蓮草30克　牡丹皮9克　蟬衣6克　炮甲珠3克　鱉甲5克　殭蠶6克　雞內金5克　仙茅10克　麥門冬15克　赤芍9克　龜板5克　女貞子30克　靈磁石30克　生薑36克　丹參50克，2劑。

2013年11月21日，九診。

左關細弦，右關細滑有力；舌苔白膩，舌下略瘀、熱。

身上暖和，小腿不熱。出汗，腿上不行。

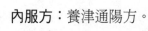

內服方：養津通陽方。

沙參15克　淫羊藿30克　旱蓮草30克　牡丹皮9克　蟬衣6克　炮甲珠3克　鱉甲5克　殭蠶6克　雞內金5克　仙茅10克　麥門冬15克　赤芍9克　龜板5克　女貞子30克　靈磁石30克　生薑36克　丹參100克　羌活3克　焦神麴18克，5劑。

2013年11月26日，十診。

晚上有點兒燥熱，腿上比原來暖和，腿上偶爾可以出汗，不冷。有直接變平的地方，小腿外側變得快，口不乾。

左脈細弦，右脈細緩滑；舌苔白膩，略燥，舌上有涎，舌下略瘀。

內服方：真武湯去附子。

生白朮12克　生薑、茯苓、赤芍各18克　靈磁石30克　生薑36克　丹參100克　薑半夏15克　羌活3克　焦神麴18克，2劑。

外洗方：麻黃湯外洗方。

生麻黃15克　桂枝15克　苦杏仁15克　甘草15克　側柏葉30克　肉桂30克，2劑。

2013年11月28日，十一診。

精神好，出汗好。昨天在家裏運動，腿上出汗了。週二來月經了，剛來的時候肚子有點兒墜，後來沒有事。吃上這個藥不火，稍微口乾，不嚴重。

左脈細，右關細滑；舌苔薄白燥，舌下淡，略瘀。

內服方：真武湯去附子。

生白朮12克　生薑、茯苓、赤芍各18克　靈磁石30克　生薑36克　丹參100克　薑半夏15克　枳殼6克　蘇木6克　人參6克　沙參6克，4劑。

優甲樂吃一年了，原來吃1片，月經完後可以減為半片。

（筆者按：銀屑病至此已經基本搞定，治療的重點轉到甲減上。）

2013年12月3日，十二診。

左脈細，右關緩；舌苔白明顯，舌下瘀明顯。

出汗好，胳膊、腿上都能出汗。家裏冷，可以不開洗的方子。精神、睡眠、飲食、大便好。整體皮損變薄。

優甲樂自己已經減為半片。

內服方：真武湯。

附子15克　生白朮12克　生薑、茯苓、赤芍各18克　靈磁石30克　生薑36克　丹參100克　枳殼6克　蘇木6克　人參6克　沙參6克，4劑。

2013年12月5日，十三診。

精神好，吃飯不太好。睡覺可以，大便較少，通暢，每日一次。小腿出汗好，出汗不錯。左脈細弦，右關緩滑；舌苔薄白，略燥，舌下淡紅，略瘀。

內服方：真武湯。

附子15克　生白朮12克　生薑、茯苓、赤芍各18克　靈磁石30克　生薑36克　丹參100克　枳殼6克　蘇木6克　人參6克沙參6克　萊菔子12克　焦山楂15克，4劑。

出汗不錯，不用泡澡。

筆者按：不用泡澡了，這是對患者治療配合的一種肯定。臨床上，出汗基本到位，就可以不用泡澡了。「無感溫度泡澡」是在出汗不好時，為達到「模擬正常出汗」採取的一種措施。等自身出汗與「泡澡代汗」「接軌」的時候，就可以停掉了。

2013年12月10日，十四診。

精神好，睡眠好，沒食慾，大便一天一次。

出汗較好，小腿比大腿出汗慢，出汗少，小腿須保暖。

左關細滑，右關緩；舌苔薄白，舌下淡紅，略瘀。

內服方：真武湯。

附子15克　生白朮12克　生薑、茯苓、赤芍各18克　靈磁石30克　生薑36克　丹參100克　枳殼6克　蘇木6克　人參6克　沙參6克　萊菔子12克　焦山楂15克，2劑。

服完2劑，調整優甲樂劑量為每天1/4片。

2013年12月12日，十五診。

左關細，右關緩；舌苔薄、燥，舌下略瘀。

不火，精神好，有力量，吃飯好，昨晚睡覺不踏實，大便每日一次，出汗可以。

內服方：真武湯。

附子15克　生白朮12克　生薑、茯苓、赤芍各18克　靈磁石30克　生薑36克　丹參120克　枳殼6克　蘇木6克　人參6克　沙參6克　萊菔子12克　焦山楂15克，4劑。

2013年12月17日，十六診。

左關細緩，右關緩滑；舌苔薄白，略膩。

精神好，有力量，昨晚睡覺不踏實，大便每日一次，身上不乾，出汗可以。這次吃藥，有點兒噁心。

優甲樂減量了，飯量也減了。

對於她的皮損變化，一個患友戲稱：「100元大鈔換成零錢，看著挺多的，實際上是破開了。」

內服方：真武湯。

附子15克　生白朮12克　生薑、茯苓、赤芍各18克　靈磁石30克　生薑36克　鬼箭羽9克　枳殼6克　蘇木15克　人參6克　沙參6克　萊菔子12克　焦山楂15克，6劑。

2013年12月24日，十七診。

甲狀腺素檢查正常。

左關細弦弱，右關緩；舌苔薄，舌下淡，瘀熱。

最近有月經，不難受，精神好，吃飯行，大便每日一次，偏稀，通暢。

自覺月經變化是最明顯的，量多，顏色紅，不難受。

最近有皮屑，身上冷，出汗不夠好，需要堅持用心出汗。

內服方：真武湯。

附子15克　生白朮12克　生薑、茯苓、赤芍各18克　靈磁石30克　生薑36克　鬼箭羽9克　枳殼6克　蘇木15克　人參6克　沙參6克　萊菔子12克　焦山楂15克　牡丹皮12克，6劑。

2013年12月31日，十八診。

左關細弦，右關緩；舌淡，苔薄。

精神可以，總是困，睡覺的時間不夠。最近忙，有點兒感冒，不太想吃東西。前兩天嗓子疼，最近不疼了，微有咳嗽。

內服方：真武湯。

附子15克　生白朮12克　生薑、茯苓、赤芍各18克　靈磁石30克　生薑36克　鬼箭羽9克　枳殼6克　蘇木15克　人參6克　沙參6克　萊菔子12克　焦山楂15克　牡丹皮12克　陳皮15克　生山楂30克，6劑。

囑咐：早睡，多動，增加出汗的時間。

2014年1月7日，十九診。

左關細弦弱，右關細緩弱；舌苔薄白，舌尖略紅。

精神不太好，睡眠不好，吃飯可以，渾身無力，耳後乳突部疼，出汗可以，身上不冷。

內服方：真武湯去附子＋疏肝和絡飲。

生白朮12克　生薑、茯苓、赤芍各18克　柴胡12克　鬱金6克　首烏藤24克　牡蠣30克　厚朴6克　合歡皮15克　蒼朮6克　烏藥9克　香附6克　石菖蒲6克　薑半夏60克　夏枯草30克　人參9克　甘草6克，5劑。

2014年1月14日，二十診。

左關細弦，右關細弱；舌苔薄白，舌下略暗。精神好，前天流鼻血，溫熱水洗臉繼續流。睡覺好了，耳後乳突部不疼了，大便偏稀，有時不成形，一天一次，身上不冷。

內服方：真武湯去附子＋疏肝和絡飲。

生白朮12克　生薑、茯苓、赤芍各18克　柴胡12克　鬱金6克　首烏藤24克　牡蠣30克　厚朴6克　合歡皮15克　蒼朮6克　烏藥9克　香附6克　石菖蒲6克　薑半夏30克　夏枯草15克　人參9克　甘草6克，6劑。

2014年1月21日，二十一診。

左關細弦滑，右關緩滑有力；舌苔薄白，舌尖微紅，舌下淡紅。精神尚可，特別想睡覺，出汗可以。

內服方：真武湯去附子＋疏肝和絡飲。

生白朮12克　生薑、茯苓、赤芍各18克　柴胡12克　鬱金6克　首烏藤24克　牡蠣30克　厚朴6克　合歡皮15克　蒼朮6克　烏藥9克　香附6克　石菖蒲6克　薑半夏30克　夏枯草15克　人參12克　甘草6克，7劑。

2014年2月11日，二十二診。

左關細弦，右關細緩弱；舌下淡，舌苔薄白，略燥。

停藥兩週，腿上起來點兒，出汗不好，睡覺不好，精神還行，吃飯可以，大便每日一次，偏乾，偶爾咽部憋。

優甲樂用量1/4片，堅持過來了。

內服方：真武湯去附子＋疏肝和絡飲。

生白朮12克　生薑、茯苓、赤芍各18克　柴胡12克　鬱金6克　首烏藤24克　牡蠣30克　厚朴6克　合歡皮15克　蒼朮6克　烏藥9克　香附6克　石菖蒲6克　薑半夏45克　夏枯草15克　人參12克　甘草6克　麥芽30克，7劑。

2014年2月18日，二十三診。

左關細弱，右關緩滑有力；舌尖微紅，舌下淡玫紅，舌苔白膩。精神好，吃飯可以，入睡不好，大便每日一次，出汗可以。咳嗽有痰，痰黃黏，已持續10天。

內服方：保和丸加香砂。

木香6克　連翹30克　焦山楂15克　茯苓12克　焦神麴15克　砂仁6克　萊菔子12克　陳皮12克　薑半夏45克　夏枯草15克　竹茹6克　厚朴6克，2劑。

2014年2月20日，二十四診。

左關滑，右關細弦；舌苔薄白膩，明顯變薄，舌下瘀熱，舌尖微紅。

精神好，吃飯行，睡眠好，出汗可以。微有咳嗽，微有痰，原來凌晨3點多就咳嗽，現在好轉了。

優甲樂從明天開始停服。

內服方：保和丸加香砂。

木香6克　連翹30克　焦山楂15克　茯苓12克　焦神麴15克　砂仁6克　萊菔子12克　陳皮12克　薑半夏60克　夏枯草15克　竹茹6克　厚朴6克　旋覆花6克　牡丹皮9克　竹葉9克，4劑。

下次可用六君子湯。

2014年2月25日，二十五診。

左關細弦，右關緩；舌尖紅，舌下淡而瘀，舌中根白，略

膩。精神、睡眠好，飯量少，大便正常，出汗尚可，身上熱。

內服方：香砂六君子。

薑半夏60克 炒白朮12克 陳皮12克 黨參12克 茯苓12克 甘草12克 砂仁6克 香附6克 夏枯草15克 竹茹6克 厚朴6克 旋覆花6克 牡丹皮9克 竹葉9克 生牡蠣15克 黃耆30克，7劑。

2014年3月4日，二十六診。

左關細弱，右關緩弱；舌苔薄白膩，舌下瘀熱，舌上有小裂紋。

大便偏稀，睡眠、精神、飲食尚可，嘴發苦。出汗挺好，保持時間長，汗也不多。停服優甲樂兩週，狀態不錯。

內服方：六君子湯。

茯苓、陳皮、炒白朮、黨參、甘草各12克 薑半夏60克 夏枯草15克 竹茹6克 厚朴6克 牡丹皮9克 竹葉9克 麥門冬60克 生牡蠣15克 黃耆30克 柴胡12克 黃芩6克，7劑。

2014年3月11日，二十七診。

左關細弦，右關緩滑略弱；舌苔薄白，舌下淡，略瘀。

睡眠變好，精神可以，吃飯有點兒噁心，胸憋。月經來了第2天，來之前腰困，白天瞌睡，口乾。停服優甲樂3週，精神好。

內服方：柴胡桂枝乾薑湯。

柴胡48克 乾薑12克 桂枝18克 瓜蔞24克 黃芩18克 牡蠣12克 甘草12克，2劑。

2014年3月13日，二十八診。

左關細弦，右關細緩滑；舌下淡，略瘀，舌苔薄白膩，舌上涎少。精神好，睡眠好，出汗好，大便好，不想吃飯。

內服方：柴胡桂枝乾薑湯＋莪朮。

柴胡48克　乾薑12克　桂枝18克　瓜蔞24克　黃芩18克　牡蠣12克　甘草12克　莪朮12克，5劑。

2014年3月18日，二十九診。

左關細弦，右關緩。

昨天檢查都正常，精神好，有些口乾。

內服方：柴胡桂枝乾薑湯（瓜蔞改為天花粉）＋莪朮。

柴胡48克　乾薑12克　桂枝18克　天花粉24克　黃芩18克　牡蠣12克　甘草12克　莪朮12克，5劑。

2014年3月25日，三十診。

左關細弦，右關細緩滑；舌苔薄白膩，舌下淡，瘀熱。

特別能睡覺，精神不太好，身體犯困，身上不疼，有點兒累，腿上有汗，但是腿是涼的，睡眠因起夜而受影響。口渴，總覺得餓，想吃飯。

內服方：真武湯＋五苓散＋麻附細辛。

附子15克　生白朮12克　生薑、茯苓、赤芍各18克　豬苓、桂枝、炒白朮、澤瀉各12克　麻黃3克　細辛3克，2劑。

2014年3月27日，三十一診。

左關細弦，右關緩弱；舌苔薄白，舌下淡，略瘀熱。

自覺出汗好就精神好，睡眠好。大便偏稀，每日一次，全身出汗，不口渴。

內服方：真武湯＋五苓散＋麻附細辛。

附子15克　生白朮12克　生薑、茯苓、赤芍各18克　豬苓、桂枝、炒白朮、澤瀉各12克　麻黃3克　細辛3克，5劑。

2014年4月1日，三十二診。

左脈細弦，右關緩弱。精神不太好，出汗可以，吃飯、睡

眠好，大便偏乾。半夜睡覺，關節涼。

　　內服方：桃桂承氣湯＋真武湯＋五苓散＋麻附細辛。

　　桂枝9克　玄明粉3克　大黃3克　甘草6克　桃仁9克　附子15克　生白朮12克　生薑、茯苓、赤芍各18克　豬苓、炒白朮、澤瀉各12克　麻黃3克　細辛3克，2劑。

　　2014年4月3日，三十三診。

　　左關細弦，右關細滑；舌苔薄白，舌下略瘀。

　　精神不好，感覺累，睡覺不踏實。大便稀，一日三次，不難受。有新起的小皮損半個指甲大，出汗可以，不火。

　　內服方：紅景天＋真武湯＋五苓散＋麻附細辛。

　　紅景天30克　附子15克　生白朮12克　生薑、茯苓、赤芍各18克　豬苓、桂枝、炒白朮、澤瀉各12克　麻黃3克　細辛3克，4劑。

　　2014年4月8日，三十四診。

　　左關細弦，右關緩滑有力；舌尖微紅，舌上有涎。

　　精神還行，大便乾，三日一次。月經當日來，有點兒腰困，前兩天有點兒上火。

　　內服方：清暑益氣湯＋桃桂承氣湯。

　　黨參12克　甘草6克　生黃耆15克　當歸6克　麥門冬9克　五味子6克　青皮6克　陳皮6克　焦神麴6克　葛根9克　蒼朮9克　生白朮9克　升麻6克　澤瀉9克　黃柏9克　大棗3枚　生薑3片　桂枝9克　玄明粉3克　大黃3克　桃仁9克，2劑。

　　2014年4月10日，三十五診。

　　左關細弦弱，右關細緩；舌苔薄有涎，舌下淡，略瘀。

　　精神好，大便偏稀，不難受，一天兩次。上火嘴乾，喝水少。

內服方：清暑益氣湯＋桃桂承氣湯＋藿香。

黨參12克　甘草6克　生黃耆15克　當歸6克　麥門冬9克　五味子6克　青皮6克　陳皮6克　焦神麴6克　葛根9克　蒼朮9克　生白朮9克　升麻6克　澤瀉9克　黃柏9克　大棗3枚　生薑3片　桂枝9克　玄明粉3克　大黃3克　桃仁9克　藿香5克，7劑。

2014年4月17日，三十六診。

左關細弦，右關細緩滑；舌苔白，舌下淡，略紅。飲食、出汗尚可，精神、睡眠好，大便偏稀，每日3~5次。

內服方：烏梅丸＋桃桂承氣湯＋藿香。

黨參6克　乾薑10克　附子6克　黃連16克　細辛3克　黃柏6克　肉桂6克　烏梅30克　當歸4克　川椒4克　桂枝9克　玄明粉3克　大黃3克　甘草6克　桃仁9克　藿香5克，5劑，半勺蜂蜜、半勺醋加入藥中。

2014年4月22日，三十七診。

左關細滑，右關細緩；舌苔薄，舌上有涎，舌下紅。
精神可以，不火，睡眠不踏實，大便每日1~2次。

內服方：烏梅丸＋桃桂承氣湯＋藿香＋黃耆＋防風。

黨參6克　乾薑10克　附子6克　黃連16克　細辛3克　黃柏6克　肉桂6克　烏梅30克　當歸4克　川椒4克　桂枝9克　玄明粉3克　大黃3克　甘草6克　桃仁9克　藿香5克　黃耆24克　防風6克，6劑，半勺蜂蜜、半勺醋加入藥中。

2014年4月29日，三十八診。

雙手關脈細弦有力；舌苔薄白略燥，舌上白涎無，舌下淡略瘀。總想睡覺，精神可以，出汗挺好，大便每日一次，上火，牙齦隱隱作痛。

內服方：烏梅丸＋桃桂承氣湯＋藿香＋黃耆＋防風＋蒲公

英。

黨參6克　乾薑10克　附子6克　黃連16克　細辛3克　黃柏6克　肉桂6克　烏梅30克　當歸4克　川椒4克　桂枝9克　玄明粉3克　大黃3克　甘草6克　桃仁9克　藿香5克　黃耆24克　防風6克　蒲公英24克，7劑，半勺蜂蜜、半勺醋加入藥中。

2014年5月6日，三十九診。

左關細緩，右關細弦滑；舌苔薄黃略燥，舌質淡紅，舌下淡，略瘀。

精神尚可，口苦，口乾，吃飯好，大便每日1~2次，正常偏稀，睡覺好，牙齦出血。月經今天結束，上個月15日持續半個月，小肚子覺得涼。

內服方：祛風敗毒散＋東垣清暑益氣湯＋小茴香＋降香。

柴胡5克　前胡5克　牛蒡子6克　連翹7克　荊芥6克　蟬蛻3克　殭蠶7克　薄荷6克　枳實5克　川芎8克　蒼朮6克　甘草3克　赤芍5克　獨活6克　羌活8克　黨參2克　黃耆3克　當歸2克　麥門冬2克　五味子2克　青皮1克　陳皮1克　焦神麴1克　葛根1克　生白朮1克　升麻1克　黃柏1克　澤瀉1克　小茴香12克　降香12克，2劑。

2014年5月8日，四十診。

左關細弦，右關細緩；舌苔薄，舌下淡紅，略瘀。

精神好，口乾、苦減輕，少腹不太涼。

內服方：祛風敗毒散＋東垣清暑益氣湯＋小茴香＋降香＋川楝子。

柴胡5克　前胡5克　牛蒡子6克　連翹7克　荊芥6克　蟬蛻3克　殭蠶7克　薄荷6克　枳實5克　川芎8克　蒼朮6克　甘草3克　赤芍5克　獨活6克　羌活8克　黨參2克　黃耆3克　當歸2克

麥門冬2克　五味子2克　青皮1克　陳皮1克　焦神麴1克　葛根1克　生白朮1克　升麻1克　黃柏1克　澤瀉1克　小茴香12克　降香12克　川楝子9克，4劑。

2014年5月13日，四十一診。

左關緩滑，右關細弦；舌苔薄，舌下淡，略瘀。小肚子感覺不涼，但要保溫，精神尚可。優甲樂停用3個月。

內服方：祛風敗毒散＋東垣清暑益氣湯＋小茴香＋降香＋川楝子＋紫石英。

柴胡5克　前胡5克　牛蒡子6克　連翹7克　荊芥6克　蟬蛻3克　殭蠶7克　薄荷6克　枳實5克　川芎8克　蒼朮6克　甘草3克

赤芍5克　獨活6克　羌活8克　黨參2克　黃耆3克　當歸2克　麥門冬2克　五味子2克　青皮1克　陳皮1克　焦神麴1克　葛根1克　生白朮1克　升麻1克　黃柏1克　澤瀉1克　小茴香18克　降香12克　川楝子9克　紫石英24克，7劑，飯前服。

2014年5月20日，四十二診。

雙手關脈細；舌苔薄白膩，舌下淡，略瘀。精神好，出汗多，腿部出汗不多。前天發燒37.9℃，發燒一天半，原來最高體溫37.2℃。有點兒咳嗽，有黃痰，肚子不涼。

內服方：止嗽散＋逍遙散＋保和丸加香砂。

桔梗、白前、紫菀、陳皮、荊芥、甘草、百部各10克　柴胡6克　生薑9克　甘草9克　薄荷2克　生白朮、茯苓、當歸、赤芍各12克　木香6克　連翹30克　焦山楂15克　焦神麴15克　砂仁6克　萊菔子12克　陳皮12克　薑半夏12克，2劑。

2014年5月22日，四十三診。

左關細，右關緩；舌淡，舌尖微紅。

精神好，咳嗽有白痰，流清鼻涕。

內服方：小青龍湯。

生麻黃、細辛、桂枝、南五味子、薑半夏、甘草、乾薑、赤芍各3克　石膏15克，7劑。

2014年5月29日，四十四診。

左關細緩，右關細弦；舌苔薄白膩，舌尖微紅，舌下淡。

檢測甲功高，大便不好，兩天一次，還有點兒咳嗽，有痰偏黃，睡覺可以，精神穩定。這次月經來第三天，腰困，偶爾咳嗽、流鼻涕，頸部去年曬傷。

內服方：逍遙散＋散結散。

柴胡6克　生薑9克　甘草9克　薄荷2克　生白朮、茯苓、當歸、赤芍各12克　炮山甲1克　全蠍2克　水蛭2克　牡丹皮9克　桑白皮9克，6劑，飯後服。

2014年6月5日，四十五診。

左關細弦，右關細緩滑；舌苔薄白，舌下淡紅。

精神可以，晚上瘙癢劇烈，全抓破了，腰偶爾困。

內服方：逍遙散＋散結散。

柴胡6克　生薑9克　甘草9克　薄荷2克　生白朮、茯苓、當歸、赤芍各12克　炮山甲1克　全蠍2克　水蛭2克　牡丹皮9克　桑白皮9克　荊芥9克　何首烏30克，6劑，飯後服，一直用溫水送服。不太癢了，可以用溫酒送服。

2014年6月12日，四十六診。

左關細弦，右關細緩滑；舌苔薄膩，舌下淡，略瘀。

精神好，牙床隱隱作痛，小便偏黃。

內服方：白虎湯＋逍遙散＋散結散。

石膏30克　知母6克　甘草12克　柴胡6克　生薑9克　薄荷2克　生白朮、茯苓、當歸、赤芍各12克　炮山甲1克　全蠍2克

水蛭2克，6劑，飯後服，大米熬水沖服。

2014年6月19日，四十七診。

左關細弦，右關弦滑有力；舌苔薄，舌上有涎，舌下淡紅，略瘀。精神好。

將馬應龍、複方蛇脂、艾洛松以4：1：1比例配製，抹到脖子上和曬傷的地方。

內服方：白虎湯＋逍遙散＋散結散。

石膏30克　知母6克　甘草12克　柴胡6克　生薑9克　薄荷2克　生白朮、茯苓、當歸、赤芍各12克　炮山甲1克　全蠍2克　水蛭2克　竹茹6克，12劑，飯後服，大米熬水沖服。

2014年7月3日，四十八診。

左關細弦，右關緩；舌苔薄白膩，舌下淡紅潤。

精神好，不覺得火，肚子不涼。

內服方：白虎湯＋逍遙散＋散結散。

石膏30克　知母6克　甘草12克　柴胡6克　生薑9克　薄荷2克　生白朮、茯苓、當歸、赤芍各12克　炮山甲1克　全蠍2克　水蛭2克　草果3克，7劑，飯後服，大米熬水沖服。

2014年7月10日，四十九診。

左關細弦，右關緩弱；舌苔白，舌下淡紅。偶爾有點兒噁心。

內服方：小柴胡湯＋四逆湯。

柴胡48克　黃芩18克　薑半夏15克　甘草18克　生薑18克　大棗20克　黨參18克　附子30克　乾薑30克，5劑。

囑咐：服藥後，一出現問題就馬上停藥。

2014年7月17日，五十診。

左關細弦，右關細滑；舌苔薄白，舌下淡紅，且潤。

吃上方沒出現問題，就是辣嗓子。精神好，身上暖和，容易出汗。

內服方：小柴胡湯＋四逆湯。

柴胡48克　黃芩18克　薑半夏15克　甘草18克　生薑18克大棗20克　黨參18克　附子30克　乾薑30克　浮小麥50克，5劑。

囑咐：服藥後，一出現問題就馬上停藥。

2014年7月24日，五十一診。

左關細緩，右關細弦；舌苔薄白，舌下淡，略瘀。

有點兒火，不燒，出汗可控。

內服方：小柴胡湯＋四逆湯。

柴胡48克　黃芩18克　薑半夏15克　甘草18克　生薑18克大棗20克　黨參18克　附子30克　乾薑30克　浮小麥50克　川烏3克，5劑。

囑咐：服藥後，一出現問題就馬上停藥。

2014年7月31日，五十二診。

左關細弦，右關細緩弱；舌苔薄，舌下淡紅，略瘀。

精神可以，有點兒火，沒發燒。

內服方：小柴胡湯＋四逆湯＋東垣清暑益氣。

柴胡48克　黃芩18克　薑半夏15克　甘草18克　生薑18克大棗20克　黨參18克　附子30克　乾薑30克　黃耆3克　當歸2克　麥門冬2克　五味子2克　青皮1克　陳皮1克　焦神麴1克　葛根1克　蒼朮1克　生白朮1克　升麻1克　黃柏1克　澤瀉1克　浮小麥50克　川烏3克，5劑。

囑咐：服藥後，一出現問題就馬上停藥。

2014年8月7日，五十三診。

左關細弦，右關細緩滑；舌苔薄白，舌下淡。

精神好，睡覺多，不火。

內服方：小柴胡湯＋四逆湯翻倍＋運脾方。

柴胡48克　黃芩18克　薑半夏15克　甘草18克　生薑18克
大棗20克　黨參18克　附子60克　乾薑60克　蒼朮6克　陳皮12克
厚朴6克　雞內金6克　枳殼6克　浮小麥50克，4劑。

囑咐：服藥後，一出現問題就馬上停藥。

2014年8月19日，五十四診。

左關細弦，右關緩弱；舌苔薄白，舌下淡。

身上容易冷，容易犯困，容易餓，睡眠可以，出汗上身偏多，甲功正常。

內服方：六味地黃＋四逆湯翻倍＋運脾方。

熟地24克　山藥12克　山萸肉12克　茯苓9克　澤瀉9克　牡丹皮9克　附子60克　乾薑60克　甘草90克　蒼朮6克　陳皮12克
厚朴6克　雞內金6克　枳殼6克　浮小麥50克，4劑。

2014年8月26日，五十五診。

左關緩滑，右關細弦；舌苔薄白，舌下淡紅。

精神好，睡眠晝夜顛倒，最近口不太乾，晚上容易餓。

內服方：疏肝和絡飲＋四逆湯。

柴胡12克　鬱金6克　首烏藤24克　牡蠣30克　厚朴6克　合歡皮15克　蒼朮6克　烏藥9克　香附6克　石菖蒲6克　附子30克
乾薑30克　甘草30克，4劑。

2014年9月2日，五十六診。

左關細，右關細緩；舌苔薄白，舌下淡，略瘀。流鼻涕，有痰，嗓子疼，症狀減輕。精神可以，體溫37.6℃。

內服方：桂枝茯苓丸＋四逆湯。

牡丹皮12克　茯苓12克　桂枝90克　桃仁12克　赤芍12克

附子30克　乾薑30克　甘草30克，4劑。

2014年9月9日，五十七診。

左關細弦，右關緩弱；舌苔薄白膩，舌下略瘀。

精神不錯，出汗可以，臉不紅了，體溫36.6℃，嗓子不疼，但啞。

內服方：四逆湯翻倍＋桂枝茯苓丸。

附子60克　乾薑60克　甘草90克　牡丹皮12克　茯苓12克桂枝90克　桃仁12克　赤芍12克，5劑。

石斛7份，泡水喝，每次30克。

2014年9月16日，五十八診。

左關細弦弱，右關細緩弱；舌苔薄白，舌下淡瘀明顯。

精神可以，例假來了腰困。

內服方：益氣逐瘀湯＋桂枝茯苓丸。

川牛膝12克　川芎12克　赤芍12克　柴胡12克　生地12克當歸12克　甘草12克　紅花6克　黃耆30克　桔梗12克　桃仁6克枳殼12克　牡丹皮12克　茯苓12克　桂枝90克，5劑。

2014年9月23日，五十九診。

左關細弱，右關細緩；舌苔薄白，舌下淡，略瘀。

精神不是很好，入睡困難。

內服方：薑半夏＋封髓丹＋酸棗仁湯。

薑半夏50克　黃柏15克　砂仁9克　甘草6克　川芎9克　茯苓12克　甘草6克　炒酸棗仁15克　知母6克，5劑。

2014年9月30日，六十診。

左關細弦，右關細緩；舌苔薄，舌下淡，略瘀。

精神挺好，出汗、睡覺挺好。

內服方：香砂六君子＋酸棗仁湯。

薑半夏50克　炒白朮12克　陳皮12克　黨參12克　茯苓12克

甘草12克　砂仁6克　香附6克　川芎9克　炒酸棗仁15克　知母

6克，8劑。

張某，男，17歲，病史2週（附2人）。

2014年5月20日，初診。

患者呈現全身散在小紅斑點。2週前感冒，扁桃體肥大，未發燒，自服感冒膠囊和阿莫西林2日，後起全身散在小紅斑點。至就診時，扁桃體還是肥大，自述從小就有，是慢性肥大。大便每日4~5次，偏稀，但肚子不難受。出汗好。

左關細弦滑，右關細滑有力；舌下淡暗，略凝，舌尖紅，苔薄白膩。患者素體偏虛，陽虛難以溫煦體內外之寒邪，方用升降散、麻桂各半湯以散寒。

內服方：升降散＋麻桂各半湯。

生麻黃3克　桂枝3克　苦杏仁3克　赤芍3克　生薑3克　大棗3克　生甘草3克　殭蠶9克　蟬蛻6克　片薑黃3克　大黃1克益母草30克。

外洗方：麻黃湯。

生麻黃15克　桂枝15克　苦杏仁15克　側柏葉30克　生甘草15克。

2014年5月29日，二診。

9日後複診，患者自述小紅斑點起得更多了，尤其是小腿。由於是學生，時間不自由，所以，希望系統地吃藥能安排在假期。現在重點治療胳膊上的小點，希望通過外用能儘快消退。

硫軟膏、馬應龍、艾洛松以3：2：1的比例調配藥膏。一

日可以抹到5次。

2014年7月10日，重新開始一診。

兩個多月後複診，患者現在已經放假，可以開始系統地服藥。自述外抹的藥沒有用。腿上的皮損較厚。出汗情況較好。

左關細滑，右關細有力；舌淡紅。

浮小麥50克，加四神煎，5劑（註：服後，小腿出汗不好的話，後兩劑晚上一次頓服，酒送）。

潤燥外洗方，6劑，夜交藤缺藥，改用首烏150克。

外塗藥：硫軟膏、馬應龍、艾洛松以3：2：1的比例調配藥膏。一日可以抹到5次。

2014年7月17日，二診。

一週後複診，患者自述頭上汗減少。身上皮損都變薄了。

左關細弦，右關細滑有力。

內服方：散結散＋四神煎。

炮山甲1克　全蠍2克　水蛭2克　川牛膝90克　黃耆240克石斛120克　遠志90克，5劑。（註：服後，小腿出汗不好的話，後兩劑晚上一次頓服，酒送）。

外洗方：桂枝茯苓外洗方。

生地30克　牡丹皮12克　桂枝90克　桃仁12克　甘草30克赤芍12克，6劑。

外塗藥：硫軟膏、馬應龍、艾洛松以3：2：1的比例調配藥膏。一日可以抹到5次。

2014年7月24日，三診。

一週後複診，患者自述皮損都變平了，還留下一些印跡。

左關細滑，右關緩滑；舌苔膩，略厚，舌下淡紅，略暗。

內服方：散結散＋四神煎。

炮山甲1克　全蠍2克　水蛭2克　川牛膝90克　黃耆240克石斛120克　遠志90克　木香6克　連翹30克　焦山楂15克　茯苓12克　焦神麴15克　砂仁6克　萊菔子12克　陳皮12克　薑半夏12克，5劑。

筆者按：患者來診，是因為前一年他的母親找我看過，對我的理論似懂非懂。

用藥正值夏季，治療效果又快又好。但是，患者正值高三，學習壓力大，加之其眼神中的那種「叛逆」，我擔心該患者的療效不會持久。但願隨著年齡的增長，他會真正地走上健康之路，從而遠離疾病。

附 1 李某某，女，45 歲，張某之母。

2013年3月21日，初診。

病史20年，下肢略重，沒有全身起過，最嚴重的部位在小腿。皮膚乾，不容易出汗，四肢皮損容易。月經3月沒有來，身上不容易熱，睡眠好，入睡快。

左脈沉細弦，右脈細緩；舌下淡玫紅，舌苔薄。

內服方：桂枝9克　赤芍9克　甘草6克　木通6克　細辛3克　大棗9克　當歸12克　吳茱萸12克　生薑18克　炒槐花12克，4劑。

2013年3月25日，二診。

身上略熱，不明顯，不火，藥辣。設法讓皮損淡。

左脈細弦，右脈緩滑；舌苔薄膩，舌下淡。

內服方：桂枝9克　赤芍9克　甘草6克　木通6克　細辛3克　大棗9克　當歸12克　吳茱萸12克　生薑18克　炒槐花12克　肉桂12克，4劑。（按：身上淡，喝點兒羊湯，讓身上熱。）

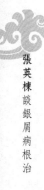

外洗方：吳茱萸30克　艾葉30克　熟地20克，3劑。

2013年3月28日，三診。

身上不熱，大便正常。

加入羊湯，沒有特殊，還可以加入辣椒。

左脈細，右脈沉緩；舌淡，舌下淡，略瘀。

內服方：肉桂9克　赤芍9克　甘草6克　木通6克　細辛3克　大棗9克　當歸18克　吳茱萸18克　生薑18克　雞內金9克，4劑。

外洗方：吳茱萸30克　艾葉30克　肉桂20克，4劑。

身上淡，喝點兒羊湯，讓身上熱。

2013年4月1日，四診。

不火，身上不熱。吃飯好，沒有喝羊湯。泡的時候，身上有點兒熱。

左脈細弦滑，右脈關緩滑；舌下淡，舌苔薄。

內服方：赤芍9克　甘草6克　木通6克　細辛3克　大棗9克　當歸18克　吳茱萸18克　生薑18克　雞內金9克　肉桂12克　烏藥12克　降香12克，7劑。

身上淡，喝點兒羊湯，讓身上熱。藥裏面放黃酒。

外洗方：吳茱萸30克　艾葉30克　熟地20克　川椒30克，7劑。

2013年4月9日，五診。

不火、不熱、不出汗，最近有月經來，沒有泡。喝黃酒，有點兒火，火得不厲害。精神可以，吃飯可以。月經第3天，第2天顏色深。

左脈細弦，右脈緩滑；舌下淡，舌苔薄。

內服方：赤芍9克　甘草6克　木通6克　細辛3克，大棗9克

當歸18克　吳茱萸18克　生薑18克　雞內金9克　桂枝12克　烏藥12克　降香12克，3劑。（按：身上淡，喝點兒羊湯，讓身上熱，多喝點兒熱湯，藥裏面放黃酒。）

洗的藥下次開，抹的藥一直沒有開。

2013年4月11日，六診。

精神好，身上暖和，就是不出汗。睡覺好，一般不心慌。

希望動起來，要學習出汗。

左脈細滑，右脈緩滑；舌苔薄且白膩，舌下淡，暗紅。

內服方： 赤芍9克　甘草6克　木通6克　生麻黃6克　蒼朮5克　細辛3克　大棗9克　當歸18克　吳茱萸18克　生薑18克　雞內金9克　桂枝12克　烏藥12克　降香12克，3劑。（按：身上淡，喝點兒羊湯，讓身上熱，多喝點兒熱湯。藥裏面放黃酒。）

2013年4月16日，七診。

精神好，吃飯好，睡覺好。透過跳舞開始出汗，每天出汗3小時。小腿也能出汗，小腿以上重，還是乾的。

左脈細緩，右脈緩滑；舌淡紅，舌下略瘀。

內服方： 赤芍9克　甘草6克　木通6克　生麻黃6克　蒼朮5克　細辛3克　大棗9克　當歸18克　吳茱萸18克　鱉甲5克　生薑18克　雞內金9克　桂枝12克　烏藥12克　降香12克，7劑。

外洗方： 吳茱萸50克　艾葉30克　熟地20克　露蜂房10克，5劑。

2013年4月23日，八診。

睡眠少，工作忙至晚12點半才睡。

左脈細弦，右脈緩滑；舌下淡暗，舌尖微紅，舌苔薄。

外洗藥先不開。喝上黃酒不熱，可以換成白酒。腿上不熱，穿棉褲。在癢處用加熱的酒塗抹。

內服方：赤芍9克　生麻黃6克　當歸18克　吳茱萸18克　鱉甲5克　生薑18克　雞內金9克　桂枝12克　烏藥12克　降香12克　牡丹皮18克　製附子3克，7劑。

2013年4月30日，九診。

最近小腿有點兒癢，大腿上覺得變平。身上不冷，但是也不熱。睡覺好，大便正常。

左脈細弦，右脈緩滑有力；舌淡，舌苔薄。

內服方：桂枝24克　肉桂12克　赤芍9克　生麻黃6克　當歸18克　鱉甲5克　生薑18克　降香12克，7劑。

這週不要洗了，多曬。

2013年5月7日，十診。

最近出汗好些，腿上差點兒，一天曬一個小時，小腿變薄。不火，睡覺好，精神好。

左脈細，右脈有力；舌淡。

內服方：桂枝48克　肉桂18克　赤芍9克　生麻黃6克　當歸18克　鱉甲5克　川牛膝12克　生薑18克　降香12克，7劑。

原先一直飯前服藥，可以改到飯後服。

2013年5月14日，十一診。

出汗可以，小腿也出，也有汗。不火，精神好，睡覺、吃飯好，出汗比原來容易。

脈細弦，緩；舌淡，舌下淡，略瘀。

內服方：桂枝72克　肉桂18克　赤芍9克　生麻黃6克　當歸18克　鱉甲5克　川牛膝12克　生薑18克　降香12克，7劑。

飯後服藥。不用洗，多曬。

2013年5月21日，十二診。

曬得胳膊、腿上都變平了，中午太陽光最強的時候曬一兩

個小時。現在出汗比原來好，腿上略少，腿上曬完就捂上。

左脈緩滑，右脈細滑；舌苔薄白，舌邊齒痕，舌下淡瘀。

內服方：真武湯。

附子15克　生白朮12克　生薑、茯苓、赤芍各18克，7劑。

前5天每日一劑，第6天吃這次的兩劑，第7天吃上次留下的兩劑。一般不火，繼續曬。

2013年5月28日，十三診。

最近沒有太陽，腿上變化不大。不火，小腿不熱，上身減一件衣服，小腿保暖。

左脈細，右脈緩；舌淡，舌下淡，略瘀。

內服方：真武湯。

附子15克　生白朮12克　生薑、茯苓、赤芍各18克　紅花3克，14劑，每日2劑。

2013年6月4日，十四診。

腿上變薄，繼續曬。胳膊上基本平了。一天吃兩服藥，不火，不熱，不流鼻血。小腿出汗還是不行，臉上和胳膊上出汗。但不可用不透氣的材質包裹皮膚，如皮料、塑料等材質。

左關細弦，右脈弱，沉取緩，舌淡。

內服方：真武湯。

附子15克　生白朮12克　生薑、茯苓、赤芍各18克　紅花3克　桂枝150克　降香12克　川牛膝18克　桔梗10克，10劑，每日1劑。

開10服，覺得火就停一下，全吃完沒藥了就歇兩天。

2013年6月18日，十五診。

吃上藥不火，不流鼻血，也不燒。出汗比原來多，原來夏天不出汗，現在開始出汗。

左關弦弱，右關緩；舌淡。

內服方：真武湯。

附子15克　生白朮12克　生薑、茯苓、赤芍各18克　紅花3克　桂枝200克　降香12克　川牛膝18克　黨參6克　桔梗10克　莪朮6克，7劑，每日1劑。

2013年6月25日，十六診。

左側耳朵有點兒疼，牙不疼。吃飯有時噁心，飯量可以，精神好。小腿上加了個套袖，有點兒熱但不出汗，其他地方能出汗。左脈細弦，右關緩；舌淡，苔薄。

內服方：紅花3克　桂枝200克　降香12克　川牛膝18克　生薑18克　大棗30克　製附子12克　甘草10克　柴胡9克　黨參6克　桔梗10克　莪朮6克　赤芍12克，6劑，每日1劑。

2013年7月2日，十七診。

耳朵不疼了，牙也不疼了。出汗比原來多了。小腿前面熱，但還是不出汗。飯量好，精神佳。

左關細弦，右關細小弱；舌淡略暗，苔薄。

內服方：紅花3克　桂枝300克　降香12克　川牛膝18克　生薑18克　大棗30克　製附子12克　甘草10克　柴胡9克　黨參6克　桔梗10克　莪朮9克　赤芍12克，6劑，每日1劑，加酒。

2013年7月9日，十八診。

不火，任何情況都不覺得涼。

左脈細弦，右脈細弱；舌下淡凝，舌苔薄且白膩。

內服方：紅花6克　桂枝150克　肉桂150克　降香12克　川牛膝18克　生薑18克　大棗30克　製附子12克　甘草10克　柴胡9克　黨參6克　桔梗10克　莪朮9克　赤芍12克，6劑，每日1劑，加酒。

2013年7月16日，十九診。

月經剛完。左脈細弦，右關細滑；舌淡，苔白膩。

內服方：土茯苓30克　茯苓30克　莪朮12克　桂枝200克　肉桂200克　羌活3克　獨活3克　防風3克　蒼朮3克　甘草6克，4劑，隔日一劑。

2013年7月23日，二十診。

不火，精神好，吃飯香，睡覺好。出汗，小腿有點兒潮，身上比原來暖了，小腿上薄了，繼續曬。

舌淡紅，苔薄白；左關細，右脈沉取有力。

內服方：茯苓30克　莪朮12克　桂枝600克　羌活3克　獨活3克　防風3克　蒼朮3克　甘草6克　生薑6克，4劑，隔日一劑，配酒喝。

2013年7月30日，二十一診。

不火，睡覺好，喝上酒腿上有點兒熱。

左關細，右關緩；舌苔薄膩，舌下淡凝。

內服方：茯苓30克　莪朮12克　桂枝600克　羌活3克　獨活3克　防風3克　蒼朮3克　甘草6克　生薑6克　生麻黃6克　白芥子3克　川烏3克，4劑。

2013年8月6日，二十二診。

覺得眼睛霧，腿上潮，小腿略乾。吃飯、精神、睡覺可以。舌淡，苔薄且燥。

內服方：茯苓30克　莪朮12克　桂枝600克　羌活3克　獨活3克　防風3克　蒼朮3克　甘草6克　生薑6克　生麻黃7克　白芥子3克　川烏3克　當歸15克　菊花6克，4劑。

2013年8月13日，二十三診。

眼睛好了，出汗還行，腿發潮，不癢。睡覺、吃飯、精神

可以，大便正常。

左關細弦，右關緩；舌淡玫紅，舌下略暗。

內服方：茯苓30克　莪朮12克　桂枝700克　羌活3克　獨活3克　防風3克　蒼朮3克　甘草6克　生薑6克　生麻黃7克　白芥子3克　川烏3克　當歸15克　菊花6克，9劑。

囑咐最後一天吃兩服，每天喝紅糖水。

2013年8月27日，二十四診。

稍感口乾，中間兩天耳朵痛，喉嚨有痰。

左脈細弦，右脈細滑；舌淡紅，舌下略瘀，舌苔薄。

內服方：六君子湯。

茯苓、陳皮、炒白朮、黨參、甘草各12克　川烏3克　丹皮12克　赤芍12克，5劑。

2013年9月3日，二十五診。

喉嚨無痰，耳朵不疼，有點兒口乾。有點兒火，腿上不熱且發癢，有點兒乾，有點兒紅，出汗可以。大便正常，例假正常。左脈細弦，右脈細滑；舌淡，舌下略瘀。

內服方：六君子去半夏。

茯苓、陳皮、炒白朮、黨參、甘草各12克　川烏3克　丹皮12克　赤芍12克　雞血藤60克，5劑。

2013年9月10日，二十六診。

口乾，小腿出汗不行，大便正常。

左脈細弦，右關滑；舌苔薄白，舌下淡。

內服方：六君子去半夏。

茯苓、陳皮、炒白朮、黨參、甘草各12克　川烏3克　丹皮12克　赤芍12克　雞血藤60克　川牛膝12克　柴胡6克，5劑。

2013年9月17日，二十七診。

不火，精神好，出汗可以，小腿、胳膊都可以出。

左關細弦，右脈弦滑；舌淡，舌下略瘀。

內服方：六君子。

薑半夏3克　炒白朮12克　陳皮12克　黨參12克　茯苓12克
甘草12克　川烏3克　草烏3克　製附子9克　丹皮12克　赤芍12克
雞血藤60克　川牛膝12克　柴胡6克，5劑。

2013年9月24日，二十八診。

吃上藥挺好，不難受，早上吃藥有點兒噁心。大便可以，有點兒稀。

左脈細弦，右關細，略滑；舌淡，舌下淡，瘀熱。

內服方：六君子。

薑半夏5克　炒白朮12克　陳皮12克　黨參12克　茯苓12克
甘草12克　川烏3克　草烏3克　製附子9克　丹皮12克　赤芍12克
雞血藤60克　川牛膝12克　柴胡6克　石斛30克，10劑。

2013年10月8日，二十九診。

喉嚨癢，身上熱，出汗可以，有時覺得身上燙。

左脈細弦，右關細，略滑。

夏季為通，秋陽氣內斂腠理漸閉，開腠解鬱，氣液宣通，加熱不能宣通，動風而不能通，故癢。

內服方：散外感方＋熟四物。

荊芥6克　防風6克　蘇葉3克　銀花9克　連翹9克　竹葉3克
茯苓6克　陳皮6克　桃仁、當歸、熟地、川芎各9克，7劑。

外洗方：止癢合劑。

首烏藤30克　白鮮皮30克　白蒺藜30克　當歸15克　苦參、防風各12克，7劑，外洗。

2013年10月15日，三十診。

皮膚乾，有新的小點，癢減輕。秋季收斂，治療需要用離卦，內外要使熱，中間鬱熱要用清。

內服方：養津通陽方去三甲，加龜板。

沙參15克　淫羊藿30克　旱蓮草30克　牡丹皮9克　蟬衣6克　殭蠶6克　雞內金5克　仙茅10克　麥門冬15克　赤芍9克　龜板5克　女貞子30克，5劑。

2013年10月29日，三十一診。

洗了一個月，到2013年4月30日就不洗了。後來一直曬，有小紅點，不太癢。從秋季開始泡，不火，從來沒有燒過，感冒了也不燒。大便正常，每日一次，便不乾。

左關細弦，右關細滑；舌淡，舌下暗，略瘀。

內服方：桂枝茯苓丸。

牡丹皮12克　茯苓12克　桂枝90克　桃仁12克　赤芍12克　當歸30克　生黃耆60克　沙參30克，7劑。

外洗方：麻黃湯外洗方。

生麻黃15克　桂枝15克　苦杏仁15克　甘草15克　側柏葉30克　夜交藤60克，5劑，外洗。

附 2 張某某，女，19 歲，張某之姐。

2013年7月23日，初診。

小時候就便乾，肚子不疼，吃涼熱之食都不影響肚子。精神好，平時不火，平時吃麻仁潤腸丸，量不夠，這次囑咐繼續吃，一天6個，分3次。食療配合，飲食清淡，如煮菠菜、白菜幫拌香油吃。

舌苔白厚；左脈細弦，右脈弦滑。

內服方：生白朮60克　蒼朮6克　元明粉6克　甘草9克　元

胡6克　枳殼10克　枳實10克，4劑，隔天吃。

　　白芍100克　當歸100克，4劑，熬好，沖服顆粒劑，平日也可當水飲。

　　2013年7月30日，二診。

　　大便兩天一次，還是偏乾，服藥後才有便意。

　　舌淡，根部厚膩，舌下淡暗；左脈細弦，右脈細滑。

　　內服方：當歸30克　麻子仁18克　鬱李仁24克　枳殼10克　厚朴10克　生地30克　升麻3克　生白朮50克，4劑。

　　2013年8月13日，三診。

　　嗓子疼引起咳嗽，且劇烈，服用甘草片。有火，喝水少。服藥後才有便意，肚子不難受。月經正常，第二天。

　　舌淡，舌苔水滑。

　　內服方：逍遙散。

　　柴胡6克　生薑9克　甘草9克　薄荷2克　生白朮、茯苓、當歸、赤芍各12克，3劑。

　　石斛30克，5劑，泡水喝。

　　2013年8月27日，四診。

　　最近一個星期沒有吃藥，大便3天一次，不太乾。不咳嗽，嗓子不疼。舌淡；雙手脈細弦。

　　內服方：當歸60克　白芍60克，6劑。

　　繼續喝石斛水。

　　2013年9月3日，五診。

　　大便3天一次，嗓子不疼不癢。

　　左關細弦，右關細弦滑；舌淡，舌苔薄白。

　　內服方：當歸90克　白芍60克　桃仁30克　桂枝12克　元明粉6克　大黃3克　甘草6克，10劑。

2013年9月17日，六診。

大便不稀，精神好。

左關細弦，右關細滑；舌淡，苔薄有力。

內服方：當歸90克　白芍60克　桃仁30克　桂枝12克　元明粉3克　大黃2克　甘草6克，3劑。

服用肥兒丸。

2013年9月24日，七診。

內服方：當歸90克　白芍60克　桃仁30克　桂枝12克　元明粉3克　大黃2克　甘草6克，6劑。

2013年10月15日，八診。

大便可以，2~3天一次，便不乾。腿不冷。

左脈細，右脈細滑；舌淡，舌下淡，略瘀。

內服方：當歸120克　石斛30克　桃仁30克　桂枝12克　元明粉2克　大黃1克　甘草6克，10劑。

 張某某，女，7歲，病史10個月。

2013年7月18日，初診。

服用銀屑靈膏、複方甘草膠囊，外用艾洛松、蛇脂軟膏。

囑停用4週，觀察。

2013年8月27日，二診。

不癢，不難受，吃飯、睡覺正常，大便每日一次。

左關細弦，右脈緩；舌質暗紅，舌苔略膩。

病情沒有變化。

內服方：桂枝茯苓丸。

牡丹皮12克　茯苓12克　桂枝90克　桃仁12克　赤芍12克。

2013年9月2日，三診。

左關細弦，右關細緩；舌下淡暗，苔白膩。

9月1日晚7時服藥，當晚12時嘔吐，流鼻血。原先飯前服藥，這次改飯後服，精神好，出汗好，面部減輕。不火。

內服方：桂枝茯苓丸。

牡丹皮12克　茯苓12克　桂枝90克　桃仁12克　赤芍12克　生薑15克　吳茱萸3克，6劑，飯後服用。

2013年9月10日，四診。

左脈細弦，右脈細滑；舌淡，舌下淡暗。

精神好，吃飯好，睡覺好，四肢出汗。

內服方：桂枝茯苓丸。

牡丹皮12克　茯苓12克　桂枝90克　桃仁12克　赤芍12克　生薑15克　吳茱萸5克　紅花3克，6劑，飯後服用。

2013年9月16日，五診。

左脈細弦，右脈細滑；舌淡暗紅，苔膩。

全身有汗，家長說上身消失快，不火，大便正常。

重點觀察腿上熱不熱。

內服方：桂枝茯苓丸。

牡丹皮12克　茯苓12克　桂枝90克　桃仁12克　赤芍12克　生薑15克　吳茱萸5克　紅花3克　白花蛇舌草24克　土茯苓15克　生麻黃3克，6劑，飯後服用。

2013年9月23日，六診。

左關細弦，右關細滑；舌淡，略瘀，苔薄白。精神好，吃飯好，睡覺好，注意小腿保暖，身上容易熱，怕熱。

內服方：桂枝茯苓丸。

牡丹皮12克　茯苓12克　桂枝90克　桃仁12克　赤芍12克　生薑15克　吳茱萸5克　紅花3克　白花蛇舌草24克　土茯苓15克

生麻黃5克　丹參15克，6劑，飯後服用。

2013年9月30日，七診。

左關細弦，右關細滑；舌苔白，舌下深紅，瘀熱。

臉上皮損變薄，有點兒癢，上面出汗，下面不出，大便正常，睡眠正常。

病機為瘀熱於上，觀察頭上變化。

內服方：桂枝茯苓丸。

牡丹皮12克　茯苓12克　桂枝90克　桃仁12克　赤芍12克生薑15克　生麻黃5克　丹參15克　殭蠶12克　蟬蛻9克　大黃1克，9劑，飯後服用。

2013年10月10日，八診。

左關細弦，右關滑有力；舌紅，苔薄膩。

不火，下肢運動時微微出汗，上身出汗尚可，頭部皮損變薄，腿上邊緣厚，睡覺好。

內服方：桂枝茯苓丸。

牡丹皮12克　茯苓12克　桂枝90克　桃仁12克　赤芍12克生薑15克　生麻黃5克　丹參15克　殭蠶12克　蟬蛻9克　大黃1克　生白朮24克　雞內金6克，7劑，飯後服用。

2013年10月17日，九診。

左關細弦，右關細滑；舌苔薄，舌下略暗，略瘀。

頭部皮損變薄，睡覺好，吃飯好。

內服方：桂枝茯苓丸。

牡丹皮12克　茯苓12克　桂枝90克　桃仁12克　赤芍12克生薑15克　生麻黃9克　丹參30克　大黃2克　炮甲珠2克，7劑，飯後服用，飯後喝酒。

2013年10月24日，十診。

左脈細，右脈弱；舌苔白膩，舌下淡暗，略瘀。

精神、吃飯一般，睡眠尚可，身上有點兒熱。

內服方：桂枝茯苓丸＋防風通聖丸原方。

牡丹皮12克　茯苓12克　桂枝90克　桃仁12克　赤芍12克
生白朮6克　生梔子3克　連翹18克　生麻黃6克　荊芥6克　元明
粉1克　薄荷6克　當歸15克　川芎9克　石膏30克　滑石9克　桔
梗9克　大黃2克　甘草3克　苦參6克　黃芩9克　防風6克　炮甲
珠2克，7劑。

2013年10月31日，十一診。

左脈細，右脈細滑；舌苔薄，舌下淡暗。

週一流鼻血，週二嘔吐，身上不冷不熱。

內服方：桂枝茯苓丸＋防風通聖丸原方。

牡丹皮12克　茯苓12克　桂枝90克　桃仁12克　赤芍12克
生白朮6克　生梔子3克　連翹18克　生麻黃6克　荊芥6克　元明
粉1克　薄荷6克　當歸15克　川芎9克　石膏30克　滑石9克　桔
梗9克　大黃2克　甘草3克　苦參6克　黃芩9克　防風6克　炮甲
珠2克　吳茱萸5克　殭蠶9克，7劑，喝溫酒。

2013年11月7日，十二診。

左脈細弦，右關細滑；舌苔根白膩，舌下瘀熱。

沒有流鼻血，身上不太熱，吃飯不好，睡覺好，精神好，
大便正常。

內服方：桂枝茯苓丸＋防風通聖丸原方。

牡丹皮12克　茯苓12克　桂枝90克　桃仁12克　赤芍12克
生白朮6克　生梔子3克　連翹18克　生麻黃6克　荊芥6克　元明
粉1克　薄荷6克　當歸15克　川芎9克　石膏30克　滑石9克　桔
梗9克　大黃2克　甘草3克　苦參6克　黃芩9克　防風6克　炮甲

珠2克　吳茱萸5克　雞內金9克　草果2克，6劑，隔日服，喝溫酒。

2013年11月14日，十三診。

左關細弦，右關細緩；舌淡，苔薄白。

身上不熱，不想喝酒，大便每日一次。

內服方：桂枝茯苓丸＋防風通聖丸原方。

牡丹皮12克　茯苓12克　桂枝90克　桃仁12克　赤芍12克　生白朮24克　生梔子3克　連翹18克　生麻黃6克　荊芥6克　元明粉1克　薄荷6克　當歸15克　川芎9克　石膏30克　滑石9克　桔梗9克　大黃2克　甘草3克　黃芩9克　防風6克　炮甲珠2克　吳茱萸3克　雞內金15克　草果2克，6劑，隔日服。溫酒、羊湯，不想喝。

2013年11月21日，十四診。

左關細弦，右脈細緩；舌苔薄膩，舌下淡，略瘀。面部減輕明顯，身上留個邊，頭上也薄了，面部變薄明顯。

內服方：麻附細辛湯。

麻黃、附子、細辛各3克　紅花3克　雞內金3克，7劑。

2013年11月28日，十五診。

左關細弦，右關細滑有力；舌苔薄膩，舌下略瘀。

出汗不是很好，面部、身上都在變薄，服藥無不適。小腿熱，但不出汗。

內服方：麻附細辛湯。

麻黃、附子、細辛各3克　枳殼6克　蘇木6克，5劑。

2013年12月5日，十六診。

左脈細弦，右脈細緩；舌苔白膩。

胳膊、腿上能出汗，臉上在散，不噁心，肚子不難受，情

緒不好，睡覺踏實。

內服方：麻附細辛湯。

麻黃、附子、細辛各3克　枳殼6克　蘇木6克　柴胡6克，5劑。

2013年12月12日，十七診。

左脈細弦，右關細緩滑；苔薄白膩，舌下淡瘀。

最近晨起乾咳，肚子不難受，大便好，每日1~2次，精神好，睡覺好，吃飯正常，無不適。

內服方：枳殼6克　蘇木6克　麥門冬30克　天花粉12克　生山楂15克　五味子20克　烏梅15克，4劑。

2013年12月17日，十八診。

左關細弦，右關細緩；苔薄白膩，舌下淡。晨起乾咳，2天後好。

內服方：枳殼6克　蘇木6克　麥門冬30克　天花粉12克　生山楂15克　五味子10克　烏梅15克　鬼箭羽9克，9劑。

2013年12月26日，十九診。

左脈細，右脈緩；舌下淡、略瘀，苔薄白。

不再咳嗽，精神、吃飯、睡覺、大便正常。胳膊、小腿不出汗，腿部出少許汗，身體不冷，肚子不難受。

內服方：枳殼6克　蘇木6克　麥門冬30克　天花粉12克　生山楂30克　五味子10克　烏梅15克　鬼箭羽12克　神麴12克，10劑。

2014年1月7日，二十診。

左關緩，右關細弦滑；舌苔薄白，舌下淡紅，略瘀。

出汗可以，嗓子乾，略有痰，吃飯不太好，小腿不出汗，大便略乾。

內服方：保和丸加香砂。

木香6克　連翹30克　焦山楂50克　茯苓12克　焦神麴15克　砂仁6克　萊菔子12克　陳皮12克　薑半夏12克　大黃1克，10劑。

2014年1月21日，二十一診。

左關細弦，右關細緩滑；苔薄黃膩，舌下淡。

11、12日身體發熱，體溫達39.2℃，無精神，但不咳嗽。最近不太想吃飯，精神好，皮膚偏乾。

內服方：薏苡附子敗醬散。

生薏苡仁30克　敗醬草24克　附子15克　生山楂50克，7劑。

2014年2月13日，二十二診。

左脈細，右脈細緩；舌下淡，舌苔薄膩。

精神好，睡眠好，吃飯差。大便好，身體出汗，但胳膊和腿部不出汗，身上基本平了。

內服方：四甲散。

炮甲珠、鱉甲、雞內金、龜板各5克，7劑，一劑吃兩天。

2014年3月4日，二十三診。

雙手關脈細弱；舌苔白膩。臉部皮損不厚了，精神好，吃飯香，睡覺好，大便乾，喉嚨有痰，出汗。

內服方：四甲散。

炮甲珠、鱉甲、雞內金、龜板各5克　薑半夏15克　元明粉3克，7劑，一劑吃兩天。

🍃 趙某某，男，70歲，病史50年（附1人）。

筆者按：患者年高，為本院同事的父親，病史久長，反覆治療，越治越重。治療開始，相約療程為年，要想治，先看一

兩年再說。經過較長時間的發燒，不料見效很快。

發燒期間，患者在他女兒科室住院，這也算得天獨厚的條件。

筆者反覆強調：在保證生命安全的前提下，才能放手讓身體燒。等於是他女兒保安全，才使筆者的治療思路得以實現，這裏要感謝患者及其家屬的信任和配合。

可惜，這樣一個驚心動魄的病例，由於記錄簡單，無法讓大家看到全貌。但願今後的病例記錄可以更規範化，更有示範意義。在治療過程中，不僅銀屑病、出汗獲得了較好的效果，連患者本身的靜脈曲張、嘴唇發紺、舌下瘀斑明顯都得到了很好的改善。

患者女兒認同，不僅治了病，更讓患者整體健康得以提升，這讓筆者甚感欣慰。

2013年6月20日，初診。

反覆治療一次比一次加重，下肢瀰漫成片，肥厚。靜脈曲張嚴重，曾經做過手術。小腿和腰後左側大片肥厚。吃飯可以，精神可以，出汗少，偶爾便秘。

左關細弱，右脈緩滑；舌淡，舌下淡暗。

內服方：蒼朮9克　黃柏9克　懷牛膝12克　生薏苡仁15克　石斛60克　生黃耆90克　連翹30克　莪朮6克，7劑。

2013年6月27日，二診。

左脈細弦滑，右脈緩弱；舌苔薄膩，舌下淡瘀。

大腿出汗，小腿不出汗。精神好，吃飯好。

患者要求輸液，建議可用脈絡寧注射液。

內服方：蒼朮9克　黃柏9克　懷牛膝12克　生薏苡仁15克　石斛60克　生黃耆150克　連翹30克　莪朮6克　遠志12克，7劑。

2013年7月4日，三診。

左關細弦弱，右脈緩滑；舌苔白膩，舌下暗，略瘀。

鱗屑減少，左小腿能出點兒汗，右小腿還是不出汗。

內服方：蒼朮15克　黃柏9克　懷牛膝12克　生薏苡仁15克石斛90克　生黃耆180克　連翹30克　牡丹皮15克　炮甲珠5克焦山楂30克，7劑。

過一段時間可以喝酒，先把肝功能檢查一下。

2013年7月11日，四診。

入院檢查肝功正常，醫囑開始喝酒。右小腿無汗。

左脈細弦，右脈緩滑；舌下淡瘀，舌上有涎。

內服方：蒼朮15克　黃柏9克　懷牛膝12克　生薏苡仁15克石斛120克　生黃耆240克　連翹30克　牡丹皮15克　炮甲珠5克焦山楂30克　薑半夏12克，7劑，開始慢慢加溫白酒。

2013年7月18日，五診。

白酒喝上了，喝上酒出汗比原來要好，有點兒癢。大便每日一次，出汗上部多、下部少。

左脈細，右脈緩；舌苔白膩，舌下淡紅，舌下暗瘀。

內服方：蒼朮15克　黃柏9克　懷牛膝12克　生薏苡仁15克石斛120克　生黃耆240克　連翹30克　牡丹皮15克　炮甲珠5克焦山楂30克　薑半夏12克，7劑，溫酒翻倍。

2013年7月25日，六診。

感冒，發燒38℃，住院用藥後體溫正常。平時，便秘。

左脈細弦，右脈細滑；舌質暗，苔白厚膩，舌下暗瘀。

2013年8月1日，七診。

不喝酒，不要用手搔，鱗屑最厚的地方在臀部和腰部。

左脈細弦，右脈緩。

內服方：蒼朮15克　懷牛膝12克　生薏苡仁15克　石斛120克　生黃耆240克　連翹30克　炮甲珠5克　焦山楂30克　薑半夏12克，7劑，停用酒。

2013年8月8日，八診。

舌下淡暗，舌苔薄白。

內服方：平胃散＋五苓散。

蒼朮、厚朴、甘草各6克　陳皮12克　茯苓、豬苓、桂枝、炒白朮、澤瀉各12克，7劑。

2013年8月15日，九診。

舌苔白，舌下暗瘀；左關浮滑有力，右脈細滑。

原來外側重，現在內側也發起來了。肚子不難受，大便干，兩天一次，用開塞露。腿腫且疼，由皮損引起。

內服方：連翹30克　炒山楂15克　神麴15克　柴胡18克　黃芩9克　薑半夏12克　桃仁15克　茯苓15克　丹皮12克　赤芍12克，3劑。

2013年9月2日，十診。

現在全身皮損明顯變薄，患者不能久立，否則腿疼。大便兩天一次，需用開塞露。最近怕冷，經常哆嗦，局部出汗。

左關細，右關緩滑；舌下暗，舌苔薄燥，舌上有涎。

內服方：桃仁18克　紅花6克　生地30克　赤芍12克　丹皮12克　當歸30克　丹參30克　沙參30克　麥冬30克　薑半夏15克　黃芩12克　黃連6克　黃柏12克　白花蛇舌草30克，3劑。

2013年9月10日，十一診。

現在主要是夜晚全身癢，小腿長時間站立或行走會疼。精神好，吃飯好。全身皮損明顯變薄，整體不厚，大便兩天一次，還是用開塞露。

左脈細弦，關滑，右脈緩弱；舌下淡紅略暗，舌苔左側白膩。

內服方：桃仁24克　紅花6克　生地50克　赤芍12克　丹皮12克　當歸30克　丹參30克　沙參30克　麥冬30克　黃芩12克　黃連6克　製附子3克　黃柏12克　白花蛇舌草30克　苦參15克　白蒺藜15克，7劑。

2013年9月16日，十二診。

嗓子乾，有白痰，不能久立，大便一兩天一次，有兩次沒有用開塞露。吃飯、睡覺尚可，精神不太好，白天乏力。小腿不出汗，身上癢。

左關浮細滑，右脈浮滑；舌淡，舌下暗，舌苔白，舌上有涎。

內服方：六君子湯。

茯苓、陳皮、炒白朮、黨參、薑半夏、甘草各12克　山豆根9克　射干9克　石斛60克　雞血藤30克，7劑。

鹽和醋，無感溫度泡澡。

2013年9月23日，十三診。

手上退出來了，小腿不出汗，大便每日一次。喉嚨不疼，有白色痰，量不多，咳嗽症狀輕。掉皮屑，是碎末，比原來少。精神可以，吃飯、睡眠正常。深夜一兩點癢得厲害。

左脈細滑，右脈緩滑；舌質淡暗，舌白，苔根左側薄。

內服方：茯苓、陳皮、炒白朮、黨參、薑半夏、甘草各12克　石斛60克　雞血藤30克，7劑。

2013年9月30日，十四診。

大腿根內側有新生的鱗屑，不能久站，癢減輕，大便還是用開塞露。有時口乾，不苦。用外洗藥泡了一個星期。

左關細弦滑，右關緩滑；舌苔薄膩，舌質淡，紋理差。

內服方：六君子湯。

茯苓、陳皮、炒白朮、黨參、薑半夏、甘草各12克　石斛60克　雞血藤30克　桃仁18克，7劑。

2013年10月8日，十五診。

左關細弦滑，右關浮洪滑；舌苔薄膩，舌下淡暗紅。

內服方：六君子湯＋桂枝茯苓丸。

茯苓、陳皮、炒白朮、黨參、薑半夏、甘草各12克　桃仁18克　牡丹皮12克　桂枝30克　赤芍12克　石斛60克　雞血藤30克，7劑。

2013年10月15日，十六診。

左關細滑，右關緩滑有力；舌苔白，舌下淡暗。

大便可以，不是一天一次，不乾。

內服方：六君子湯＋桂枝茯苓丸。

茯苓、陳皮、炒白朮、黨參、薑半夏、甘草各12克　桃仁12克　牡丹皮12克　桂枝30克　赤芍12克　石斛120克　雞血藤30克　生大黃1克，7劑。

2013年10月21日，十七診。

左關細弦滑，右關細緩；舌苔薄，左側略厚，舌下淡，略瘀。精神可以，肚子不難受，吃飯好，大便不太好，一兩天一次。

內服方：六君子湯＋桂枝茯苓丸。

茯苓、陳皮、炒白朮、黨參、薑半夏、甘草各12克　石斛150克　雞血藤30克　桃仁30克　牡丹皮12克　桂枝30克　赤芍12克　生大黃1克　元明粉2克　柴胡6克，7劑。

2013年11月5日，十八診。

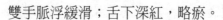

雙手脈浮緩滑；舌下深紅，略瘀。

大便好，兩日一次，身上不冷，胳膊和腿部出汗。

內服方：六君子湯＋桂枝茯苓丸。

茯苓、陳皮、炒白朮、黨參、薑半夏、甘草各12克　石斛150克　雞血藤30克　桃仁50克　牡丹皮12克　桂枝90克　赤芍12克　生大黃1克　元明粉2克　柴胡6克，7劑。

2013年11月12日，十九診。

雙手脈浮緩滑有力；舌下暗、瘀，苔薄白燥。

內服方：六君子湯＋桂枝茯苓丸。

茯苓、陳皮、炒白朮、黨參、薑半夏、甘草各12克　石斛150克　雞血藤30克　桃仁50克　牡丹皮12克　桂枝90克　赤芍12克　生大黃1克　元明粉2克　柴胡6克　丹參50克，7劑，每天喝半杯酒，溫飲。

2013年11月19日，二十診。

左脈細緩，右脈浮緩；舌苔白膩，偏左側，舌下淡，略瘀。身上暖和，微汗，主要在腳踝。

內服方：六君子湯＋桂枝茯苓丸。

茯苓、陳皮、炒白朮、黨參、薑半夏、甘草各12克　石斛150克　雞血藤50克　桃仁50克　牡丹皮12克　桂枝90克　赤芍12克　生大黃1克　元明粉2克　柴胡9克　丹參50克，7劑，每天喝半杯酒，溫飲。

2013年12月5日，二十一診。

皮膚好，小腿不出汗，原先做過靜脈曲張手術。

左脈細弦，右關浮緩滑有力；舌苔薄白，舌下淡，略凝，沒有明顯瘀象。

內服方：六君子湯＋桂枝茯苓丸。

茯苓、陳皮、炒白朮、黨參、薑半夏、甘草各12克　石斛150克　雞血藤50克　桃仁50克　牡丹皮12克　桂枝90克　赤芍12克　生大黃1克　元明粉2克　柴胡9克　丹參50克　萊菔子12克焦山楂12克，7劑，每天喝半杯酒，溫飲。

2013年12月12日，二十二診。

11日發燒37.8℃，沒有用藥。大便每日1次。

左關浮緩滑，右脈細弦滑；舌下淡、略瘀，舌苔偏左側，略白。

內服方：六君子湯＋桂枝茯苓丸。

茯苓、陳皮、炒白朮、黨參、薑半夏、甘草各12克　石斛150克　雞血藤50克　桃仁50克　牡丹皮12克　桂枝90克　赤芍12克　生大黃1克　元明粉2克　柴胡9克　丹參80克，萊菔子12克焦山楂12克，7劑，每天喝半杯酒，溫飲。

2013年12月24日，二十三診。

腳踝還是不通，精神好，睡覺、吃飯都好，大便正常。出汗正常。

左關細弦滑，右關緩滑；舌苔薄黃膩，舌下淡瘀。

內服方：六君子湯＋桂枝茯苓丸。

茯苓、陳皮、炒白朮、黨參、薑半夏、甘草各12克　石斛150克　雞血藤50克　桃仁50克　牡丹皮12克　桂枝90克　赤芍12克　生大黃1克　元明粉2克　柴胡9克　丹參80克　萊菔子12克焦山楂12克　鬼箭羽9克，7劑，每天喝半杯酒，溫飲。

2014年1月14日，二十四診。

頭上有新出的皮損，胃口不舒服，左肩也不舒服。

左關細弦，右關細緩；舌苔薄白，舌下淡，略瘀。

內服方：疏肝活絡飲。

柴胡12克　鬱金6克　首烏藤24克　牡蠣30克　厚朴6克　合歡皮15克　蒼朮6克　烏藥9克　香附6克　石菖蒲6克　元胡9克　合歡花12克，7劑。

2014年1月21日，二十五診。

情志不舒，大便不加元明粉不下。

舌苔白，舌下淡、略暗，紋理略差。

內服方：疏肝活絡飲。

柴胡12克　鬱金6克　首烏藤24克　牡蠣30克　厚朴6克　合歡皮15克　蒼朮6克　烏藥9克　香附6克　石菖蒲6克　元胡9克　合歡花12克　當歸120克　柏子仁30克　枳殼15克，7劑。

2014年2月11日，二十六診。

皮損增多。大便正常，情緒不好，精神可以，吃飯好，睡眠正常。出汗不正常，範圍小，量少。皮損乾燥，裂口。

左關細弦，右關細緩滑；舌苔白，偏於左側，舌下淡。

內服方：逍遙散。

柴胡6克　生薑9克　甘草9克　薄荷2克　生白朮、茯苓、當歸、赤芍各12克　合歡花30克　菖蒲9克　遠志9克　生麻黃3克　附子3克　細辛3克，7劑。

外洗方：夜交藤90克　黃精30克　黃耆30克　白及3克　甘草60克　生麻黃9克，7劑，泡完後立即抹油。

2014年2月18日，二十七診。

左關細弦滑，右關細緩滑；舌苔薄白，偏於左側，舌下變淡，略瘀。精神、吃飯、睡覺、大便、出汗都稍好。

內服方：逍遙散。

柴胡6克　生薑9克　甘草9克　薄荷2克　生白朮、茯苓、當歸、赤芍各12克　合歡花30克　菖蒲9克　生麻黃3克　附子3

克　細辛3克　香附3克，7劑。

外洗方：夜交藤90克　黃精30克　黃耆30克　白及3克　甘草60克　生麻黃9克，7劑，泡完後立即抹油。

2014年2月25日，二十八診。

出汗挺好，睡眠、吃飯、大便均好，精神有些疲憊。

左關浮滑，右關細滑；苔黃白膩，舌下淡略瘀。

內服方：逍遙散。

柴胡6克　生薑9克　甘草9克　薄荷2克　生白朮、茯苓、當歸、赤芍各12克　合歡花30克　菖蒲9克　生麻黃3克　附子3克　細辛3克　香附3克　生龍骨15克　牡蠣24克，7劑。

外洗方：夜交藤90克　黃精30克　黃耆30克　白及3克　甘草60克　生麻黃9克　芒硝15克，7劑，泡完後立即抹油。

2014年3月4日，二十九診。

一天出汗時間較短，睡眠、吃飯、大便均好。

左關細弦，右關細緩；舌苔厚、白、略燥，舌下淡，略瘀。

內服方：逍遙散。

柴胡6克　生薑9克　甘草9克　薄荷2克　生白朮、茯苓、當歸、赤芍各12克　合歡花30克　菖蒲9克　生麻黃3克　附子3克　細辛3克　香附3克　生龍骨15克　牡蠣24克　炮甲珠3克　研細末，溫酒沖服。

外洗方：夜交藤90克　黃精30克　黃耆30克　白及3克　甘草60克　生麻黃9克　芒硝15克，7劑，泡完後立即抹油。

2014年3月20日，三十診。

左關細弦，右關滑有力；舌質暗瘀，舌苔薄，略燥，舌下暗燥膩，舌苔白。

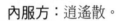

內服方：逍遙散。

柴胡6克　生薑9克　甘草9克　薄荷2克　生白朮、茯苓、當歸、赤芍各12克　合歡花30克　菖蒲9克　生麻黃3克　附子3克　細辛3克　香附3克　生龍骨15克　牡蠣24克　牡丹皮12克　元胡6克　大黃1克，7劑。

炮甲珠3克，研細末，溫酒沖服，有點兒瘀滯，上次未用，這次加上。

外洗方：夜交藤90克　黃精30克　黃耆30克　白及3克　甘草60克　生麻黃9克　芒硝15克，7劑，泡完後立即抹油。

2014年3月27日，三十一診。

精神、吃飯、睡覺好，大、小便正常。上身出汗多，腳踝不出汗，腳上出汗。

左關細弦，右關緩滑；苔白略膩，舌下深紅略暗。

內服方：逍遙散。

柴胡6克　生薑9克　甘草9克　薄荷2克　生白朮、茯苓、當歸、赤芍各12克　合歡花30克　菖蒲9克　生麻黃3克　附子3克　細辛3克　香附3克　生龍骨15克　牡蠣24克　牡丹皮12克　元胡6克　大黃1克　生薏苡仁24克　藿香3克，7劑。

炮甲珠3克，研細末，溫酒沖服。

外洗方：夜交藤90克　黃精30克　黃耆30克　白及3克　甘草60克　生麻黃9克　芒硝15克，7劑，泡完後立即抹油。

2014年4月3日，三十二診。

痰白，呈塊狀，難咳出。

舌下淡略瘀，苔薄白膩；左關細弦，右關滑有力。

內服方：逍遙散。

柴胡6克　生薑9克　甘草9克　薄荷2克　生白朮、茯苓、

當歸、赤芍各12克　合歡花30克　菖蒲9克　生麻黃3克　附子3克　細辛3克　香附3克　生龍骨15克　牡蠣24克　牡丹皮12克　元胡6克　大黃1克　生薏苡仁24克　藿香3克　乾薑3克　五味子10克，7劑。

炮甲珠3克，研細末，溫酒沖服。

2014年4月10日，三十三診。

痰比以前利，記憶力變差。

舌下深紅，舌苔白膩；左關細弦，右脈緊。

內服方：逍遙散。

柴胡6克　生薑9克　甘草9克　薄荷2克　生白朮、茯苓、當歸、赤芍各12克　合歡花30克　菖蒲9克　生麻黃3克　附子3克　細辛3克　香附3克　生龍骨15克　牡蠣24克　牡丹皮12克　元胡6克　大黃1克　生薏苡仁24克　藿香3克　乾薑3克　五味子10克　炒神麴10克，7劑。

炮甲珠3克，研細末，溫酒沖服。

2014年4月17日，三十四診。

大便正常，出汗相對減少，症狀較前減輕。

左關緩滑，右關略緊；苔黃白厚膩，舌下淡，略瘀。

內服方：逍遙散。

柴胡6克　生薑9克　甘草9克　薄荷2克　生白朮、茯苓、當歸、赤芍各12克　合歡花30克　菖蒲9克　生麻黃3克　附子3克　細辛3克　香附3克　生龍骨15克　牡蠣24克　牡丹皮12克　元胡6克　大黃1克　生薏苡仁45克　藿香3克　乾薑3克　五味子10克　炒神麴10克　川烏3克，7劑。

2014年4月24日，三十五診。

左關浮細滑，右關浮緩滑有力；苔根膩，舌下略瘀。

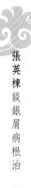

內服方：逍遙散。

柴胡6克　生薑9克　甘草9克　薄荷2克　生白朮、茯苓、當歸、赤芍各12克　合歡花30克　菖蒲9克　生麻黃3克　附子3克　細辛3克　香附3克　生龍骨15克　牡蠣24克　牡丹皮12克　元胡6克　大黃1克　生薏苡仁45克　藿香3克　乾薑3克　五味子12克　炒神麴10克　川烏3克　川牛膝12克，7劑。

炮甲珠3克，水蛭1克，研細末，溫酒沖服，有點兒瘀滯。

2014年4月29日，三十六診。

左關細弦，右關緩滑有力；舌苔薄白，舌下淡，略瘀。

最近好得快，出汗需要控制。

內服方：真武湯。

附子15克　生白朮12克　生薑、茯苓、赤芍各18克　合歡花30克　生麻黃2克　紅花3克，7劑。

炮甲珠3克，水蛭1克，研細末，溫酒沖服，有點兒瘀滯。

2014年5月8日，三十七診。

左關細緩滑，右關浮緩滑；舌苔薄白膩，舌下略暗、瘀。

內服方：真武湯。

附子15克　生白朮12克　生薑、茯苓、赤芍各18克　合歡花30克　生麻黃2克　紅花3克　川牛膝12克，7劑。

炮甲珠3克，水蛭1克，研細末，溫酒沖服，有點兒瘀滯。

2014年5月27日，三十八診。

最近消化不好，大便兩天一次，不乾。左側中部及脅肋不適。皮損全無。最近吃粽子，胃部不適。

醫囑：忌涼、甜、黏的食物。

左關細弦，右關細緩滑；舌苔薄白膩，舌下淡，略瘀。

內服方：逍遙散＋平胃散＋散結散。

柴胡6克　生薑9克　甘草9克　薄荷2克　生白朮、茯苓、當歸、赤芍各12克　蒼朮6克　厚朴6克　陳皮12克　炮山甲1克　全蠍2克　水蛭2克，7劑。

2014年6月3日，三十九診。

左關細緩，右關緩；舌苔薄膩，舌質略暗。大便兩日一次。

內服方：逍遙散＋平胃散＋散結散。

柴胡6克　生薑9克　甘草9克　薄荷2克　生白朮、茯苓、當歸、赤芍各12克　蒼朮6克　厚朴6克　陳皮12克　炮山甲1克　全蠍2克　水蛭2克　火麻仁30克　大黃1克，7劑。

2014年6月10日，四十診。

出汗多。為使下半身出汗而讓頭部多出汗，這是錯誤的做法，應堅持「寧可不出，不可多出」的原則。

左關細滑，右關緩滑有力；舌苔白膩，舌下淡，略瘀。大便一兩天一次，基本正常。

內服方：逍遙散＋平胃散＋小承氣＋散結散。

柴胡6克　生薑9克　甘草9克　薄荷2克　生白朮、茯苓、當歸、赤芍各12克　蒼朮6克　厚朴6克　陳皮12克　大黃3克　枳殼10克　厚朴10克　炮山甲1克　全蠍2克　水蛭2克　當歸50克　川牛膝12克，7劑。

2014年7月10日，四十一診。

出汗好，精神好，吃得多，拉得少，不乾。

左關細弦，右關細滑有力。

內服方：運脾方。

蒼朮6克　陳皮12克　甘草6克　厚朴6克　雞內金6克　枳殼6克，7劑。

2014年7月17日，四十二診。

左關細弦滑，右關細緩滑；舌苔根厚膩。

內服方：運脾方。

蒼朮6克　陳皮12克　甘草6克　厚朴6克　雞內金6克　枳殼6克　草果2克，7劑。

2014年7月24日，四十三診。

左關細弦，右關緩；舌苔白，略厚，舌下淡，略瘀。

肚子舒服，精神好。

內服方：運脾方。

蒼朮6克　陳皮12克　甘草6克　厚朴6克　雞內金6克　枳殼6克　草果3克，14劑。

2014年8月12日，四十四診。

舌苔白略厚。吃得多，未開藥吃山楂。

2014年8月21日，四十五診。

左關細弦，右關緩滑；舌苔白，苔根略膩，舌下淡。大便干，兩日一次。

內服方：枳殼10克　厚朴10克　生大黃3克　火麻仁30克當歸30克　遠志6克，7劑。

2014年8月28日，四十六診。

左關細弦，右關緩滑有力；舌苔薄膩，舌下淡，略瘀。腰部有些疼痛。

內服方：枳殼10克　厚朴10克　生大黃3克　火麻仁60克當歸30克　遠志6克，7劑。

附 1 魏某某，女，73 歲，趙某某之妻。

2014年2月25日，初診。

筆者按：最初找我是因為我的治療方法對她丈夫的銀屑病有效果。給她治療是在她因心臟病和腦梗塞住院時，因心下不適做腸鏡，導致胃大出血1500毫升（此處記憶不準確，但出血量應該只多不少），住院部醫生要求做胃鏡，而我反對，說治療的目的是幫助他人更好地生活，如果真要查出什麼來，不僅這個73歲的老人會有問題，連她的老伴也會有問題。我們可以先試試，看能不能不要查，而是幫助患者減輕痛苦和恐懼呢？

於是故事開始了──

左關緩滑，右關弦細；舌苔薄，舌下淡，略有瘀熱。

每天喝甘麥大棗湯，精神可以，吃飯尚可，睡眠正常，大便正常，有時一天兩次。

內服方：太子參15克　合歡皮15克　麥冬18克　五味子24克　柴胡6克　牡蠣12克　製附子3克　黃耆15克　雞內金6克，7劑。

2014年3月4日，二診。

精神可以，胃口無不適。

雙手關脈，細緩略弦；舌質淡，舌苔薄白，舌下淡紅，略瘀。

內服方：太子參15克　合歡皮15克　麥冬18克　五味子24克　柴胡6克　牡蠣12克　製附子3克　黃耆15克　雞內金6克　仙鶴草30克　升麻3克，7劑。

2014年3月20日，三診。

面色發白，現在出汗不多，精神不太好。

左關細弦，右關緩滑；舌苔薄，舌下淡。

內服方：太子參15克　合歡皮15克　麥冬18克　五味子24克　柴胡6克　牡蠣12克　製附子3克　黃耆15克　雞內金6克　合歡

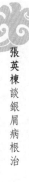
花30克　遠志3克　紅景天15克，7劑。

2014年3月27日，四診。

精神好，吃飯、睡覺好，有時心情不好，血壓就高。視力有些模糊。

左關細弦，右關緩滑；舌下淡，有瘀熱，舌苔薄，舌質略紅。

內服方：太子參15克　合歡皮15克　麥冬18克　五味子24克　柴胡6克　牡蠣12克　製附子3克　黃耆15克　雞內金6克　合歡花30克　遠志3克　紅景天15克　珍珠母24克，7劑。

2014年4月3日，五診。

視力模糊，壓差大，低壓低。肚子半夜不舒服，半夜易醒尿多。

舌質淡紅，舌下淡略瘀；左關細弦，右關細滑。

內服方：太子參15克　合歡皮15克　麥冬18克　五味子24克　柴胡6克　牡蠣12克　製附子3克　黃耆15克　雞內金6克　合歡花30克　遠志3克　紅景天15克　珍珠母24克　黃柏9克　覆盆子10克　枸杞子15克　龍膽草1克，7劑。

2014年4月10日，六診。

輸脈絡寧，快輸完時左後背疼，壓差還是大，低壓50mmHg。

左關細弦，右關細緩；舌苔薄，舌下略暗。

內服方：太子參15克　合歡皮15克　麥冬18克　五味子24克　柴胡6克　牡蠣12克　淫羊藿6克　黃耆15克　雞內金6克　合歡花30克　遠志3克　紅景天15克　黃柏9克　覆盆子10克　蘇木6克　菊花9克，7劑。

2014年4月17日，七診。

精神、吃飯、睡覺正常，脈壓差大，有時走路有點兒晃，身體虛，囑咐吃紅參。

左關緩滑，右關細弱。

內服方：太子參15克　合歡皮15克　麥冬18克　五味子24克　柴胡6克　牡蠣12克　淫羊藿6克　黃耆15克　雞內金6克　合歡花30克　遠志3克　紅景天15克　黃柏9克　覆盆子10克　蘇木6克　菊花9克，7劑。

紅參嚼服，每日1~2克。

2014年4月24日，八診。

精神好，脈壓差還是很大。

左關細弦，右關緩弱，有時長太息。

內服方：太子參15克　合歡皮15克　麥冬18克　五味子24克　柴胡6克　牡蠣12克　淫羊藿6克　黃耆15克　雞內金6克　合歡花30克　遠志3克　紅景天15克　黃柏9克　覆盆子10克　蘇木6克　菊花9克，7劑。

紅參嚼服，每日3克。甘麥大棗每天飲用，內服，隔日1劑。

2014年5月8日，九診。

精神可以，早晨容易醒，半夜舌頭髮僵，肚子有點兒脹。

左關細滑，右關弦滑；舌苔薄，舌下淡紅，略暗。

內服方：太子參15克　合歡皮15克　麥冬18克　黃柏12克　甘草9克　五味子15克　元胡8克　砂仁6克（後下），7劑。

炮甲珠3克，水蛭1克，研細末，隔天吃。

紅參嚼服，每日3克。甘麥大棗每天飲用，內服，隔日1劑。

2014年6月10日，十診。

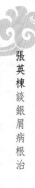

不火，精神可以，偶爾胸懣。

左脈細滑略緊，右關緩弱；舌淡，舌下瘀熱，散在紅。

紅參嚼服，每日3克。甘麥大棗每天飲用。

內服方：清暑益氣湯，加大量。

黨參12克　甘草6克　黃耆15克　當歸6克　麥門冬9克　南五味子6克　青皮6克　陳皮6克　焦神麴6克　葛根9克　蒼朮9克　生白朮9克　升麻6克　澤瀉9克　黃柏9克　大棗9克　生薑3克，7劑。

炮甲珠3克，水蛭1克，研細末，每天吃一次。

2014年7月10日，十一診。

精神好，旅遊回來，腰疼，嘴有點兒麻。

左關細弦，右關細緩滑，略弱；舌淡，紅潤。

紅參嚼服，每日3克。甘麥大棗每天飲用。

內服方：四逆散。

柴胡9克　赤芍9克　枳殼9克　甘草9克　雞內金9克　炒杜仲10克　枸杞子12克　菊花9克，7劑。

炮甲珠3克，水蛭1克，研細末，每天吃一次。

2014年8月12日，十二診。

精神差，睡眠不好，舌頭有點兒麻。

舌苔薄白；左關細緩，右關弦。

紅參嚼服，每日3克。甘麥大棗每天飲用。

內服方：四逆湯＋小柴胡湯。

附子30克　乾薑30克　甘草30克　柴胡48克　黃芩18克　薑半夏15克　生薑18克　大棗20克　黨參18克，3劑。

2014年8月21日，十三診。

舌淡，舌下略紅；左關細弦，右關緩滑。

夜間，嘴唇黏糊感嚴重。舌尖疼且澀，睡眠不佳。

內服方：百合50克　生地12克　合歡花30克　枳殼10克，7劑。

2014年8月28日，十四診。

整體狀況不錯，嘴裏黏糊感減輕，耳鳴。

左關細弦，右關緩；舌苔薄膩，舌下淡。

內服方：百合50克　生地12克　合歡花30克　枳殼10克　珍珠母24克，7劑。

周某某，男，7歲，桂林。

筆者按：先是媽媽有病，媽媽的病源於愛穿裙子。接著，孩子病了。以下是媽媽做的病程實錄，相信患友會從中獲得一些啟示。

與病的緣分，總是要有因果的。

與醫生的緣分，和病是離不開的。

到兒子病了，就是筆者與這一家緣分的開始。

看小周的治療經歷，皮損的變化是重點嗎？不是。

小周的病，自始至終只是一個病的「尾巴」而已，皮損一直不重。

真正的重點是他的發燒沒有用退燒藥和感冒藥而癒的過程，並且在這個過程中，身體逐漸變得強壯……

2013年8月5日，初診。（按：皮損侷限，發病緩慢，是陰，還是陽？好治，還是難治？機體的反應力強，還是弱？）

發病20多天，停藥15天，皮損侷限在頭部，介紹「發熱誘導療法」。（按：即調整機體各方面機能，讓身體有自發發熱散邪的機會。）

平素胃口不好，容易拉肚子，感冒發燒會引起拉肚子，一般會持續半個月，大便黏，不愛出汗。

左脈細，右脈細緩；舌下淡玫紅，舌尖微紅，舌苔白膩。

內服方：黨參9克　炒白朮9克　茯苓9克　甘草9克　乾薑6克　黃連3克　薑半夏9克　桂枝12克　大棗15克，14劑。

囑關注小腿出汗，如果發燒，39.5℃之內可以不做處理，不要用藥，把中藥也停掉，休息、飲水，靜觀人體自然進程。

2013年8月26日，二診。

沒發燒，小腿前面有汗，頭部皮損先散後收。睡眠時出現喊叫、多動、站立的現象。

精神不錯，吃飯尚可，家長強調經常拉肚子，大便比較黏。最近，感冒鼻塞。

舌尖紅，舌苔薄膩，雙手脈細弱。

內服方：黨參9克　炒白朮9克　茯苓9克　甘草9克　乾薑6克　黃連3克　薑半夏9克　桂枝12克　大棗15克　土茯苓24克　細辛3克　龍齒6克，7劑。

2013年9月13日，三診。

睡眠好，喉嚨經常會嘶啞。

內服方：黨參9克　炒白朮9克　茯苓9克　甘草9克　乾薑5克　黃連2克　薑半夏6克　桂枝6克　柴胡9克　黃芩6克　吳茱萸3克　生龍齒5克　大棗5枚，7劑。飯後喝，分2~3次溫服。

2013年10月10日，四診。（按：四君子為主，前3診對於身體的治療收效滿意，為後續的治療奠定基礎。）

精神、吃飯、睡覺尚可。

左關細弦，右關細滑；舌尖紅，舌下紅，略瘀。

（按：治本收效，可治標，此謂速效長效兼顧。）

內服方：蒼耳子散合防風通聖加減。

蒼耳子10克　辛夷10克　細辛3克　吳茱萸6克，14劑。

2013年11月6日，五診。

（按：此診開始進入遠程模式。）

諸症減輕，大便黏，清晨時有鼻塞。舌苔薄白膩。治標為主，兼治本。

內服方：蒼耳子10克　辛夷10克（包煎）　細辛3克　吳茱萸6克　蒼朮10克　生麻黃3克　生大黃5克　荊芥6克　防風6克　川芎24克　石菖蒲6克，7劑。

2013年11月13日，六診。

服上次藥後，不再鼻塞。無汗，頭上有一個小硬痂。

睡眠不好，大便一天1~2次，黏膩。

舌下淡瘀，舌尖略紅。

內服方：蒼耳子10克　生白朮60克　雞內金15克　焦山楂30克　蒼朮10克　生大黃5克　荊芥6克　炒萊菔子9克　川芎24克　石菖蒲6克，7劑。

囑觀察大便、睡眠、精神、出汗及痂皮的情況。

2013年11月19日，七診。

大便：一日1~2次，黏膩。

鼻：前幾天，因洗澡著涼，晚上睡覺鼻塞。

咽喉：有少許痰，睡前會清嗓子。

內服方：升清降濁湯。

藿香9克　辛夷9克（包煎）　白芷9克　桔梗9克　蔓荊子6克　焦山楂30克　萊菔子12克　石菖蒲12克　全瓜蔞12克　雞內金15克，7劑。

2013年11月26日，八診。

大便不黏，每日2次。25日流鼻血，量少。（按：鼻血也是「給邪出路」，不超過20分鐘不可止，可以用溫熱水洗臉，讓「給邪出路」的過程更順利。）服藥期間，尿床兩次。

舌苔膩，舌下淡。

（按：升散的藥物類似麻黃，可「發其陽」，如果有潛在的腎氣不足，會出現小便不利的症狀，可以考慮飯前加六味，或者加桂枝、茯苓等通陽化氣之方應對。停用發越之方，回顧脾胃也可。）

內服方：考慮保和丸、越鞠丸等方。

焦神麴30克　川芎9克　蒼朮6克　香附6克　焦栀子6克，7劑，飯後服用。

2013年12月3日，九診。

眼睛：眼乾，睡前左眼有血絲。一年前，因打遊戲，視力下降到1.0。

鼻：因著涼而流清鼻涕，後來鼻腔乾燥，有點兒鼻塞。

大便：一天兩次，順暢。

小孩頭部的皮損已完全消失，還有一塊小小的新生的，但頭髮不再擰在一起，新的皮損只是表面上有一層白色皮屑，這是服藥以來最好的情況了。

出汗情況：易出汗且均勻。每天堅持運動，出汗半小時。

舌苔根膩。

內服方：焦神麴30克　川芎9克　蒼朮6克　香附6克　焦栀子6克　蒼耳子6克，7劑，飯後服用。

囑附：少打遊戲，保護眼睛；觀察鼻子症狀的變化。

2013年12月11日，十診。

眼睛不適減輕。

鼻腔：乾燥，鼻涕乾結，不鼻塞。

眼睛：有好轉，但小孩從早晨6：30起床，一直到晚8：30才睡著，睡前兩眼還有紅血絲，但較少。

舌苔薄白膩，舌下淡。

頭部的皮損：上週新生的逐漸變小，後腦又起了兩塊，都是又小又薄，頭髮不會擰在一起，新的皮損只是表面上有一層白色皮屑。

患者問：「小孩跑步出汗時需要帶上帽子讓頭部也出汗嗎？我跑步時，頭上也會出汗。」（按：這是患兒母親的提問，她也患有銀屑病。）

醫者答：「平常頭部不要戴帽子。如果遇到特別冷的天氣，前額覺涼疼痛，可以戴帽子。」

內服方：焦神麴30克　川芎9克　蒼朮6克　香附6克　焦梔子6克　雞內金6克　雞血藤15克，7劑，飯後服用。

囑咐：少打遊戲，保護眼睛。

2013年12月17日，十一診。

小孩頭部的皮損，上週新生的幾片沒改變，左右兩側又起了兩塊，都是又小又薄，長出來一週了，頭髮也不會擰在一起，現在頭上有6~7塊。因為癢，孩子會忍不住抓破。還有一個情況，在後腦會看到幾處正常皮膚上蓋有一層薄薄的白色皮屑，這個部分沒有被抓破。我覺得整體在好轉，比原來那種又大又擰毛髮的狀況好。

舌苔薄膩，舌下淡，略瘀，舌苔有點兒膩。

（按：小孩舌下一直很淡，加上養血藥變化也不明顯，為了不礙胃，先去掉血分藥，讓脾胃慢慢恢復運化。）

內服方：焦神麴30克　川芎9克　蒼朮6克　香附6克　焦梔

子6克　雞內金6克　藿香6克　陳皮6克，7劑，飯後服用。

　　囑咐：出汗後不要著涼，不要吃黏性食物，可以多吃一點兒蘿蔔；皮損越散越好，複習正常出汗的4個要素。

　　2013年12月25日，十二診。（按：冬天來臨，如果沒有足夠的身體穩態，皮損也會變厚。這個時候不要緊張，靜待身體內的「春天」甦醒。）

　　頭上還是那麼多塊，有一塊變得毛髮攢緊，其餘尚好，身體在好轉。以前從外面跑回來，身上有汗，即使馬上換衣服都免不了要著涼流鼻涕，晚上就鼻塞，10天中有6天鼻塞。現在好一點兒，即使流鼻涕，加衣保暖，鼻涕就不流了。家長認為這是孩子的身體在變暖，能抵抗住一般的風寒。

　　內服方：蒼朮12克　生麻黃3克　羌活3克　桔梗9克　萊菔子9克　蒼耳子9克　膽南星6克，7劑，熬25分鐘，飯後喝。

　　2014年1月1日，十三診。

　　頭上還是那麼多塊，經仔細觀察，每塊都在變大變薄。這周天氣早上4℃，中午13℃，很多人患感冒，患兒有一點兒濃鼻涕，但晚上睡覺不塞，早上有點兒咳，平時也不見有什麼症狀。一如既往地放學就出去玩，渾身大汗，只能在後背塞一塊毛巾，中午、下午各塞一塊，有時全濕，有時又被身體「烤」乾了。

　　舌苔薄膩，舌下淡、略瘀，有皮損被抓破。

　　內服方：蒼朮12克　生麻黃3克　五味子9克　白花蛇舌草30克　乾薑5克　細辛2克　製附子3克　茯苓9克，7劑，熬150分鐘，飯後喝。（按：有附子的方子，保險起見，都會讓患者所有藥同煎，煎夠兩個半小時。）

　　2014年1月8日，十四診。

頭上每塊都在變大變薄，雖然被抓得鮮血淋漓，怵目驚心，但每一片都是在變大，毛髮不撑。這是治療以來沒有見過的新情況。原來他的皮損會直接消失，新長出的一般是小片，但毛髮會撑。在這一週，所有皮損慢慢變大，變薄的情況還是第一次見。

這週天氣半夜4℃，白天18℃，服完熱藥，鼻塞好轉，早上有點兒乾咳。一如既往地放學就出去玩，渾身大汗，只能在後背塞一塊毛巾，中午、下午各塞一塊，有時全濕，有時又被身體「烤」乾了。然而，鼻塞的原因找到了，他的腳容易出汗，中午回家換一次襪子和鞋，下午再換一次，晚上依然流清鼻涕，而把腳放在火爐上烤，鼻涕就沒了。

舌苔黃膩，舌下淡。

內服方：生薏苡仁30克　製附子12克　敗醬草18克，5劑（按：吃5劑，歇兩天），熬150分鐘，飯後喝。

2014年1月15日，十五診。（按：不讓家長關注皮損並不現實，於是應該引導患者去認識：天氣的變化帶給正常人皮膚的變化換算到皮損上便會放大，這個一點兒都不大驚小怪，我們要做的是讓身體更好，而不只是讓皮損見輕。認識到這點好處，可以幫助患者放鬆情緒，讓心情處於一種穩態。）

頭上的皮損本週收得很快，且皮損不癢，沒有出現新皮損；睡覺好，一覺到天亮。生活方式沒改變，依然在學校玩得全身是汗，中午換後背的毛巾和鞋襪。本週不再鼻塞，外出回來會有清鼻涕，一烤火就沒了。小朋友的身體在變暖，能抵抗寒氣的入侵。

舌淡，舌尖紅，苔薄黃膩。

內服方：生薏苡仁30克　製附子15克　敗醬草18克，5劑，

熬150分鐘，飯後服。

2014年1月22日，十六診。

頭上沒出現新皮損，有些在變小，有三處沒變化，有薄薄的白皮覆蓋，但癢。

睡覺好，一覺到天亮。

活動量加大，早6點半醒，晚8點半睡著。白天在外面活動5~6個小時，一般兩小時會回家喝水，換鞋，換毛巾，汗很均勻。但無法計算出汗時間，也不排除出汗後，安靜時又反吸回去的現象。不再流鼻涕，晚上睡覺時呼吸比較重。

舌下淡瘀，舌苔薄膩。

內服方：生薏苡仁30克　製附子15克　敗醬草18克　細辛3克，5劑，熬150分鐘，飯後服。

2014年1月28日，十七診。

頭上沒出現新皮損，原有的皮損在變小。

睡覺時，小朋友經常會說：「好熱，好熱！」

舌苔白膩，舌質淡，舌下淡略瘀。

內服方：蒼耳子10克　製附子15克　敗醬草30克　蒼朮6克　羌活3克　桔梗10克　紫蘇葉6克　細辛2克　生麻黃3克　炒萊菔子9克，5劑，熬150分鐘，飯後服。

2014年2月11日，十八診。

小朋友春節期間沒長新皮癬，舊的在慢慢好轉，身體強壯了，不再輕易感冒。臉圓了，小臉有點兒紅潤了，不像以前青青黃黃的。

家長反思：頭上的牛皮癬並不是在2013年初次發作，在2012年的夏末秋初，他頭上就有兩點，毛髮也有點兒擰，擦了好多藥都不起效，一個月後，自己消失了。這樣的情況發作過

兩次，都是在夏末秋初。此外，下面3種情況或許是導致孩子發病的根源。

（1）家裏屋頂每逢春季就漏雨，導致家裏潮濕，甚至衣櫃裏都發霉。2013年最厲害，現在已修好。

（2）每年放暑假，孩子天天都在瘋玩，體力透支。

（3）每年放暑假，孩子都在學校的一個露天小水池中游泳，每天游4~5次，游得嘴唇發紫都不想起。

經過兩個月又冷又濕的春天雨季，又經過一個又熱又潮的夏季，加上他體力透支，游泳著涼，就發了牛皮癬。舌尖微紅，舌苔薄，舌下淡，玫紅。

內服方：蒼耳子10克　製附子15克　敗醬草30克　蒼朮6克　羌活3克　桔梗10克　紫蘇葉6克　細辛3克　石菖蒲9克　辛夷9克（包）　炒萊菔子9克　川芎18克，5劑，熬150分鐘，飯後喝。

醫生回覆：（1）總結得比較到位，但是改起來並且堅持下去不易，慢慢來；（2）注意不要出汗後著涼，如果流鼻血屬於正常，用溫水保持流得通暢。

2014年2月19日，十九診。（按：他的身體強壯了許多，這是對治療效果最好的肯定。）

小朋友已連續4週沒出現新皮損，原有的皮損在慢慢地變好，很不錯。

現在開學了，小朋友不會像放假時玩得那樣瘋，體力消耗也少了一點，依然會在中午回家換毛巾和鞋襪。與原來不同的是，即使他的衣服是濕的，也只是流點清鼻涕，回家烤烤火就好，不會發展得很嚴重。我覺得，他的身體是強壯了許多。

舌淡，苔薄白膩，舌下淡，略瘀。

內服方：蒼耳子10克　製附子15克　敗醬草30克　生薏苡

仁30克　羌活3克　桔梗10克　紫蘇葉6克　細辛3克　石菖蒲9克
辛夷9克（包）　炒萊菔子9克　川芎60克，5劑，熬150分鐘，
飯後喝。

囑咐：注意不要出汗後著涼，如果流鼻血屬於正常，用溫水保持流得通暢。

2014年2月26日，二十診。（按：家長還是關注皮損，這是認識不到位的表現。一定要明白，越到後期，越要關注療效「三階梯」。）

小朋友原有的皮損在本週飛快地消失，前額髮際起了一點兒新的，很小，如芝麻大，頭髮不擰。

眼睛癢，老用手揉，後來才知道是在學校裏和同學玩那種手拿的小遊戲機，用眼過度導致的。

（桂林）現在整天下雨，小孩淘氣，老去踩水玩，一天要換4~5雙鞋和襪。和小朋友玩起來，也不管地板濕不濕，就往地上爬，一天要換兩套衣服。

不過，即使他的衣服是濕的，也只是流點兒清鼻涕，回家烤烤火就好，不會進一步發展得更嚴重。

鼻子堵，晚上睡著會有小小的鼾聲，早上起床前會咳幾聲。舌苔中膩，舌下淡。

內服方：蒼耳子10克　製附子15克　敗醬草30克　生薏苡仁60克　乾薑6克　五味子10克　紫蘇葉6克　細辛3克　石菖蒲9克　辛夷9克（包）　炒萊菔子9克　川芎60克，5劑，熬150分鐘，飯後喝。

2014年3月5日，二十一診。（按：天氣轉暖，對於皮損有利。這種皮損的變化，對於患者更多的是心理上的安慰。）

小朋友原有的皮損在本週已完全消失，前額髮際起的那一

點兒新的，不變，很小，如芝麻大，頭髮不擰。總體在進步，很好。

本週依然下雨，經仔細觀察，每到不服藥的那兩天，小朋友感冒的症狀就會加重，不是鼻涕多就是總咳嗽。最近兩週出現新情況：感冒以頭疼的方式出現，太陽穴疼，風池穴疼，沒辦法，只能喝薑水，喝完會好一點兒，連續喝兩三天才會解除症狀。於是，我質疑：服藥時，藥力是不是分了一部分去治感冒了？（按：藥物既治人，又治病，最終是治人。所以，分一部分力量去治感冒這種說法比較有趣，但與治療機理關係不大。）

舌苔薄膩，舌下淡。

內服方：升清降濁法。

訶子9克　藿香15克　紫蘇葉10克　細辛3克　生薏苡仁12克柴胡6克　黃芩6克　桂枝6克　赤芍6克　石菖蒲9克　辛夷9克（包）　炒萊菔子9克　川芎6克　薑半夏6克　茯苓6克，6劑，泡60分鐘，熬60分鐘，去渣再煎10~15分鐘，飯後喝。

回覆：感冒和皮損是一體的，所以本身就在一起治療。

2014年3月11日，二十二診。

小朋友頭前部僅有的一點皮損本週無明顯變化，仔細看是變大了，頭髮不擰，且癢。

感冒症狀好轉，不咳，不流鼻涕。

上一週有兩晚，這一週有一晚，又做惡夢，一般會在10~11點起來大哭大鬧。上週鬧得很厲害，這一週決定晚7點不准下樓玩，在家安安靜靜地看書，等待睡覺。睡前不想可怕、激動的事，要想一些快樂的事（這點是他自己總結的）。

本週好一點兒，只在被窩裏哭了一晚，沒起來亂跳亂鬧。

　　我覺得總是半夜哭鬧對孩子的身心有損，到底是成長過程中生長過快的原因（他在春天長得比較快，身高明顯增加），還是脾不好影響睡眠呢？回想每年的夏季，他都會有點兒睡不安穩，小時候吃小兒七星茶很有效，但涼藥多，不能多吃。

　　去年就像這樣每天晚上起來鬧，鬧了一個月，就生牛皮癬了。我不知道睡不好與牛皮癬之間有什麼必然的聯繫。

　　舌下淡，舌苔薄。

　　內服方：訶子9克　藿香15克　紫蘇葉10克　細辛3克　生薏苡仁12克　柴胡6克　黃芩6克　桂枝6克　赤芍6克　石菖蒲9克　遠志9克　木香6克　川芎6克　薑半夏6克　茯苓6克，6劑，泡60分鐘，熬60分鐘，去渣再煎10~15分鐘，飯後服。

　　用硫黃皂洗臉和頭部，兩日一次。

　　思考：春天陽氣升發，有一些「動」象，要觀察，不要緊張。

　　2014年3月19日，二十三診。

　　大便黏膩。

　　小朋友頭前部僅有的一點兒皮損本週無明顯變化，洗了硫黃皂後不太癢了，也就不抓了，出血少了。可以看到白色的皮屑圍成一圈，如黃豆大小。皮損剛長出來時如芝麻大，現在明顯在變大變薄。另外，沒有新的皮損出現。

　　上幾週忘了匯報，在服用製附子15克　的幾週裏，有4~5次流鼻血，每次都不會流淌下來，只是在鼻腔裏有血，來不及讓血盡情地流下來，就沒了。

　　小孩這週沒有一點兒感冒的症狀，很好。

　　天依然下雨，較之前段日子，氣溫上升，有風的時候增多。基本是半天下雨，半天陰。空氣濕度大，衣服要兩三天才

乾，也不能直接穿，要進烘衣機裏烤過才能穿。

舌下淡略瘀，舌苔薄膩。

內服方：烏梅30克　川椒6克　吳茱萸15克　薑半夏12克 生薑7片　大棗6枚（掰開），7劑。

用硫黃皂洗臉和頭部，兩日一次。

2014年3月26日，二十四診。（按：外用藥與內服藥一定 要保持方向一致。在安全的前提下，劑量是可以調整的，有時 出現的差錯正是科學發現的線索，感謝患兒家屬如實地記錄下 這些點點滴滴。）

無論在學校還是在家，玩得都是渾身大汗。奇怪的是，即 便如此，晚上也沒有任何感冒的跡象，不鼻塞，不咳。

報告一個錯誤，第一週洗硫黃皂時看錯藥方，洗成了一天 兩次，效果奇佳。這週才發現錯誤，改成兩天一次。起初，皮 損泛起白色皮屑，變癢，最後兩天結痂，不見了。後腦的一小 點兒，如芝麻大，不是新起的，是原來就有的。

總體很好，出汗變多，也開始多喝水。

舌苔右側略膩，多於左側，舌質暗淡。

（分析：少陽或者陽明病？濕熱鬱結，導致少陽輸轉不 利？）

內服方：小柴胡湯加三仁湯，主要關注二便，看大便黏膩 的變化。

柴胡9克　黃芩9克　薑半夏9克　杏仁9克　白蔻仁9克　生 薏苡仁9克　雞內金12克　甘草3克，7劑。

2014年4月16日，二十五診。（按：心身疾病，心的治療 也很重要。）

本週有個很大的收穫，小朋友晚上起來亂喊亂叫的問題解

決了。我偶爾發現他晚上喊的內容與白天的事有關，於是自己檢討教育方式。給他更寬鬆的環境，儘量聆聽他的心聲，晚睡前表達父母對他的愛意。於是好了，不鬧了。本週，他開始和小朋友練習打籃球，有時睡前也去偷偷練，回來倒頭就睡，再沒起來哭鬧過。不過，我不懂藥，不知道是不是大夫開的藥有安神的作用。總之，身體狀況和精神面貌都很好。開心了很多，和父母的關係很好。

新的皮損很快變大，今天開始縮小了。（按：把皮損情況放在次要的位置，是個進步。）

舌下淡。

內服方：黨參2克　甘草1克　生黃耆3克　當歸2克　麥冬2克　五味子1克　青皮1克　陳皮1克　焦神麴2克　葛根1克　蒼朮2克　生白朮2克　升麻1克　澤瀉2克　黃柏2克　羌活1克　獨活2克，7劑，飯後吃。

囑咐：下週把當地未來一週的天氣情況介紹一下。

2014年4月23日，二十六診。

頭上一共有三點皮損，最新的一點不見了，還有兩點，但都縮小了很多，不錯。

小朋友學校很多人感冒了，有些班級都停了課，他一點兒事都沒有，整天打籃球，睡得也很好，飯量稍差。

內服方：黨參2克　甘草1克　生黃耆3克　當歸6克　麥冬2克　五味子1克　青皮1克　陳皮1克　焦神麴2克　葛根1克　蒼朮2克　生白朮2克　升麻1克　澤瀉2克　黃柏2克　羌活1克　獨活2克，7劑，飯後吃，多次熱服。

2014年4月30日，二十七診。（按：皮損由進展緩慢到變化較快，是好還是不好呢？「紅癢新小煩」所要表達的是機體

反應能力在如何變化。）

小朋友的情況和我一樣，皮損發得比以往多，頭上又新出現五六點。發現的時間是4月23日左右，上一次沒報告，是因為發完郵件才發現的。皮損小，像針尖大，癢，很散，頭的前後左右都有。據我觀察，新皮損一週的發展，有些變大了一點，有些還是小如針尖。過完年後，小朋友的皮損從發現到變大，又到縮小，最後到消失的週期在變短，由原來的兩個月到六週，再到一個月。皮損處的毛髮都不掉。

小朋友情緒很好，很精神，整天笑嘻嘻的，與父母的關係非常好。

未來一週的天氣是晴，北風3級，氣溫是20℃~26℃。有陽光，很舒適的天氣。即使有陽光，因為前一週都下雨，所以濕度很大。

舌下淡，舌苔薄。鼻子堵，鼻涕清。

內服方：蒼耳子10克　蒼朮6克　當歸50克　白芷6克，7劑，水煎服。

硫黃皂，每日洗一次頭，注意洗後不要著涼。

2014年5月7日，二十八診。

頭上的皮損有些消失，有些縮小，還有一點兒小小的新出現的。臉上有一點兒皮損，表皮粗糙，不癢，有兩週了，沒抹任何藥，不知道是不是牛皮癬。

未來一週的天氣是雨，南風2級，意味著空氣潮濕。氣溫為20℃~26℃，是又濕又熱的悶天氣。

這週天氣忽冷忽熱，很多人感冒了，小朋友有點兒流清鼻涕，給他喝了點兒薑水（一般切三片生薑）。晚上用薑水洗澡，薑會用得多一點兒。很快就好了，一般是洗兩次就好，好

了就不再洗。請問：這個辦法可以嗎？我主要是擔心薑水會不會影響藥效。

舌淡，舌下淡凝，鼻子堵，大便黏膩。

內服方：荊芥6克　防風6克　熟地12克　當歸12克　川芎18克　赤芍12克　連翹6克　薄荷2克，7劑，飯後服。外洗繼續。

回覆：可以用薑水洗，要注意洗後不能著涼。洗完擦乾，馬上抹橄欖油。

2014年5月14日，二十九診。

頭上的皮損消失得很快，舊的都不見了，現在看到的是本週新起的，有6點，小小的。一天兩次用硫黃皂洗臉和頭部，對小朋友效果很好。

未來一週的天氣最低溫20℃，最高溫29℃，有陣雨，天氣又熱又潮，家裏的衣櫃都發霉了，被子潮潮的，一有陽光趕緊拿出去曬，要不，過兩三個小時又下雨了。這種又熱又悶又潮的天氣會持續一段時間。

舌苔白，舌下淡、青，略瘀。

內服方：羌活3克　蒼朮9克　藿香9克　蒼耳子9克　熟地12克　當歸18克　川芎18克　赤芍12克，7劑，飯後服。外洗繼續。

2014年5月21日，三十診。

頭上的皮損消失得很快，新的也好了很多，還有兩三塊了。由於上次沒有說還要不要洗硫黃皂，就沒特別安排，想不到小朋友每天洗澡時很自覺地就用硫黃皂洗頭。

未來一週的天氣最低溫24℃，最高溫29℃，有陣雨，天氣又熱又潮，有人穿短袖，有人穿夾克衫。這種又熱又悶又潮的天氣會持續一段時間。

舌下略淡，苔薄白膩。

內服方：羌活3克　陳皮9克　藿香9克　蒼耳子9克　砂仁3克　當歸24克　川芎18克　白芷6克，7劑，飯後服。外洗繼續。

2014年5月28日，三十一診。（**按**：**本次開始用散劑**。）

頭上的皮損起了又消，週期變短，3週左右。也還有新的起，很癢，頭髮不撐。目前還有4塊。

未來一週的天氣最低溫24℃，最高溫31℃，有陣雨。

本週小孩很煩躁，動不動就發火。

舌下淡青。

內服方：蒼耳子9克　白芷6克　柴胡6克　當歸12克　赤芍6克　茯苓6克　炒白朮6克　炮甲珠3克　全蠍3克　薄荷3克　荊芥6克，1劑，分7天服，研末，飯後服，每日2~3次，溫酒送服。繼續用硫黃皂洗頭，每日一次。

2014年6月4日，三十二診。

頭上的皮損癢，有一點兒變薄，消失了一點，還有3點。

未來一週的天氣最低溫24℃，最高溫29℃，有陣雨，天氣又熱又潮。

本週小孩沒有那麼煩躁，早起有眼屎。

本週有一個收穫，小孩總有鼻涕，而且很濃，兩週了。剛開始是用薑水洗澡，有一定效果，但沒有天天洗，鼻涕又來了，後來乾脆不管了，這次用溫酒服藥粉，3天後，鼻涕全消。我不懂藥粉的效用，就是那個溫酒，也是用22°的白酒摻了水來用的（因為小孩沒喝過酒，濃一點兒就不喝了）。

從小到大，孩子的皮膚就容易起皮疹，他的皮疹不是外界影響的，而是他的皮膚一乾燥，就會癢，抓後就起皮疹，出血。

3歲前，服用苯海拉明，不見好。3歲後，不厲害時抹凡士林，厲害時用一個老醫生開的中草藥熬水洗澡，全是清熱解毒的藥。6歲後，一般不擦藥，厲害了會用點美寶牌的濕潤燒傷膏，傷口會好得快點兒。

寫這些是看了張大夫的文章後，說過敏也是身體的一種信號，就把小孩的病史寫出來看看對治療有沒有幫助。

這段時間起得比較多，持續兩週了，擦了橄欖油有好轉。

內服方：蒼耳子9克　白芷6克　細辛3克　當歸30克　赤芍6克　茯苓6克　炒白朮6克　炮甲珠3克　全蠍3克　薄荷3克　荊芥6克，1劑，分7天服。研末沖服，飯後溫酒送服，每日2~3次。

繼續硫黃皂洗頭，每日一次。

回覆：（1）治病，特別是頑固的病，是需要追根溯源的；（2）小孩還是整體偏涼，原因需要我們一起來找，眼屎先不用管它。

2014年6月11日，三十三診。

原來的皮損全部消失，頭上新起了三點，小小的，薄薄的，而且癢。

未來一週的天氣最低溫25℃，最高溫34℃，陰天，天氣又熱又潮。熱到人在太陽下曬一會兒就頭暈，濕到把秋衣秋褲拿到太陽下曬半天，居然還是潮潮的。

本週小孩有點兒煩躁，早起有眼屎。舌下淡白。

內服方：蒼耳子9克　白芷6克　細辛3克　雞血藤24克　赤芍6克　茯苓6克　炒白朮6克　炮甲珠3克　全蠍3克　薄荷3克　荊芥6克，1劑，分7天服。研末沖服，飯後溫酒送服，每日2~3次。

繼續硫黃皂洗頭，每日一次。

2014年6月18日，三十四診。

未來一週，最低溫25℃，最高溫32℃，有中到大雨。這時的雨一般是暴雨，熱帶風暴影響的。大熱之後就是暴雨，狂風亂作，雨下半小時就停了，可降水量大，太陽曬在濕漉漉的地上，有蒸籠一般的感覺，熱氣騰騰的，又潮又熱。

本週小朋友著涼了，邊流清鼻涕邊咳嗽。咳嗽5天了，開始用薑水洗澡有一定效果，近兩天日裏夜裏咳個不停。今天去醫院檢查，醫師說喉嚨有點兒紅，有痰，是支氣管炎，給開了一點兒中成藥。我看他精神好、胃口好、大便好，除了晚上咳嗽有點兒影響睡眠之外，症狀也沒變嚴重，所以沒給吃藥。

皮損消失得很好，幾乎看不見了，前幾天看見皮損變大，3天後就消失了，從長出到消失週期為兩週，太好了。目前沒有新的長出。

小朋友脾氣暴躁，很不耐煩。

內服方：蒼耳子9克　白芷6克　細辛3克　當歸45克　赤芍6克　茯苓6克　炒白朮6克　炮甲珠3克　全蠍3克　薄荷3克　荊芥6克　五味子6克，1劑，分7天服。研末沖服，飯後溫酒送服，每日2~3次。

囑咐：不要用治療咳嗽的藥。

2014年6月25日，三十五診。（按：終於有點兒發燒了，可運用「發熱誘導療法」。讓一個不會發熱的人發熱，真的很難。還有非關鍵症狀、偶發的情況，可以關注，但是不要緊張。）

小朋友在上週著涼咳嗽了，上週三早上起來渾身發熱，流了兩次鼻血，量比以前多。週四開始服用張大夫的藥，一天

後，咳嗽明顯好轉，到週五已完全不咳了。週日時，去小朋友家玩，人家家裏開了空調，回來後又開始劇烈咳嗽，週一早上起來又發燒了，一小時左右，37℃，下午4點又發燒，36.9℃，持續了半小時，整個過程沒用藥，小孩精神好、胃口好、大便好。目前，小孩只是早上起床時會劇烈咳嗽，咳到作嘔。乾咳，沒痰，說咳得肚子疼。

在劇烈咳嗽期間，原來消失了的幾點皮損又變紅了，而且癢，小孩會用手抓破，這幾天又消失了。目前整個頭部沒有新的皮損，視力可見的還有一點。

舌下仍淡，有點兒流鼻血，咳嗽，還有會陰部疼痛。

內服方：蒼耳子9克　白芷6克　細辛3克　當歸70克　赤芍6克　茯苓6克　炒白朮6克　炮甲珠3克　全蠍3克　薄荷3克　荊芥6克　五味子6克，1劑，分7天服。研末沖服，飯後溫酒送服，每日2~3次。

2014年7月2日，三十六診。（按：又發燒了，發燒像果實，到成熟的時候不是一個而是可能會有一批。當然，季節氣候的變化也是不容忽視的因素，或者是關鍵因素，這些需要後續的研究給予肯定的回答。）

昨晚半夜11點，小朋友發燒37.3℃，持續半小時，今天恰好是期末考試，小朋友沒吃早餐就去了，在家拉了6~7次，去考試時沒拉。幸好大夫的微信來了，趕緊提前接回家吃藥，這幾天的食物一般就是稀飯和饅頭。

頭上長了比較多的皮損，很小，很癢，這應該與本週反覆著涼有關。本來看我們兩人的情況都比較好，準備去海南島住半個月，不是跟團旅遊，是去朋友家。詢問張大夫我們能否去海南島。

　　內服方：吳茱萸12克　生薑14片　大棗6枚　人參6克，7劑。每日一劑，泡60分鐘，熬60分鐘，分開溫服。

　　回覆：能去海南島。

　　2014年7月9日，三十七診。

　　小朋友拉了幾天，今天的大便終於恢復正常了。小孩瘦了幾斤，精神也恢復了，脾氣很暴躁，天天和大人吵嘴。

　　頭上長了很多皮損，又小又薄又癢。

　　內服方：吳茱萸12克　生薑14片　大棗6枚　人參6克　當歸12克，7劑。每日一劑，泡60分鐘，熬60分鐘，分開溫服。

　　頭髮短，抹硫軟膏，每日5次。

　　2014年7月16日，三十八診。（按：胖瘦均好，精神好才是真的好。健康最重要，其餘不要擾。）

　　小朋友這一週腸胃正常，食慾好，又胖回來了。

　　咳嗽，一天2~3次，咳得很劇烈，想嘔，是因為喉嚨癢才咳的，咳不出痰來。

　　額上長了一個瘡，又尖又腫又疼，沒用藥，幾天後自然好了。脖子邊有一個黃豆大的淋巴腫塊，兩天后也消失了。

　　小孩去海裏游泳了，淺灘，水很暖，全身曬黑了，頭上兩側的皮損不見了，只剩頭頂和前邊的。

　　21號準備去內蒙古，詢問張大夫能否開兩週的藥。

　　內服方：吳茱萸18克　生薑14片　大棗6枚　人參6克　當歸30克　紫菀10克，7劑，每日一劑，泡60分鐘，熬60分鐘，分開溫服。

　　頭部抹硫軟膏，每日7次。

　　囑咐：（1）要游泳的話，注意水溫，進去不覺得涼才能去游；（2）可以吃一週，歇一週，不要多開藥。

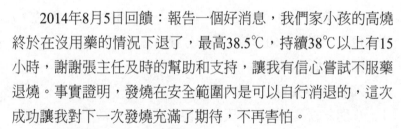

　　2014年8月5日回饋：報告一個好消息，我們家小孩的高燒終於在沒用藥的情況下退了，最高38.5℃，持續38℃以上有15小時，謝謝張主任及時的幫助和支持，讓我有信心嘗試不服藥退燒。事實證明，發燒在安全範圍內是可以自行消退的，這次成功讓我對下一次發燒充滿了期待，不再害怕。

2014年8月6日，三十九診。

　　小朋友高燒後有點兒咳，次數不多，咳得劇烈，有痰，但咳而不出。流清鼻涕，拉肚子，一天三次，稀不成形，還沒到水瀉。人瘦了一圈。

　　燒後出了兩次鼻血，不多。精神很好，脾氣暴躁。

　　舌下淡白明顯。（分析：家長總是反映孩子情緒暴躁，這是否與脾胃的緩衝關係差有關？）

　　內服方：炒白朮30克　茯苓15克　烏梅30克　當歸30克　乾薑30克　甘草15克，每日一劑，泡60分鐘，熬60分鐘，分開溫服。

　　後記：之後，我們去旅遊了，情況平穩。旅遊回來，繼續吃調補脾胃的中藥。

　　2014年9月29日回饋：小朋友發燒了，早上37.2℃，中午37.8℃，我暫時給他停了藥，讓多喝白開水，目前精神良好，胃口不錯。他一般感冒都會以拉肚子收場，詢問張大夫要不要吃點兒上次開的保和丸。

　　回覆：吃點兒藿香正氣膠囊吧。

　　2014年9月30日回饋：兒子又一次發燒自行退了，身體明顯強壯，皮損都不見了，真高興！

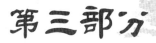

第三部分

要想根治學技巧
——根治銀屑病實用問答

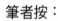

筆者按：

廣汗法是筆者整理命名的一種銀屑病治療新體系，與目前常規的治療方法有根本上的區別——目前的治療，不論中醫還是西醫，都以皮損消失為目標，所以不能很好地顧及人體的長遠利益；而廣汗法體系是以恢復正常的出汗——這種健康人體的本能為目標，不僅可以達到快速減輕、消退皮損的目的，而且能照顧到人體的長遠利益，也就是所謂的「根治不復發」。

能恢復正常的出汗，皮損一定會消失；能保持正常的出汗，銀屑病一定不會復發。這些已經被很多患者治療的事實所證明，並且在理論上也日益完善。

因為是新的體系，所以很多人難以在短時間內接受，所以患者提出的很多問題，都需要在對廣汗法治療原理有系統思考的基礎上才能理解，不是三言兩語就能解決問題的。門診時患者較多，所以很難在門診時對一些問題做出系統的解釋。

為了便於大家從點到面，循序漸進，全面瞭解廣汗法的原理以及治療中相關的問題，筆者把患者關心的以及我希望患者瞭解的內容儘可能詳盡地列在這裏，供大家學習查閱。

在治療中，我一向強調患者學習，學得越多效果就越好，懂得道理越多越利於疾病的自癒。

有的患者問我：難道你不怕我們學好了，我們學會自癒了，就不需要你了嗎？

我說：「病人太多了，再怎麼看都看不完……醫生終其一生到底能治療多少患者？透過簡單的計算，你就能知道，不會太多。比起病人的數量來講，微乎其微。如果能有一種體系能讓不重的患者達到自癒，讓醫生能騰出更多的時間來思考、完善醫學體系，讓醫生有更多的精力去攻關，這對於醫生和患者

是雙贏的事情。」

醫生其實就是教練，指導患者一步步走向健康，等到患者健康了，並且學會怎麼去保持健康、達到根治，能離開醫生了，醫生的職業榮譽感也就體現出來了。

希望我的每一位患者在學習了廣汗法以後不僅治好了銀屑病，而且學會了如何保持健康，都能做自己終身的醫生，不再需要我。希望我的每一位患者不僅能自己學會健康的真諦，也能傳播給他人（廣汗法可以用於治療銀屑病，但廣汗法不僅僅只能治療銀屑病，對於很多疾病都有很好的治療和養生效果），使更多的人擺脫疾病的折磨，走向健康。

認識銀屑病

1. 為什麼說銀屑病是個好病？

答：這個問題如果讓正在被銀屑病折磨得痛不欲生的患者看到，一定不會有什麼好詞，或者就開罵了。

且慢罵人，因為即使罵，病也好不了，即使認為它是個壞病，對你的治療也沒有一點兒好處。不如耐下心來，看看這個病如何治好，也許對你的治療有所幫助。廣汗法體系裏總結了銀屑病的六大好處：不傳染、不死亡、不遺傳、哨兵、諍友或老師、試金石。

是的，你沒看錯，在廣汗法體系中，銀屑病是個好病。當然，不病而健康是最好的。但是，比起不「病」而不健康，有病而表現在身體內部甚至危及生命的病來講，銀屑病的確是個好病，他有六大好處。第一次聽這六大好處，你只要不急著反駁就好，慢慢看，也許你會明白。

2. 如何判斷銀屑病呢？

答：在現代皮膚病學中，銀屑病屬於紅斑鱗屑類疾病，顧名思義，紅色丘疹或斑塊上覆有多層銀白色鱗屑。銀屑病有多種類型，按目前常規的現代皮膚病學分類，可分為四類，即尋常型、關節型、膿疱型、紅皮病型。不同的類型，或者同一類型在不同的階段，皮損形態的表現是不一樣的。

診斷銀屑病需要與玫瑰糠疹、副銀屑病等其他的紅斑鱗屑類疾病相鑑別。如果身體上出現了紅斑鱗屑，建議患者找專業醫生進行確診，不要自己去判斷，以免判斷錯誤耽誤治療。在專業醫生那裏，這個病的診斷一般不容易出錯，但治療是個難題。

臨床上，90%以上的銀屑病屬於尋常型。在廣汗法的治療體系中，尋常型銀屑病又分為急性點滴性泛髮型、大斑片型、大斑塊型和小斑塊型等。

3. 銀屑病是一種心身疾病嗎？

答：明確地講，銀屑病是一種心身疾病。

心身疾病是指心理、社會因素在疾病的發生、發展、治療、轉歸和預防等全過程中起主導作用的一類軀體疾病。如今，心身疾病在整個疾病體系中所占的比例越來越大，慢性疾病大多屬於心身疾病。它是身體和心理互相影響、惡性循環的結果，或者說是心理的問題投射到身體上的表現。

身體和心理惡性循環就是疾病的狀態，或者說是陷入一種疾病的怪圈，而當找到一個突破點加以轉變，使身體和心理達到一種良性循環狀態的話，治療會越來越順利，向健康靠攏。

臨床事實證明，有的患者沒有經過藥物的治療，但懂得用一些方法把心態調整好，或者利用生物回饋療法、腹式呼吸療

法等，疾病也可以慢慢治癒。這就是完全從心理的角度去治療，對於一部分人來說也是有效的。當然，也有一些急性發病的，與心理沒有特別關係的患者，通過單純的藥物來治療也可以達到很好的療效。

在大部分情況下，銀屑病的發生、發展與患者的個性、情感（如緊張、煩惱、憂慮等心理因素）及社會環境有密切的關係。這些因素是銀屑病發生和加重的重要因素，所以我們需要關注身體和心理兩個方面。

比如，有的患者在治療的過程中總著急，這樣焦灼的心理會直接影響治療的效果；有的患者病情已經很穩定了，但是家裏有了突發事情，於是病情迅速加重，等等。可見，保持情緒穩定，有利於身體康復。

4. 銀屑病的病因是什麼？

答：對於銀屑病的病因，現在流行的說法是「銀屑病病因不明」，所以不能根治。很多的書籍裏面也是這樣表述的。病因不明，還能治療嗎？病因不明的治療不是瞎貓碰死耗子嗎，或者說是「化妝」療法（只管表面，不管內部，不顧長遠）嗎？

在廣汗法體系中，對於銀屑病的病因有明確的解釋，由三句話就可以認識到銀屑病的病因、治療機理以及能不能根治這些問題的核心。

第一，正常的人體皮膚應該能正常出汗。第二，銀屑病是出汗不正常後的結果。第三，治療和根治的原理就是恢復正常出汗，使汗向正常轉變的過程中，皮損自然會消失。

5. 什麼因素會誘發銀屑病呢？

答：首先要明白，誘因是什麼。

廣汗法認為，銀屑病的得病原因分為三類，即基因、素因和誘因。基因即遺傳因素，受之於天地父母，是我們無法改變的，但它只能決定疾病的易感性，不能決定疾病的發生。素因是後天的，由生活方式、情緒、運動、環境等決定。誘因即誘發因素，如外傷、過敏、服藥、情緒刺激等，是隨機發生而不可避免的。在這三類原因中，我們能控制的只有素因。

誘因就是身體做好發病準備時，能誘發疾病的因素。對於銀屑病，除了外傷、過敏、服藥、情緒刺激等，還應該有其他誘因。

銀屑病的發病是有誘因的，但並不是每個人在誘因的作用下都會引發銀屑病，誘因並不起決定作用，或者說根本不重要。離開素因，基因和誘因就不會發生關係，疾病也就不會發生。

誘因是防不勝防的，所以研究誘因的意義，遠遠不如研究基因和素因。這一關係可用做鞭炮和放鞭炮的過程來形象說明。各種基因分別充當火藥、紙、藥捻等角色。如果這些做鞭炮的原料只是處於散放狀態，它就止於原料，不會形成鞭炮。素因是鞭炮原料的組合過程，鞭炮一旦形成，就由散放的基因狀態變成隨時可以被激活的素因狀態。一旦有一個誘因隨機引爆，疾病就發生了。

基因是先天的，我們只能接受。誘因是隨機的，難以控制。所以，要想不得病，我們關注的不是誘因和基因，而應該是素因。

6. 外傷會誘發銀屑病嗎？

答：從「什麼因素會誘發銀屑病」的問題中，我們已經知道外傷是銀屑病的誘因之一。但是，誘因在銀屑病三類原因

中並不起決定性的作用，如果素因沒有形成，誘因就沒有意義。所以，我們大可不必一有外傷就緊張，我們要做的是透過生活方式的調整使素因不能成形。

在廣汗法治療體系中，我們希望身體處於一個「陽」的狀態，也就是「動」的狀態，就是身體對疾病的反應能力很強，順應這個方向，疾病就容易治療。身體內部有問題，能表達是好的；如果有問題，身體無法表達，反而不好。

假如受傷的部位會出現新的皮損，說明這時的身體處於一個動態的、陽性的階段，身體有表達問題的「想法」，外傷給了它一個「出路」，這是一種好的表現。

相反，如果有一些誘因身體也沒有反應的話，不一定就是沒有問題，而是身體對於問題沒有反應、表達的能力，這屬於陰性的狀態。我們認為陽證易治、陰證難療，所以我們要想辦法使身體由陰轉陽。

7. 為什麼感冒、扁桃體發炎會引起銀屑病呢？

答：很多醫者把感冒歸為銀屑病的一個誘因，其實這是一個誤區。廣汗法體系認為，並不是感冒、扁桃體發炎引起銀屑病，而是感冒、扁桃體發炎誤治引起銀屑病。

首先我們要正確認識感冒。人體是一部相當精妙的儀器，當外邪作用於人體，人體就會自發地與外邪做鬥爭，所以感冒、發燒、發炎都是身體在與疾病做鬥爭的表現，是人體對疾病正常反應的結果，是積極的。治療應該順應這個方向，「汗出而解」才是正確的治療方法。而目前臨床中對此多以西藥消炎和中藥清熱解毒為主，目的是讓症狀儘快減輕，只管速效而不顧長效，這就犯了中醫理論所說的「引邪深入」和「鬱遏邪氣」的錯誤。感冒症狀緩解了，卻導致了「熱」邪壅遏血分的

後果。

感冒、發炎本身不會引起銀屑病，當身體機能這種表達的正常程序被消炎藥、退燒藥打擊壓制後，人體會尋找其他方式來表達，銀屑病是這種「補救」的方式之一。如果這種表達方式繼續受到打擊的話，其他更嚴重的疾病就會發生。所以，對待疾病，我們一定要正確認識，「以人為本」，選擇正確的治療方向。

8. 感冒與感冒治療不當，二者中哪個會誘發銀屑病？

答：後者，也就是感冒治療不當才會誘發銀屑病。感染中以感冒、扁桃體炎、咽喉炎等上呼吸道感染性疾病最為多見，這類疾病俗稱為「感冒」。

上呼吸道感染在中醫學中屬於外感範疇，治療應該用解表劑使其「汗出而解」，然而目前臨床中對此的治療方向都是錯誤的，是「壓」，而不是「散」，只管速效而不顧長效，這就犯了引邪深入的錯誤。邪鬱後，有的還能自發外散，便導致了急性點滴型銀屑病的發生。這就是「感冒容易誘發銀屑病」的真相，實際上是感冒誤治誘發了銀屑病。

9. 銀屑病真的能根治嗎？

答：很多書籍裏面提到銀屑病病因不明，不能根治。

如果病因不明的話，治療只是無目的的試探，根治自然無從談起。但在廣汗法體系中，銀屑病的病因明確，所以銀屑病是可以根治的。廣汗法對於銀屑病的認識和治療有系統而嚴謹的論述，這為銀屑病治好不再復發找到了道路，治好不再復發即根治。

那麼，什麼是根治呢？就是我們在對疾病的發生和發展規律有明確認識的基礎上，能自覺地調整體質，防止素因成形，

使身體始終保持在一個儘量健康的軌道上，疾病自然就不會發生。

所以，我們經常說：廣汗法是有病治病、未病防病、與本病無關者可以保健養生的三位一體的方法。廣汗法強調的是健康的大法，所有人任何時候開始都是可以的。廣汗法強調的是認識和方法，而不是治療和藥物。

10. 怎樣才算銀屑病得到治癒呢？

答：皮損沒有了就算治癒了嗎？不是。許多錯誤的方法也可以使皮損消失，甚至速度很快，消失得很乾淨，但是過不了多久，就會重新爆發，而且越來越重。這種治法，很多銀屑病患者有親身體驗，並深受其害。

廣汗法體系中，經常用冰來形象描述銀屑病的治療狀態：水面上有冰，如果我們要達到看不到冰的目的的話，最簡單的辦法也許就是用工具把冰推到水面下。難道冰的問題就解決了嗎？沒有！只是看不到了，隱藏得更深了。還有一個辦法就是讓水的溫度升高，這樣不僅能讓浮在水面上的冰融化掉，而且隱藏在水面之下的冰也融化掉了。

銀屑病的治癒，需要以人為本，以整體健康為目標，從人的長遠利益出發來談。其一，皮損全部變平，和周圍正常的皮膚摸起來是一個感覺；其二，皮膚恢復正常的出汗狀態；其三，精神狀態不錯。

這樣，療效「三階梯」的三點都達到了，並且能保持三年——經歷三個春夏秋冬還沒有問題，這就算治癒了健康之路。

11. 銀屑病的復發是什麼意思？

答：對於銀屑病的復發，大家有很多誤解。在門診，我們

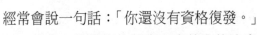

經常會說一句話:「你還沒有資格復發。」

其實,復發指的是真正意義上的治癒後疾病再次發作。也就是說,只有治癒以後才有資格復發,而沒有真正治癒以前皮損的反覆發作不能稱作復發。如果精神、出汗、皮損等達到良好的狀態已持續3年以上,你的生活習慣(也就是醫生開的生活處方)已經「貫徹」到位了,不再容易長新的皮損。

12. 銀屑病真的可以不藥而癒嗎?

答:完全可以。先來瞭解什麼是不藥而癒。廣汗法的治療體系分兩大部分,一部分是方藥的應用,包括內服藥與外用藥;另一部分是生活處方,就是教給患者在日常生活中要做到哪些調整。

我們給患者做的應急培訓和集中訓練,目的就是希望患者更好地執行生活處方。前面我們已經提到,正常的人體皮膚應該能正常出汗。若身體出了問題,會找一些途徑去表達,銀屑病就是其中的一種表達形式。我們可以應用藥物幫助人體恢復正常的出汗,也可以透過其他方式如運動、調節情緒、曬太陽、泡澡等讓人體慢慢恢復正常的出汗,或者兩者兼用。如果我們能僅僅透過「貫徹」生活處方,把「四多兩溫度」做好,達到向人體正常出汗轉變的目的,就會不藥而癒,也就是自癒了。在臨床中,這類患者也不少見。

13. 銀屑病的自癒就是自己給自己治病嗎?

答:自癒指的是不用藥物,透過調整生活方式來儘量達到廣汗法要求的正常出汗的標準,使疾病自行痊癒。

自癒並不是患者道聽途說,或者自己發明瞭治病的手段來給自己治病。否則,就叫亂治,亂治包括醫生的亂治和自己的亂治。在不懂疾病機理的情況下,採取的任何治療手段都是亂

治。亂治的後果就是疾病會越治越重，給以後的正確治療設置了障礙。

14. 銀屑病會傳染嗎？

答：銀屑病不傳染。傳染是指疾病人有病的生物透過某種途徑傳給無病的生物。大量的研究表明，銀屑病不會進行這樣的傳播，所以，與銀屑病患者共餐、共浴、理髮等，不會被傳染。

15. 銀屑病會遺傳嗎？

答：這個問題不能簡單地用「是」，或「否」，來回答。

我們已經知道，銀屑病的發生有三類原因，即基因、素因和誘因，其中起決定作用的是素因。基因僅僅決定疾病的易感性，而不能決定疾病的發生。換句話說，基因只是種子，種子可以決定發什麼芽，就是得病的傾向性，但不能決定是否發芽，是否發芽需要看土壤是否適合種子發芽，土壤就是素因。比如，高血壓、糖尿病會遺傳嗎？如果家族中有人患這樣的病，那麼我們也許會有患這個病的傾向，但是我們可以透過積極的調整使自己不得病。銀屑病也一樣，完全可以透過調整素因而使自己不得病。

所以，家族中有銀屑病史，我們也不必緊張和恐慌，只需要在生活方式上多加注意，使身體保持儘量正常的出汗，就不會得病。

16. 銀屑病患者可以懷孕與哺乳嗎？

答：可以。至於什麼時候可以，只有一個要求，即不用藥物，身體也可以達到一個平穩的狀態，就可以懷孕和哺乳。這與有沒有皮損沒有關係，並不是說有皮損就會遺傳，沒有皮損就不會遺傳，遺傳的是種子，和你外在的皮損表現沒有關係。

我們講銀屑病是不傳染的，所以不必擔心乳汁的傳染。

17. 不同的地域、氣候、季節對銀屑病有影響嗎？

答：有。廣汗法認為，如果身體能達到正常的出汗，就有利於銀屑病的治療和自癒。正常的出汗表現在四個方面，即微汗、均勻、持續、和緩。不同的地域、氣候、季節，都會對身體出汗的情況有影響，自然也金影響銀屑病的變化。有利於身體接近正常出汗的地域、氣候、季節，就對銀屑病有利；反之，則不利。我們要做的就是利用環境中的有利因素而控制不利因素，使身體一直保持在一種儘量溫潤的狀態。

18. 夏季是治療銀屑病的最佳時機嗎？

答：不是。每一個季節都有其有利和不利因素。

廣汗法要求出汗量少而勻，身體一直保持溫潤，具體表現在四個方面：微汗，均勻，持續，和緩。夏季氣溫高，容易出汗，這是有利的方面，但是夏季出汗不容易被控制——在容易出汗的地方出汗多，不易出汗的地方出汗少，這就是不利之處。冬季雖然寒冷，不容易出汗，但是透過正確的穿衣、運動等，更容易控制出汗。

銀屑病治癒的標準是每個季節出汗都要正常，對於正常出汗的四個表現，每個季節都有利於銀屑病治療的好的方面，所以不能籠統地說哪個季節是治療的最佳時機。

19. 銀屑病會癌變嗎？

答：從機體的反應能力來講，銀屑病是不容易癌變的。但是，如果經過錯誤的治療則有可能癌變。這也就是中西醫專家達成的共識——「與其亂治不如不治」的原因之一。

銀屑病本身是個很好的病。身體有了問題，它能給這個問題一個合適的表達管道，而這個管道對整個人體的健康和生命

是沒有危害的。如果這個管道通暢，沒有受到壓抑，人體不需要找另外的管道——更嚴重的疾病反應。也就是說，銀屑病不亂治不會癌變，這是經過西醫同道嚴謹的研究和視察得出的結論。

20.「不死的癌症」怎麼認識？

答：有人說，銀屑病是「不死的癌症」，意思是說銀屑病是不治之症，它會折磨你一輩子，永遠好不了，只是不要命而已。這引起很多銀屑病患者的恐懼和絕望。

廣汗法對於本病的病因、病機和治療有系統而完善的認識，銀屑病不僅可以治癒，而且可以根治不再復發，所以它不僅不是一個很嚴重的病，而且還是一個好病，是一個「好老師」，大家不僅不應該恐慌，相反應心存感激。

21. 為什麼說疾病是個「好老師」呢？

答：很多患者得了銀屑病，即使臨床治癒了，也還是擔心，擔心疾病再復發。

其實，換個角度看，銀屑病真的是個「好老師」。

如果身體有了問題，會表達比不會表達好，表達的方式不要命比要命的好。銀屑病就是一種對你生活品質沒有影響的表達方式，它提醒你：「你的身體有問題了，趕快注意吧」。那麼，你就要反思你的生活習慣調整好了沒有；醫生給你的生活處方「貫徹」到位了沒有。從這個角度講，我們應該感激這個病，如果我們做錯了，它馬上出來指出我們的錯誤，監督我們，直到我們洞整好了才悄悄離開。

如果我們「胡作非為」，沒有人監督，沒有人及時指出，任由我們糟蹋自己的身體，直到出現不可挽回的結果，你說那樣是好還是不好呢？

22. 銀屑病的六大好處是什麼？

答：當人們得知自己得了銀屑病時，往往很緊張、焦慮，甚至絕望，認為這輩子完了。害怕別人知道，擔心被人歧視，生活在愁雲慘霧之中。事實上，我要恭喜你，你得了一個好病，讓我來告訴你銀屑病的六大好處吧。

第一，不傳染。你可以放心地與他人交往，也不必與家人隔離。

第二，不死亡。這個病只要不誤治，就不會要命。不要命的病就可以從容地慢慢治，不必恐慌於和家人的生離死別。

第三，不遺傳。我們已經知道，基因只決定疾病的易感性，也就是身體不好的時候得病的優先性，而病是不遺傳的，也就是說銀屑病對你的後輩沒有影響。如果說有影響的話，也只是讓你注意一些，提醒你更健康地生活。

第四，哨兵。在身體出現問題的時候，透過某種方式發出信號，及時地提醒你注意，便是哨兵。銀屑病，長在皮膚外面，對於你的生命沒有影響，卻又及時引起你的重視，提醒你趕快採取措施，所以銀屑病是一個好哨兵。

第五，好老肺或諍友。在「為什麼說疾病是個好老師」問題中已有分析，這裡不贅述。

第六，銀屑病是一塊「試金石」，它能試出誰是真正對你好的人。比如淡戀愛時，如果你的戀人因為銀屑病而嫌棄你，離你而去，說明這個人是不足以共度一生的，他（她）就應該早早地在你的生命中消失。

也許還有很多其他的好處，有待於大家自己去發現。

23. 遭遇牛皮癬，應該幹什麼？想什麼？看什麼？找什麼？

答：應該幹——讓你的生活做一個停頓，好讓你有機會重

新審視自己的生活狀態。

應該想──我的健康出現什麼問題，我如何亡羊補牢。

應該看──看一些健康類圖書，以及有關銀屑病治療方面的書籍和資料。

應該找──找一個懂得「廣汗法」的好醫生，讓他做你的教練，陪你走上健康之路。

廣汗法與正常出汗

1. 為什麼要選擇廣汗法治療銀屑病？

答：廣汗法體系可以明確、簡潔地把銀屑病的病因說清楚，為大家指明努力的方向。經臨床驗證，廣汗法對於銀屑病有較好的遠期和近期療效，有益無害，作為一種自然療法，應該成為治療銀屑病的首選方法。

廣汗法體系認為，皮損是人體表達內在問題的一種方式，這種方式是大家不願意接受的，而出汗是人體的另一種表達方式，正常的出汗是人們可以接受的方式，廣汗法治療的核心就是「以汗代疹」，既保留表達問題的趨勢，又能做出調整，讓表達的方式變為人們樂於接受的方式。

2. 廣汗法的目的是什麼？

答：廣汗法的目的不是出汗，而是恢復正常的出汗；不是強發其汗，而是身體恢復健康後的自然出汗；不是治療皮損、疾病，而是恢復健康的同時治好皮損、疾病。

3. 廣汗法的作用有哪些？

答：廣汗法對於銀屑病患者來說是治療，對於銀屑病患者的家人來說是預防，對於貌似健康的人來講是保健和長壽。

應該說，廣汗法是所有人恢復健康的一個途徑，不僅僅適用於銀屑病患者。

4. 廣汗法和其他中醫療法有什麼不同？

答：廣汗法強調的是目的，是以正常而健康的出汗為目標的所有方法的統稱。

最大的不同就是方向的不同，其他療法強調的是藥物和方劑的作用，而廣汗法則強調人體正常而健康的表現。

5. 廣汗法只治療銀屑病嗎？

答：廣汗法是以健康為目的的治療大法，不僅僅適用於治療銀屑病。

正常出汗是皮膚健康的標誌，而皮膚的健康是人體健康的一部分。所以，廣汗法是通過恢復皮膚正常出汗的功能來恢復人體健康的一類大法。如果身體的問題都能從正常的出汗來進行表達的話，那麼就不需要透過皮膚病的方式來表達，或者傷及身體內部而造成更嚴重的後果。因此，在出汗恢復正常的情況下，整體的健康就會恢復——不僅銀屑病，其他疾病也都會得到康復。所以說，廣汗法是治療所有疾病的大法。

6. 廣汗法會讓皮損發出來嗎？

答：很多人誤以為廣汗法是用「發」的方法（或用「發物」）讓皮損變多，於是畏懼使用。

其實，廣汗法「發」的是汗而不是皮損，汗路越通，「以汗代疹」，皮損越少。所以，正確地應用廣汗法是不會出現皮損加重現象的。

7. 在廣汗法中，健康的長效和皮損減少的速效矛盾嗎？

答：不矛盾。「既求長效，又求速效，在保證長效的基礎上求速效」是可以做到的。

銀屑病屬於典型的心身疾病，皮損可以影響心理、情緒、思想；反過來，心理、情緒、思想的問題又會影響皮損，於是形成「惡性循環」的怪圈。要打破「惡性循環」這一怪圈，一方面讓患者從理論上認識到汗的重要性，明白得病的道理，知道病的來路（同時，也就明白了病的去路），知道「病非不治也」，從而理性地樹立起必勝的信念；另一方面，便是患者眼中的療效——在安全、自然的前提下，在短期內取得「療效」也應該是醫生的責任，皮損越輕，患者的心理、情緒就會越放鬆；心理、情緒的放鬆，又會加速皮損的減輕，由此形成良性循環。這也就是我們積極研製外循環恆溫靜浴儀、分段洗浴器、中藥燻療儀、魔術保暖衣等的原因。

8. 廣汗法就是讓多出汗嗎？

答：這種認識是錯誤的。隨著廣汗法在業內以及患者當中逐漸被認可，對其斷章取義的誤解和故意曲解也隨之而來。如有人認為廣汗法就是透過發汗來治療銀屑病，汗多就好得快，汗少就好得慢，無汗就不會好。甚至一些健身房、溫泉洗浴中心、汗蒸館也在做這樣的宣傳，這便對大家造成了誤導。

廣汗法強調的是正常的出汗，過和不及都是錯誤的。為了大家更好地掌握出汗的度，我們提出了出汗的標準，即「四個儘量」：儘量少出汗，儘量多範圍，儘量長時間，儘量和緩的態勢。

廣汗法體系倡導的是綠色自然的生活方式，所以希望大家能在對廣汗法做全面瞭解的基礎上去運動、日曬、飲食、穿衣、思考等，以免一知半解帶來不良後果。

9. 銀屑病與汗有什麼關係？

答：廣汗法認為，「汗」分三種：銀屑病是白汗，有些出

血如流鼻血是紅汗，還有就是人體皮膚的汗液。當人體出現了問題，需要給疾病以出路，這三種「汗」都是人體疾病的表達方式，為人體聚集不通的地方給出通道。但皮損這種方式是大家不願意接受的，出汗也是人體的一種表達方式，而正常的出汗是人們可以接受並且是樂於接受的，我們治療的核心就是要保留這種疾病表達的能力，然後做出調整，讓正常的出汗代替白汗，這就是出汗可以治療銀屑病的原因。

10. 健康皮膚的標誌是什麼？

答：廣汗法認為，健康皮膚的標誌就是汗路保持適度通暢，汗門開合自如，其表現為正常的出汗。

11. 正常出汗的標準是什麼？

答：有四種表達方式，但表達的是同一個意思。

第一種方式：微汗，均勻，持續，和緩。

第二種方式：一天到晚，全身總是暖暖的、潮潮的。

第三種方式：一時許（對於外感病是一時許，對於疑難雜症應該改為儘量多），遍身　、微似有汗。

第四種方式：儘量少的出汗，儘量多的範圍，儘量長的時間，儘量和緩的態勢。

12. 廣汗法就是讓身體出汗嗎？

答：廣汗法是以正常出汗為目標的所有方法的統稱。廣汗法的目的不是強發其汗，而是身體恢復健康後的自然出汗。得汗只是恢復健康的標誌之一，而不是最終目的。

13. 正常出汗需要具備什麼條件？

答：廣汗法的目的是正常出汗，正常出汗需要具備3個條件：一是，身體內正常的水液要充足；二是，身體內要有正常的火；三是，正常的火加到正常的水上面變成汽，還要有正常

的通道（分為內通道與外通道）讓它能體現於體表。這3個條件可簡稱為「有水、有火、有通道」。

14. 出汗的程序是什麼？

答：先「能出」，再「少出」，終「勻出」。

第一步是能出。能出汗了，才能談到控制。如果根本無汗，也就無法談控制。

第二步就是透過藥物或者衣物的調整，把出汗多的部位控制得少一點，出汗少的部位調整得多一點，逐漸地讓身體學會自己調整。

最後一步就是達到全身出汗均勻。

15. 為什麼出汗多不好呢？

答：首先要明白，汗是怎麼來的。從「正常出汗需要具備什麼條件」的問題中，我們已經知道汗是體內的火加熱體內的水後透過適當的通道氣化而成。如果出汗過多，那麼體內的火和水都會消耗過多，用中醫術語講就是既傷陽又傷陰，所以出汗多不好。

16. 局部汗多怎麼辦？

答：假設在不影響健康的前提下，身體出汗的總量應該是一定的。如果局部出汗多，把該其他部位出的汗都出了，其他部位出汗就會少或者無汗，形象地講就是「旱澇不均」。

這是因為身體整體的調節功能弱，這種調節功能由脾胃掌控。從內調，需要加強脾胃的調節功能；從外調，可以在出汗多的部位撲粉或減少衣物等讓出汗減少，而出汗少或無汗的部位可多穿衣物加強保暖使其出汗，也就是藉助外力儘量使出汗變勻。

17. 為什麼要關注小腿出汗？

答：一般來講，小腿是最不容易出汗的部位。按中醫理論來講，風從上受，濕從下受，小腿這個部位容易有濕邪，濕邪阻滯就容易使汗路不通。如果連最不容易出汗的部位也能出汗，說明身體整體能出汗了，同時關注脾胃的調節功能，使出汗均勻，出汗就會趨於正常了。

18. 小腿老不出汗怎麼辦？

答：一是由藥物，如三聯服法對不出汗的部位重點突破；二是由衣物的調整，促使不愛出汗的部位出汗。

19. 由衣物調整出汗有什麼原則嗎？

答：衣物調整出汗的基本原則是：1：2：8（或1：2：16）。即在容易出汗的部位如前胸和後背，穿衣的保暖指數是「1」的話，在稍差的部位如小胳膊外側，穿衣的保暖指數就是「2」，而出汗很差或不出汗的部位如小腿前部，穿衣的保暖指數就是「8」或者「16」。

其實，這只是一個大概的比例，實際運用時，要靈活，總的目標是要達到出汗均勻。

20. 為什麼頭部有皮損要關注小腿出汗呢？

答：無論是正常的出汗，還是紅汗、白汗，都是身體有問題的表達方式。

如果全身的皮膚恢復健康，也就是能以正常出汗的方式表達身體的問題，那麼「白汗」（也就是銀屑病皮損）這種表達方式就不需要了。

小腿是最不容易出汗的部位，如果小腿的出汗正常了，那麼全身的出汗就會恢復正常。頭部往往是皮損最頑固的地方，所以它對於出汗的要求會更高。可見，如果小腿出汗了，最頑固的皮損也就好轉了。所以，頭部有皮損更需要關注小腿的出

汗。

21. 皮損處老不出汗怎麼辦？

答：可以試用硫黃。硫軟膏價格低廉，不被醫生和患者重視，實際上它有很好的融化皮損「冰塊」的作用。它適用於被厚厚的「冰塊」覆蓋、難出汗的皮膚。每日塗抹不限次數（10～20次），哪裏不出汗抹哪裏。但硫黃皂外洗會讓皮膚變乾，不符合溫潤的原則，不建議使用。

22. 可借用保鮮膜和暖寶寶讓身體出汗嗎？

答：保鮮膜不透氣，不建議使用。暖寶寶過熱，會使出汗過多，所以在得不到很好控制的時候儘量不用。最好用自然的方法，如增減衣物、加強鍛鍊等使身體出汗。

23. 出冷汗怎麼辦？

答：中醫有「冷汗如油」的描述，那是陰陽將絕，也就是人即將死亡的嚴重表現，在銀屑病的治療過程中很少會遇到真正的「冷汗」。

這裏說的是出汗以後感覺到冷，即汗出覺冷，而不是冷汗，原因是汗出多了。

廣汗法中反覆強調「陽氣內蒸而不驟洩」，強調的是保持身熱而微微出汗的狀態。汗出過多，體表熱量被大量帶走，就會感覺冷，這時需要做的是控制出汗量。

出汗以後衣服過少，或者周圍環境溫度過低，也會汗出覺冷，還是需要「環境知冷暖」和「陽氣知內蒸」。

24. 如何理解「陽氣內蒸而不驟洩」？

答：治療的最終目的是達到「陽氣內蒸而不驟洩」的狀態。一方面，陽氣在體內循環流動，可把身體鬱結的地方打開；另一方面，陽氣保持在體內，不讓它很快洩掉（陽氣洩掉

就不能在身體內充分循環了），但還不是完全鬱閉，有一個小縫兒開著，透透氣，憋不壞，就像蒸饅頭不能老揭鍋蓋，也不能一點兒氣不透——不透氣，鍋會炸；太漏氣，饅頭蒸不熟。

25. 如何從「給門開一條縫」來理解微汗？

答：人體微汗與身體之熱的關係，正如「滿屋皆熱，透一點兒氣出來正好」，熱而不悶，洩而不驟。

26. 汗蒸與蒸氣浴對廣汗法有利嗎？

答：根據廣汗法出汗的四個標準來判斷，我們要求的是「陽氣內蒸而不驟洩」。汗蒸與蒸氣浴的溫度都比較高，汗出過多會傷及體內的正氣。而且悶熱的環境很潮濕，這與我們要求的溫潤是不一致的。

所以，我們要儘量在自然的環境中，用自然而健康的方式使身體保持微汗。

擇醫、用藥細節

1. 銀屑病患者如何避免上當受騙？

答：如今，治療銀屑病的廣告鋪天蓋地、魚龍混雜。銀屑病患者非常著急，找一種快速有效的方法解除痛苦的心理非常迫切，上當受騙者也不計其數。因此，我們在選擇醫生和治療方法的時候，理性就顯得特別重要。

用患者的話來講，就是找個講理的醫生（這裏的「理」講的是你能看懂、能思考、能努力的理）。

在選擇時，你要用智慧明辨真偽，弄明白你所使用的治療方法有沒有系統、嚴謹、完善的理論作支撐，如果沒有，僅僅宣傳治療效果如何好，那就可能涉嫌欺騙了。

2. 怎麼選擇適合自己的醫生和治療方法？

答：如果你選擇的是正規的醫院、正規的醫生，治療就一定有把握嗎？也不一定。

每個醫生的治療理念、治療方向和方法是不同的，有的也許適合你，有的也許就不適合你，這需要理智的判斷。如果在治療的過程中，你的身體和精神各方面都在好轉，那麼這個治療就適合你；相反，你就該重新做出選擇。

3. 如何判斷治療效果好壞呢？

答：在治療過程中，判斷治療方法對不對，是不是適合自己，並不是只看皮損的變化，判斷療效好不好要看三點：一是精神好不好，二是出汗勻不勻，三是皮損薄不薄。

一個判斷療效的原則是「抓大放小」。人的整體健康是最重要的。如果在治療過程中皮損減輕，但是出現了全身怕冷、胃腸不適、失眠等不良狀況，這樣的治療就不好；相反，皮損沒有多大變化，但是身體整體狀況在變好，如身體怕冷減輕，飲食睡眠等狀況都很好，這樣的治療方向才正確。

正汗和脾胃是核心，皮膚的變化是提醒。健康需要精力和時間的投入，如果方向正確了，但是皮損變化得還不夠好，便是提醒你投入得還不夠。

4. 為什麼成分不明的藥物不能用呢？

答：成分不明，沒有批號，這樣的藥物一定是不正規的。這些藥往往是針對皮損的，它會不擇手段地使皮損在短期內消失，但會給疾病和身體帶來更大的危害。

這就如同我們前面提到的把浮冰推到了水面下，這樣會給今後正確的治療造成更大的困難，所以千萬不要使用這些以速效為目的、不計後果的藥物。

5. 為什麼不能隨便使用廣告宣傳的專治銀屑病的成藥呢？

答：第一，成藥的成分是固定的。而人與人不同，病與病不同，同一人同一病所處的階段也不同，也就是說人和病是動態的，所以用固定不變的藥治療動態變化的疾病是不現實的。

第二，廣告宣傳的成藥主要是針對症狀的。而正確的治療是需要醫生、醫療的方法和醫學的思維來針對人與病做出動態判斷和調整的。

所以，不提倡使用這些廣告宣傳的成藥，尤其是沒有批號的藥更不要輕易嘗試。

6. 為什麼秘方、偏方不可隨便用？

答：首先瞭解什麼是秘方和偏方。秘方就是不告訴你用藥成分。秘方如果治對了，當然是好事，但是如果治錯了，你根本不知道是哪裏出了問題，所以儘量不要去用。而偏方，很多都是以皮損的快速減輕為目的，而不是立足於人的整體健康。所以得了病，還是要找明理的醫生去治療。

7. 為什麼別人用了有效的方子我不能用？

答：每個人的身體狀況不同，同樣的疾病在不同的人身上的體現不一樣，所處的病變階段也不一樣，所以別人用過的方子不一定就符合你的情況，不能直接拿來用。

8. 銀屑病的治療不能使用寒涼藥嗎？

答：這個問題不能一概而論。同樣是銀屑病，每位患者的病性不一樣，能不能使用寒涼藥，需要專業的醫生根據疾病的具體情況做出判斷。

廣汗法體系並不排斥寒涼藥物的使用。廣汗法的原則是讓身體恢復正常的出汗功能，只要能達到這個目的，任何方法都

是可以接受的，包括寒涼藥物的恰當使用。

從汗需要「有火有水有通道」的原理來講，如果火太大而水少，加冷水才能既生汗又化解多餘的火。

9. 清熱涼血的方法治療銀屑病是錯誤的嗎？

答：現代中醫界對於銀屑病的治療多採用清熱涼血的方法，這一方法對有些患者有效，而對另一些患者不太適合。因為人與病是不同的，所以，一概而論某種方法有效與否毫無意義。

實際上，治療方法的使用，我們不能籠統地說它錯還是對、好還是壞，方子和方法，適合的就是對的，不適合的就是錯的。

廣汗法強調的是健康的目的，所以廣汗法是不存在錯誤的。但方劑和方法是講治療方法的性質，所以會有對錯之分。

在趙炳南、朱仁康老先生的那個時代，清熱涼血的方法作為治療銀屑病的主要方法是適合的，也就是正確的。但是，「時過境遷治宜變」，原來的治療規範對於很多人來說已經不適合了，我們應該根據現在的人群來確定新的治療大法。對於目前的銀屑病患者，應該採用一些溫熱性質的藥物和方法來做調整。

廣汗法是以目標來命名的治療體系，只要能達到人體正常出汗並保持的方法都叫廣汗法，不管是涼藥、熱藥、補藥、瀉藥或者其他不用藥的方法。

也就是說，廣汗法的視野裏不排斥任何的方法，但是針對特定的患者時，會擇善而從。

10. 為什麼一直吃中藥病還會越治越重？

答：不能說吃中藥病就一定會好，中藥也要用得恰當，適

合的才是好的。而且，中藥講究的是一人一方、一時一方，隨時根據病情變化做出動態調整。如果方向和角度錯了，即使吃的是中藥，也不會有效，甚至會越治越重。

11. 激素類藥物可以用嗎？

答：如今，人們談激素色變，殊不知在一些速效的不知名的藥物中也許就添加了激素。很多人在濫用激素，出了問題，就把罪名歸到了激素，這是不正確、不公平的。事實上，是濫用激素導致的問題，而不是激素本身的問題。

「物無喜惡，過則為災」，無論是藥物還是治療的方法，都不能簡單地說好還是不好，對還是不對，只有適合和不適合的問題。如果醫生給你使用的激素是公開的、有處方的、適量的、有理有據、能用能停，我認為是可以使用的。

12. 可以用拔罐刺絡放血等方法治療銀屑病嗎？

答：其實，所有的方法都不能籠統地說好或壞，對或錯，只有適合不適合、時機對不對的問題。

每一種方法是不是適合你，時機對不對，要交給專業的醫生來進行判斷。所以建議大家，當你想要用某種方法對付你的疾病的時候，一定要先諮詢一下專業的、明理的醫生，千萬不要自作聰明。你也許在你的行業當中是聰明的，但是在銀屑病的治療領域中，你還是應該尋求懂廣汗法的專業醫生的幫助。

13. 為什麼不能用消炎藥？

答：對於藥物方劑或者方法的使用不能簡單地評判好壞與對錯，只有是否適合，時機對錯。對於消炎藥、維生素、抗生素、激素等，我們提倡不要濫用，不是不能使用。使用時，最好找一位專業的醫生，給予指導與幫助。

14. 亂治（誤治）包括哪兩方面？

答：包括醫生亂治（誤治）和自己亂治（誤治）。很多人有自以為是的毛病，在沒有準確明白病理前，不可固執己見。

如果在不方便找醫生時，患者可以思考得病和治病的機理，追求自癒──利用合理的途徑，如我們講的自然療法（陽光、空氣、水、情緒、信念），最好不亂用方法和藥物。也就是說，千萬別治壞了，因為治壞了的病比疾病本身更難治療。

15. 為什麼要讓醫生瞭解自己的既往病史？

答：綜合判斷、用藥兼顧、避免危險是治療的底線。如果患者故意隱瞞自己的病史，無異於拿自己的生命開玩笑。

就診時，患者要主動告訴醫生自己患過什麼病以及現在的狀況。首先，這樣可以使醫生對你的身體狀況有更全面的瞭解，有助於綜合判斷，綜合治療。其次，讓醫生儘量瞭解你身體的狀況，特別是會影響到生命安全的重大疾病，如心臟、腎臟、血壓等情況，這也是對自己負責。如果隱瞞，醫生用藥沒有兼顧的話，或許會造成嚴重的後果。

16. 為什麼要求停藥4週再來面診呢？

答：停藥指的是在接受面診之前，先要把以前你在別的地方、別的醫生給你用過的治療方法，包括內服、外用和理療的方法全部停掉4週。為什麼要這麼做呢？

首先，以前內服、外用的藥物或者其他治療手段如激素、光療等都會對患者的皮損有影響，會給醫生造成假象，從而影響醫生對皮損本質情況的判斷，也會影響醫生對患者本來身體狀況的判斷，自然會影響到醫生的治療方法和策略的制訂。總之，對著假象做出的判斷是不準確的。

其次，當前很多治療方法針對的都是疾病這個結果，用藥以寒涼為主，壓制人體的反應能力，而廣汗法正好相反，它針

對的是人體本身，是讓人體的正常功能慢慢恢復，從而使疾病自然痊癒。如果停藥時間不夠長，直接接受廣汗法的治療，那麼新的治療不是在療病，而是在治療以前藥物帶來的問題。而這個問題，完全可以不用藥自身代謝掉，所以這時的用藥其實意義不大。

再次，如果停藥時間不夠長就直接接受廣汗法治療的話，很可能會出現這樣的情況：用藥之後，身上馬上會有很多新皮損——這是因為以前的藥把皮損壓住了，現在方向變了，不壓制了，皮損就會馬上反彈。但患者並不認為這是原來的藥停掉後出現的「反彈現象」，卻以為是新的治療方法導致的結果，這就會給患者帶來緊張、焦慮、恐慌，對廣汗法產生懷疑和動搖，不利於後續的治療。

基於此，我們要求先把原來的藥停4週，讓疾病在沒有藥物干擾的情況下，儘量恢復到自然的狀態，然後再開始治療，這樣更有利於醫生的治療和增強患者治療的信心。

17. 停藥4週後，皮損大面積復發怎麼辦？

答：首先明確一個概念，復發指的是疾病已經治療好了以後再次發病，而疾病的治好並不僅僅是看皮損有沒有，這一點在廣汗法體系裏是有嚴格界定的，可參看「怎樣才算銀屑病得到治癒」的問題答案。

停掉以前不恰當的藥物，皮損的反彈不能叫復發，因為疾病本來沒有被治好，所以這個問題應該改為「停藥以後，有很多新發的皮損怎麼辦」。

患者一定要明白這是正常現象。原來的皮損為什麼會減少，原因是被藥物或者其他手段壓制住了，不能表現出來，但身體並沒有變好，現在不用藥物壓制了，自然就又出來了；或

者由於之前的治療方法不當傷及身體，皮損會出得更猛，這是很自然的。那麼，我們該怎麼辦呢？

如果皮損對於生活或者生命影響不大的話，建議只是觀察、等待，讓皮損盡情地表現到最自然的狀態，這樣有利於醫生的準確判斷和以後系統的治療。如果反彈的皮損太多影響到了生活，我們可以配一些外用的中藥藥膏做應急處理，或者抹食用橄欖油進行緩解。在此期間，要積極地看書、加微信群來關注和學習廣汗法，為以後的治療做好準備。

18. 為什麼要先看書學習再來面診呢？

答：人們一般認為，生病了，找醫生看病，醫生開了藥，我吃了藥，病就該好了。但在廣汗法治療體系中，這種認識是絕對錯誤的。

廣汗法治療體系強調：（1）患者懂得越多，醫生治得越好；（2）患者到最後能成為自己的醫生，疾病才能根治；（3）醫生不是開藥的，是教會患者健康生活的教練。

醫生引導你認識疾病、認識健康。治療的過程，是患者跟隨醫生這個教練轉變思想、改變生活習慣，慢慢提高自身的過程，而吃藥反倒是一個輔助的手段。我們的目標是讓患者成為自己的醫生，患者透過不斷地看書學習，不斷地領悟，才能對得病的道理和治病的道理有一個深入的瞭解，即明白這個病是怎麼得的，怎麼可以讓它不得。

這樣的話，即使有一點兒小問題，自己也可以處理，從而達到醫患合作的目標。所以，我們一定要認識到學習在整個治療中的重要性。如果你不懂，你怎麼配合醫生呢？

希望大家加入微信群，多看書學習，相互促進，共同讓治療體系越來越完善，達到醫患共贏的目標。

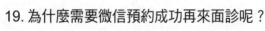

19. 為什麼需要微信預約成功再來面診呢？

答：廣汗法是對於人的長久健康負責的一種治療方法，而不僅僅是針對皮損。這就要求患者對於得病的原因、治療的機理以及如何配合醫生有明確的認識，做一個合格的患者，只有這樣才能和醫生進行積極的配合，達到最好的治療效果。所以，我們設置了微信回答問題預約的程序，希望來求診的患者都學習一些疾病的知識，對自己的健康負責，積極參與治療的過程，而不是把自己的健康無條件地託付給醫生。

20. 為什麼銀屑病治療的主體是患者而不是醫生呢？

答：病是自己得的，最終好的時候也需要以自己為主才行。前面的問題讀後，我們應該知道，銀屑病是一種心身疾病，生活方式的各個方面對於疾病的發生起到了關鍵的作用。疾病是你之前錯誤生活方式的一個階段總結，從這個「結」開始，我們需要猛回頭，反思我們哪些生活方式讓身體出現了問題，做出適當的調整，讓疾病怎麼來的再怎麼回去，這件事是患者必須親自來做的，做好了，疾病就可以治癒並且不再復發。所以說，疾病治療的主體是患者。

醫生開的藥物只是對於既成結果的一個處理，主要的作用是引導患者去認識疾病的來路，引領患者走向健康的康莊大道。所以，醫生的角色是教練，而不是治療的主體。

21. 為什麼沒有經過亂治的患者更容易康復呢？

答：臨床上發現，沒有經過其他治療手段亂治的銀屑病患者，治療速度要快一點，效果要好一點。這是為什麼呢？我們常講，病怎麼來，讓它怎麼回去，這是比較直接的道路。但是，如果病進來了，我們不用「見病知源」這種分析方法，而是針對目前的結果去做一些治療，把病引到很多岔道上走的

話,那麼病就不容易回去了。

無論是皮損還是出汗,它的表達趨勢都是向外的。目前患者能接受到的非廣汗法的治療,多數是壓制的。如果經過一些壓制的方法治療,再去激發人體向外表達的能力,自然要多費一些工夫了。

22. 為什麼皮損面積大反而比小容易好呢?

答:皮損範圍比較大、長得速度快、長勢比較猛且都是小紅點的,這種急性點滴型泛發型銀屑病治療速度的確會快,快到什麼程度呢?快到一週之內或者是三兩天效果就很明顯。這是為什麼?

廣汗法治療的本質是「以汗代疹」,汗是向外的,疹也是向外的,趨勢一致。汗是越勻越好,那疹子是不是越勻就越接近均勻出汗的狀態呢?「代」起來是不是就會方便一些呢?

我們治療的本質是提高人體對於疾病的正常表達能力,從而提高人體的自癒能力。而這種長勢好的銀屑病,患者本身的表達能力是比較強的,便於發掘提高,所以治療速度會很快。而範圍侷限、發展慢、長勢緩、顏色晦暗的,正好相反。

23. 初發的銀屑病治療速度就快嗎?

答:這個不能一概而論,要分情況對待。

初發的銀屑病,如果呈急性點滴型泛發型,就容易治療,速度就快;但如果是侷限、肥厚、進展特別慢的類型,治療也不會很快。

不過,相比較經過錯誤治療的銀屑病來講,初發的銀屑病治療起來還是要快一些,容易一些。

24. 為什麼小兒銀屑病治療效果更好呢?

答:雖然小兒銀屑病治療速度的快慢也同樣要由皮損的類

型來決定，但與成人相比，療效還是要好一些。

第一，從小兒的身體情況來看，小兒是稚陰稚陽之體，生機比較旺盛。**在生長發育過程中，無論在機體的形態結構方面，還是各種生理功能活動方面，都是在不斷地、迅速地向著成熟而完善的方向發展。**

按中醫術語講，就是「臟器清靈，隨撥隨應」，就是說小兒本身在生長的過程中，有一些問題你稍微撥一下就會回到正常的軌道上。正如小樹在生長的過程中，有點兒偏，你扶一下，它便順著自己生長的趨勢，容易長正。

第二，從心理的角度講，由於小兒的單純和天真，他們給自己的心理壓力會比成人小得多，周邊環境對患兒的心理壓力也會稍微小一點。比方有一個患者講，她小時候上幼兒園，長了銀屑病皮損，小朋友們不是用恐懼或者歧視的眼光去看她，而是覺得「你身上長了一朵小花，我身上怎麼沒有呢」，反而對她產生羨慕，沒有世俗的對於這種疾病的厭惡或者恐懼，這不會讓小兒的心理產生壓力。

第三，兒童年齡小，所以極少有經過多年錯誤治療的，或者是拖了多年還沒治療的病例。

第四，兒童得病，家長會更重視。成人自己得了病，有時會拖著不看，即使看了，有些該做到的也由於種種原因做不到。而兒童得了病，家長特別重視，不會拖著不管，而且醫生的囑咐也會認真地幫助孩子去實踐，配合治療更容易到位。

25. 治療過程中需關注哪些變化呢？

答：治療中，一定要注意「抓大放小」的原則，最應該注意的是身體整體健康狀況的變化。

廣汗法有一個療效的三階梯：精神好不好，出汗勻不勻，

皮損薄不薄。對於其他問題，我們要求關注的越少越好，這樣越有利於精力集中地去關注更重要的方面，這也就是「抓大放小」的意義所在。聚精會神，專心致志，容易讓自身的潛力發揮得更好。

26. 在治療過程中，為什麼要把關注皮損放在最後一位呢？

答：作為患者，在治療中，更應該關注的是精神和出汗的轉變。

醫生採用口服外用或者生活處方等都是在幫你疏通，患者也應該順勢來關注正常出汗。中醫經典理論中有一句話：「思則氣結」。皮損是身體不通而生成的結，如果你過分關注它，越關注越結，這與醫生的治療思路是背道而馳的。

而如果你能真正地關注健康和汗，在關注的過程中，皮損會順帶消失，這樣的「不治而治」才是中醫的正道，請大家三思。

以人為本，長遠健康，放眼長效，兼顧速效。只有學會把皮損放在最後一位，或者徹底不關注皮損，你才更容易徹底地治好這個「結」。

27. 關注皮損好壞主要看什麼？

答：廣汗法主要關注皮損的厚薄和聚散。我們把銀屑病比作水面上的冰，冰越薄越容易融化，越散越容易融化。對於皮損的數量多少和面積大小，是沒有必要關注的。

28. 治療過程中，感覺皮損增多是怎麼回事？

答：如果增多的同時變薄變散，這就是好轉的反應；反之，增多的同時變厚變聚，就是治療出現了問題。實質上，我們關注的是皮損厚薄和聚散，而不是數量的多少。

29. 如何看療效？哪些是治療中的好轉反應？

答：第一，「抓大放小」，先看精神、脾胃、出汗等身體整體狀況是否在向良性的方向變化。

第二，看身體對於疾病的反應能力是否增強了。比如發熱，出現新的、小的皮損，瘙癢等，出現這些體現人機體反應能力增強的反應，都是好轉反應。

30.「紅癢新小煩」是什麼意思？

答：治療時，身體由不出汗或出汗不正常向正常出汗轉變的過程中，可能會出現五種情況，廣汗法把它總結為「將汗五佳兆」，包括皮損顏色變紅、全身瘙癢、出現新皮損、新皮損要小、出現上火症狀。出現了這些情況，患者應該理性地判斷，而不要盲目地緊張、懷疑和恐懼。這些說明患者對疾病的反應能力在增強。

這些都是疾病由陰轉陽的表現，我們常說「陽病易治陰證難療」，所以這些都是好轉的反應。當然，在變好的過程中，這些反應不一定都要出現，沒有出現也不必焦急。

在出現了這些反應的時候，到底是好還是不好，應該綜合判斷。如果精神和出汗等整體情況都好，那一定是好事；如果精神不好的話，出現了這些表現，就要進一步分析了。

31. 皮損處癢一定是好事嗎？

答：對於皮損發癢不能簡單地判斷是好還是壞，應根據身體的整體狀態和皮損變化來判斷。癢是介於通和不通之間的中間狀態，它有可能走向通，也可能走向更不通。

出現癢的時候，我們需要綜合而動態地判斷，主要是看精神等整體情況如何，以及皮損是在變薄變散，還是變厚變聚。如果患者曾處於完全不通的狀態，那麼皮損發癢是進了一步，

可以判斷是陽，是往向癒的方向走。但如果患者之前是從完全通達的不痛不癢狀態，發展變化為皮損發癢，則不可誤認為是陽，不可誤認為是疾病向好的表現。

總之，多看精神和出汗狀況，以及皮損的厚薄與聚散，單純的癢沒有判斷的意義。

32. 皮損抓破了怎麼辦？

答：對於很多銀屑病患者，皮損抓破是在所難免的，不必緊張，因為抓破以後感染的情況很少。中醫學中有句話叫「隨破隨收」，就是破了的地方自己就能結痂不會感染，所以不需要做過多的處理。

即使抓破出現了同形反應也不必緊張，因為按中醫的五行分類，同形反應屬於風象。而廣汗法認為，對於頑固性、陰證的皮損來講，風可以化寒濕，它會促進治療的效果。

33. 同形反應可怕嗎？

答：同形反應是指正常皮膚在受到非特異性損傷（如創傷、抓傷、手術切口、日曬、接種或有些皮膚病等）後，可誘發與已存在的某一皮膚病相同的皮膚變化（皮損）。

出現了同形反應不必緊張。第一，它說明你的機體有較強的反應能力，這是廣汗法希望的。第二，按中醫的五行分類，同形反應屬於風象。而廣汗法認為，對於頑固性、陰證的皮損來講，「風勝寒濕化頑疾」，它反而會促進治療的效果。

34. 治療中出現了蕁麻疹可怕嗎？

答：蕁麻疹俗稱「風疙瘩」，它也屬於風象，所以與同形反應的道理一樣，它會促進疾病的治療。

35. 藥膏是每次現配還是一次性配好呢？

答：在臨床上，我會給患者開多種外用藥，要求大家自己

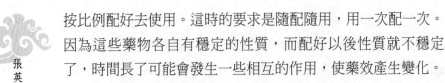

按比例配好去使用。這時的要求是隨配隨用，用一次配一次。因為這些藥物各自有穩定的性質，而配好以後性質就不穩定了，時間長了可能會發生一些相互的作用，使藥效產生變化。

36. 如幾種藥膏按比例混合用，有沒有一種工具可以攪拌，一次調很多？

答：必須現調現用，手掌、手指即可。

37. 使用哪些藥膏好呢？

答：藥膏也是藥，它的選擇、配伍、使用和口服藥的使用原則一樣，因人而異，呈個體化，千萬不要自己去藥店看著說明書買。

當然，也不能別人用什麼，你就跟著用什麼。使用哪些藥膏、怎麼使用，一定要遵照醫囑。

38. 什麼是療效「三階梯」？

答：判斷療效要關注的方面，有從根本到表面重要性的區別，按重要性排序為：精神好不好，出汗勻不勻，皮損薄不薄。

39. 喝藥要注意些什麼？

答：第一，藥一定要溫服。

第二，隔夜的藥一定要再次煮沸、晾溫再喝。

第三，飯前還是飯後喝，在開藥後諮詢一下醫生。

第四，喝藥以後希望出汗，一定要溫覆，把希望出汗的部位加厚覆蓋以幫助得汗。

第五，喝藥後最好躺一會兒，中醫叫行藥，讓身體靜下來，任藥物在身體裏發生作用，以使藥物更好地發揮療效。

第六，吃藥以後，飲食不能與藥效的方向衝突，也就是要忌口，需要向醫生諮詢。

40. 喝藥以後出汗了怎麼辦？

答：喝藥以後出汗了，這時候的「汗孔」是開著的，注意不要讓風邪入體，要避風避寒。可以抹一點兒油，撲一點兒粉，或者在汗出之前稍減衣物，一定要注意「諸般不可冷」。中醫經典中有「虛邪賊風，避之有時」，請多加小心。

41. 喝藥吐了怎麼辦？

答：第一，如果喝藥一段時間後吐了，這是藥物起作用了。中醫認為，藥物的作用就是激發人體的反應能力，吃藥以後出現了汗、吐、下等反應，藥物就起效了。藥物破壞了你身體裏錯誤的秩序，那麼就會建立正確的秩序，所以不能說藥吐了就白喝了。

第二，如果喝藥以後馬上就吐，藥物就不能充分地在身體中起作用，這時要儘量忍一會兒，先讓藥物發生一會兒作用。如果還是難受，就可以去吐，如果吐不出來，可以食指探吐、鹽水雞毛催吐。

42. 什麼是三聯服法呢？

答：廣汗法治療體系針對局部出汗不好的患者，提出一種中藥的服藥方法，即「捂、酒、頓」，簡稱「三聯服法」。

（1）捂：就是在喝中藥以後，哪裏不通捂哪裏。

（2）酒：就是喝藥同時用溫酒配合發散。

（3）頓：在一兩個小時之內喝完一劑或數劑藥，喝喝、停停，連續不斷。

43. 如何理解「藥邪勝病邪，能停不妄藥」？

答：能不吃藥就別吃，能不亂治就別治。沒有一個明理的醫生指導，真的可能動手便錯。如吃消炎藥、感冒藥、泡腳、拔罐、放血等，你認為問題不大的辦法，使用的時機不當，都

會有大問題。

44.喝了藥以後身體微汗，是不是時間越長越好？

答：只要是微微發潮（真正的微汗即不乾），時間越久越好，越久越容易變得均勻。

45.為什麼廣汗法治療銀屑病的同時，其他疾病也好了呢？

答：廣汗法確實可以起到這樣的作用，就是在治療銀屑病的同時，其他顯性的或隱性的疾病也會好轉，這是為什麼？

廣汗法是以人體的長遠健康為目標的治療方法，透過恢復人體正常的出汗來達到人體的整體健康，而不是僅僅針對皮損所做的治療。

人體就像一棵大樹，樹根出了問題，枝葉就會有問題，疾病就是人體出現了問題之後長出的枝葉，當把根的問題解決了，那麼細枝末節的問題都會變好。

46.皮損沒有了就可以停藥了，對嗎？

答：不對！皮損並不是判斷治癒的標準，精神和出汗才是我們要關注的。

有一種情況是，精神和出汗都好，皮損沒有完全消失，也許可以停藥，停藥後皮損會自行痊癒。還有一種情況是，皮損沒有了，但是精神和出汗的情況沒有達到要求，也許還不能停藥，停了皮損會犯。

所以，什麼時候可以停藥，一定个要自己做主，要遵醫囑。請記住，你的求醫目標是根治，而不只是掩蓋皮損。

47.「用藥就好，一停就犯」是怎麼回事？

答：這說明沒有治好，實質是靠藥物的作用壓制住了。

廣汗法的治療是以人體整體長遠的健康為目的的，以激發

人體正常的反應能力為途徑，恢復人體正常出汗的能力，而不是對皮損的壓制，所以，廣汗法治好了以後是不會出現這種情況的。

飲食宜忌

1. 銀屑病患者吃了醫生開的藥，為什麼還要注意飲食呢？

答：俗話說：「吃藥不忌口，壞了醫生的手。」可見，注意飲食是非常重要的。

咱們吃藥，一天就吃一次或兩次，而且也吃不了多長時間，半年或一年也就很長了。但是吃飯呢，會天天吃，一天要吃好幾頓，吃一輩子，所以食物的力量雖然弱一點，但是長久積累下來的力量卻是非常強大的。如果吃飯出現了問題而用藥物來糾正，這是比較困難的。

所以，我們希望用食物的力量來配合藥物的力量，讓它們朝著同一個方向，步調一致地給身體出現的問題進行糾正。所以，飲食問題應該特別注意。

2. 銀屑病患者的飲食選擇有什麼原則？

答：廣汗法的目的是讓身體恢復正常的出汗。正常的出汗需要具備以下幾個要素：一是身體裏有充足的、正常的水液，二是身體裏有適度的、正常的火，三是火加於水變成汽之後體現於體內和體表的通道。所以，廣汗法用藥的目的就是：你缺水就用滋潤性質的藥物幫你補水，水多的就用淡滲或者辛燥的藥物幫助去水；缺火就用溫熱的藥物幫助補火，火多的就用寒涼或沉降的藥物幫助制火或引火；如果通道阻塞不通暢的話，就用發散、溫通的方法去疏通道路。

目前較多的患者偏陰、偏涼，所以用藥多偏於溫熱。飲食的選擇和藥物的方向應該保持一致，以促進藥物作用更好的發揮。如果飲食的選擇和藥物的作用相反，則會阻礙治療的效果或者起到反作用。所以，銀屑病患者選擇食物的原則是：選擇性質溫熱有助於身體溫通的食物，如羊肉湯、小米粥等；禁忌性質寒涼不利於身體溫通的食物，如豬肉、生冷食品等。

3. 銀屑病患者的飲食宜忌是什麼？

答：根據前面提到的飲食原則，以及我們對食物性質的一些瞭解，我們有這樣的一些建議：

（1）提倡吃溫通的食物，如羊湯、牛肉湯、蔬菜湯、蘿蔔湯等。

（2）禁食寒涼的食物，如豬肉、雪糕、涼開水、水果、啤酒、牛奶、優酪乳、綠豆、醃製品，以及隔夜的食品、冰箱裏久放的食品、帶防腐劑的食品等。

禁忌的食物在治療過程中是絕對不能吃的。而提倡吃的食物，一定要徵求醫生的意見，時機合適才能吃，如溫酒、羊肉、辣椒、魚蝦等。

另外，還有些食物的寒熱屬性尚未明確，如蘋果、葡萄酒、紅茶等，在疾病發生的過程中最好不要去嘗試。這個學問需要一點一點地積累，一步一步地推敲。

4. 什麼是發物？

答：所謂發物，是指容易誘發某些疾病（尤其是舊病宿疾）或加重已發疾病的食物。

不同的疾病，相應的發物也不同。就銀屑病而言，一般是一些具有溫熱性質且有發散作用的食物，如酒、羊肉、牛肉、魚蝦、辣椒、香菜、花椒、薑等。

5. 廣汗法為什麼不禁食發物？

答：人們普遍認為，銀屑病忌食發物，因為一吃發物，皮損就會增多，已經下去的皮損又會出現。其實，這是治療方向錯誤所導致的，而不是食用發物引起的。

目前很多疾病的治療採用的都是壓制人體反應能力的思路，只要疾病不發出來就算是好了。而發物是激發人體反應能力的，所以與這種錯誤的治療思路相違背。

而廣汗法卻相反，它是發掘和提高人體的反應能力，這與發物激發人體反應能力的方向是一致的。廣汗法就是要給身體的問題以出路，發物可以促進人體的問題從汗上找到出路，方向一致，可以配合治療，所以廣汗法鼓勵患者吃發物。

但並不是任何時候都可以吃，吃的時機，簡單講就是「見汗吃發物」，但是還有些嚴謹的細節問題，所以最好與醫生溝通後再吃。

6. 吃發物就是要讓皮損發出來嗎？

答：不是。很多人誤認為，廣汗法用「發」的方法，或者用「發物」就是要讓皮損變多，於是畏懼使用。

其實，廣汗法「發」的是汗而不是皮損，汗路越通，皮損越少。如體表已經通了，吃「發物」會讓身體更熱、體表更通、出汗更正常。所以，正確地應用廣汗法，是不會出現皮損加重現象的。

7. 吃發物的時機如何掌握？

答：「見汗吃發物」。經由廣汗法的治療，患者出汗的情況在逐漸恢復，就可以少量試吃，如果有新增皮損的現象，這表示吃發物的時機還不到。怎麼辦？暫停吃發物，治療一段時間後再吃，隨著治療的進展，最後一定是可以吃的。

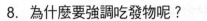

8. 為什麼要強調吃發物呢？

答：因為發物本身就是治療銀屑病的藥物。一般來說，發物是補充和發動人體的陽氣、脾胃之氣的，可以提供讓體表變得溫潤的力量，促進汗路通暢；汗路通暢，更容易正常出汗。這樣，「發物—健康—溫潤」的良性循環就形成了。

9. 為什麼說發物是銀屑病是否治癒的試金石？

答：假如一吃發物就起皮損，說明身體內的問題還沒有解決，身體離恢復健康還差太遠。從這個角度來看，發物是銀屑病是否治癒的試金石。

治療的目的是讓身體通，發物的作用是幫助人體變通，從這個角度講，發物會幫助治療。

當皮損看不到了，但是體表還不夠通達的情況下，發物讓身體變熱，想幫助人體疏通卻「汗路不通」，於是會「憋出」皮損來。如果體表已經通了，即使皮損還殘留一些，吃發物會讓身體更熱、體表更通、出汗更正常，皮損不會增加，而會慢慢減少。

當適度吃發物，越吃身體內的氣血越通的時候，發物便成為銀屑病患者的「保健品」，能讓人體一直保持在一個通達的狀態之中，不僅預防銀屑病復發，而且還預防其他疾病。

所以說，發物是銀屑病是否治好的試金石，所有的患者、所有的治療方法，在治療真正成功後，都是可以吃發物的。如果不能吃，只有一個解釋：身體根本沒有治好。

10. 為什麼不可以吃黏性食品？

答：中醫學理論認為，脾胃負責運化水穀，就像磨一樣，把我們吃進去的食物運化掉，化為人體的氣血。

黏性的食物進到脾胃當中，會影響磨的運轉。脾胃運化不

好的話，整個身體秩序的調整都會受到影響，所以黏性食品最好別吃。

那麼，什麼是黏性食品呢？按照中醫取象比類的思維方式講，黏性食品就是日常生活中看起來黏糊糊的東西。同樣的東西，做法不同，可以增加它的黏性，也可以減少它的黏性。比如馬鈴薯，切成絲看起來就爽利，就不是黏性食品；但做成馬鈴薯泥的話，或者再加上蜂蜜等佐料，一看就黏糊糊的，那就是黏性食品了。

11. 為什麼提倡吃羊肉？

答：羊肉是傳統公認的發物。

中醫理論講，羊為火畜，所以羊肉本身就帶有火性。作為血肉有情之品，它會幫助滋養人的身體，幫助元氣恢復。既有「火」，又能滋養，便符合廣汗法「溫潤」的原則，所以廣汗法提倡吃羊肉。

那麼，怎麼吃最好呢？最好是吃羊肉湯。羊肉串也可以吃，但注意要配合湯來吃，吃的量不要多，以防食物的壅滯，影響脾胃的運化。

最後提醒一句，羊肉屬於發物，所以吃的時機要由懂廣汗法的醫生來定，不可胡亂嘗試。

12. 為什麼吃肉要喝湯呢？

答：談到吃發物，我們首先會想到羊肉、牛肉、魚蝦、蔥、薑等。

有很多患者在沒有接觸廣汗法之前，吃了牛肉、羊肉等的確會發新的皮損。但是，學習了廣汗法後，再去吃，很多就沒有問題了。

為什麼會這樣？訣竅在湯。

吃發物，廣汗法更多是讓患者喝溫的羊肉湯、牛肉湯、油炸大蝦湯等，並且是少吃肉、多喝湯，甚至是不吃肉，只喝湯。

從汗的角度來講，喝溫熱的肉湯與吃肉比起來，肯定是喝湯更容易得汗。

從通的角度來講，溫熱的湯有通的作用，而對於脾胃有問題的患者來講，吃肉會堵。

廣汗法中，有溫通發汗作用的標誌性發物，當屬溫熱的羊肉湯和溫酒。溫熱的羊肉湯，患者在治療初期出汗還不好的時候也可以嘗試，很多時候可以促進汗路通暢，在治療後期出汗不錯的時候喝就更沒有問題了。

還是要補充一句，喝羊肉湯的過程中，最好有懂廣汗法的醫生全程陪同，以免出現一些正常的一過性情況，但由於不懂，給患友帶來不必要的緊張和慌亂，影響治療進程。

13. 辣椒可以吃嗎？

答：紅辣椒也屬於發物，所以在醫生允許後是可以吃的。青辣椒的性質還沒有研究清楚，所以暫時不建議吃。

14. 可以吃雞肉嗎？

答：目前的雞肉不鼓勵吃。雞肉本身性平，但是目前大規模的現代化飼養會在飼料中添加各種抗生素、激素等，或者其他我們不知道的東西，還有不讓雞睡覺會促使其快速生長等問題。速成的雞已經不是本來的雞了，導致我們吃到的雞肉已經不是原始意義上的雞肉，所以在治療期間不建議吃。

15. 魚肉可以吃嗎？

魚肉是可以吃的。有一種說法是，無鱗魚如泥鰍、帶魚等，發的力量比較大。

具體怎麼吃呢？有兩點需要注意：一是「見汗吃發物」；二是建議魚蝦油炸後做湯吃（浙江溫州一帶的患者認為，海鮮水煮後是涼性的，油炸後是熱性的，油炸後做湯就是「溫潤」的）。

16. 可以吃火鍋嗎？

答：火鍋是鼓勵吃的，因為火鍋裏溫熱的湯有幫助人體得汗的效力，這種效力和廣汗法的治療方向相一致，所以可以吃，但要注意吃的技巧。

第一，要多喝湯。

第二，注意量，不要吃太多。

第三，菜品的選擇要和治療的方向保持一致。

17. 去飯店吃飯，點菜要注意什麼？

答：需要注意以下三點：

第一，禁忌吃的不能點，如涼菜、豬肉等。

第二，可以多點一些帶湯的菜。

第三，如果醫生已經允許吃發物，可以點「發」的菜。

18. 銀屑病患者能吃水果嗎？

答：原則是「生冷飯後少」。水果屬生冷，最好不吃。如果實在想吃，在吃了熱乎乎的飯後，脾胃溫熱的時候，吃水果，涼涼嘴。但千萬要注意：不能涼了脾胃（也就是不能讓胃感覺到涼）。

19. 熬什麼粥好呢？

答：按照廣汗法的飲食要求，應該是湯而不是粥，粥比較稠，是偏黏性的，不鼓勵吃。推薦喝稠度適中的小米湯。廣汗法認為小米湯養脾胃，如果脾胃虛寒明顯的患者，可以把小米炒至微微變色，再用來熬湯更好。其他，如玉米、大米、核

桃、棗、南瓜、紅薯等,在治療期間最好不要放在米湯中。

20. 怎麼喝薑糖水?

答:薑糖水也是發物,需要遵照「見汗吃發物」的原則。如果腠理不通的話,不建議喝。

糖放多會黏,薑放多會導致鬱熱,最好在醫生的建議下,按照適當的比例喝。

21. 紅豆薏仁粥可以喝嗎?

答:不可以。很多養生節目講到紅豆、薏苡仁可以除濕,建議身體有濕氣的人食用。銀屑病患者,特別是頑固的銀屑病患者,很多人體內的確有濕,所以大家會誤認為銀屑病患者可以喝紅豆薏仁粥。

但是,濕是如何產生的?除濕就能治濕嗎?還是透過調整陽氣、恢復陽氣才能從根本上治濕?這些都需要大家好好地思考。中醫學反覆強調「治病必求於本」,不治本,能治好病嗎?濕的「本」在哪裏?

廣汗法治療體系是以恢復人體的正氣、陽氣為總體目標,陽氣慢慢恢復,人體的少火之氣就可以把濕邪氣化——慢慢烘乾、烤透,這才是濕邪的根本治療方法。

紅豆、薏苡仁是涼性的,傷陽,如果放在方劑中有所配伍,可以用。但是單獨拿來熬粥,並且錯認為是好東西(中醫學不會認為哪樣東西是好的,只有適合的,沒有好的之說)一直喝的話,它會使你的陽氣慢慢變弱,這對疾病的治療很不利。在祛濕和對陽氣的傷害當中需要權衡,需要把握一個度,這是醫生的事情,不是患者自己可以隨便用的。

22. 蘿蔔湯有什麼作用?

答:蘿蔔湯的作用是理氣。如果身體內比較壅滯的話,蘿

葡湯可以疏散壅滯的氣機。但是，因為理氣就會傷氣，所以氣虛的話，不可以隨便喝，在徵求醫生的意見後再喝。

23. 為什麼飲食不能多，有什麼標準嗎？

答：脾胃負責運化水穀，就像磨一樣，把我們吃進去的食物化掉。飲食多了會壅滯脾胃，影響脾胃運化的功能。「飲食自倍腸胃乃傷」，脾胃沒有餘力去修復自身，而總是疲於運化過多的飲食，長此以往，對健康不利。所以，「飲食不能多」。

對一般正常人的要求是「飯吃七成飽」，銀屑病患者的身體本身有一些問題，在修復的過程中，儘量做到「飲食五分少」，就是五成之內，讓身體有更多的餘力去修復。

24. 為什麼人們說的好東西也不能吃呢？

答：人們常說，優酪乳是好東西，蘿蔔是好東西，苦瓜是好東西，綠豆是好東西，紅薯是好東西……這些好東西，是不是真的好東西？可以常吃嗎？答案是否定的。

古人說：「物無喜惡，過則為災。」就是說東西本身是沒有好壞之分的，適合的就是好的，用對了就是好的，不能脫離個體差異的需求來說哪個東西好、哪個東西不好。

不能聽別人說，或者聽一些養生節目中說：什麼東西好，就拿來用。任何的食物都有其偏性，尤其是這些「好」的東西，既然它能起到某種作用，如苦瓜下火，說明它的偏性更大，已經帶有幾分藥性了。如果我們不分析自己的身體情況，盲目拿來使用的話，可能會傷害我們的身體。所以，在使用這些「好」東西的時候，一定要徵求一下醫生的意見。

25. 為什麼可以喝白酒呢？

答：在中醫的治療方法中，白酒自古就起著不可替代的作用。溫熱的白酒，性質是溫熱的，有助於身體溫通，這與廣汗

法的治療方向一致，所以首先確定可以喝，然後再討論如何喝的問題。

26. 白酒為什麼要溫著喝？

答：《紅樓夢》中薛寶釵勸寶玉喝溫酒時說：「難道就不知道酒性最熱，若熱吃下去，發散得就快；若冷吃下去，便凝結在內，以五臟去暖他，豈不受害？」也就是說，溫白酒是溫熱的，是通的，而冷白酒是寒濕之品，會傷及脾胃。

27. 白酒喝多少度數的？

答：度數稍高一點兒的酒，品質會稍高一點兒；度數低的酒，可能裏面加的輔料會多一些。根據患友的經驗，50度左右的酒喝起來比較舒服，山西的汾酒系列就很不錯。

28. 白酒喝得越多越好嗎？

答：不是。任何事都要講究適度。喝少了，起不到溫通的作用，喝多了會對人體有傷害，所以要適量。喝完以後身上感覺溫暖、皮膚微潤，但不影響精神，感覺舒服但不難受，「酒至微醺」，就是適當的。

29. 為什麼不提倡喝啤酒與紅酒？

答：對於啤酒和紅酒的屬性，目前還沒有過多嚴謹的研究。根據人們的經驗，啤酒、紅酒還是涼的屬性多，尤其是啤酒。一般人們喝啤酒不會溫了再喝，甚至喜歡喝冰的，那就更不對了。所以，在疾病治療期間，禁忌喝啤酒和紅酒。

30. 喝水有什麼注意事項嗎？

答：第一，要喝溫熱的水。溫水有助於身體暢通。

第二，少量，多次。如果喝水能出汗的話，同樣要注意不要讓身體出汗太多，達到肌膚溫潤就好。

第三，量要適當，因人而異。一天8杯水的硬性規定是不

正確的。

第四，最好不要加糖。糖是黏膩的，喝純粹的白開水最好。

31. 什麼是太和湯？

答：太和湯，其實就是白開水。明代李時珍《本草綱目·水二·熱湯》有「太和湯」的記載，說它能「助陽氣，行經絡，促發汗」，其性平、無毒，是一味良藥。

喝太和湯是有講究的。待水自然晾到溫熱就可以喝了，不宜太涼。喝的時候，要小口、緩慢地將太和湯嚥下去，如果能感覺到熱隨著水流緩緩注入少腹丹田為最好。

32. 喝茶可以嗎？紅茶、普洱茶能喝嗎？

答：目前不建議喝茶。

有人說紅茶是熱的，普洱茶是暖胃的，但是都沒有明確的證據。所以，在沒有明確它的屬性之前，我們在治療期間還是先不喝。

其實，正常的人也不建議大量喝茶。古人多言茶是涼性的，稍解上焦的燥熱是可以的，但是現代人總是拿個大杯子一天到晚泡茶喝，就有些過了。古人不說「喝茶」，說的是「品茗」，茶杯比我們現代人的酒杯還要小。《紅樓夢》中妙玉說：「一杯為品，二杯即是解渴的蠢物，三杯便是飲牛飲騾了。」量少而慢飲，陶冶性情、清上焦燥熱是對的，只是目前很多高雅的事情透過商業手段推廣，都已經變味了。

常言道：「寧缺毋濫」，在沒有更清晰的瞭解之前，廣汗法對茶是禁忌的。

33. 銀屑病患者為什麼要戒菸？

答：「菸為諸熱之魁」。據說菸頭的中心溫度高達900℃。

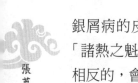

銀屑病的皮損是乾燥的，我們應該用溫潤來化解。如果加上「諸熱之魁」烤它，不是越烤越燥嗎？這與我們的治療方向是相反的，會破壞治療的效果，所以有百害而無一利的東西必須戒掉。如果精神依賴的話，可以找一些其他的替代品。

34. 銀屑病患者需要補充維生素嗎？

答：沒有必要。日常的飲食當中已經含有人體所需的營養素。如果人體的吸收能力正常的話，不需要另外補充。補充了，反而會增加脾胃的負擔。如果人體吸收能力不好的話，補充了也沒有用。我們要做的是調節人體對於營養的吸收能力，而不是額外的補充。這一道理對於其他的營養素也是如此。

發熱與運動

1. 什麼是基礎體溫？

答：人體經過較長時間（6～8小時）的睡眠後醒來，處於清醒而又非常安靜，尚未受到肌肉活動、精神緊張、食物及環境溫度等因素影響時的狀態，叫作「基礎狀態」。基礎狀態下的體溫，就叫作「基礎體溫」，又叫「靜息體溫」，通常在早晨起床前測定。

2. 為什麼要測基礎體溫？

答：基礎體溫主要是看身體基礎代謝的情況，換句話說，是看陽氣正氣的儲備和運行情況。

3. 怎麼測基礎體溫？

答：晚上睡覺前把體溫計放在枕頭邊，第二天早晨一睜眼，什麼也不要做，就進行測量。一般測5分鐘左右，然後做好記錄。

每天測量，經過統計，然後得出月平均基礎體溫，再得出年平均基礎體溫。通過基礎體溫的變化來判斷自己身體狀況的變化。這是你自己可以直接看到的身體狀況的指標。透過基礎體溫，指導我們把自己的身體調整得越來越好。

廣汗法的總體目標是「身體一年比一年好」，所以年平均基礎體溫的計算和比較最為重要。

4. 基礎體溫為多少才算正常呢？

答：如果基礎體溫能達到36.5℃~37.2℃，說明身體機能比較好。過低則說明機能不夠好，陽氣不夠充足。

但是要注意，我們主要看的不是量的多少，而是變化情況。所以，大家把每天的基礎體溫做一個曲線圖，這樣方便觀察它的變化。長期測量，觀察年平均基礎體溫的變化，意義最大。

5. 用什麼溫度計好呢？

答：水銀溫度計和紅外溫度計都可以。需要注意的是，每天要用同一支溫度計，或者起碼是同一類溫度計測量，這樣系統誤差最小，才能準確地看出基礎體溫的變化。

6. 什麼是「發熱誘導療法」？

答：目前的患者，特別是久治不癒的銀屑病患者，主要的問題不是「怕發燒」，而是「怕燒不起來」。

積極調動人體的潛力，幫助機體自然而然地發燒，並且透過發燒誘導身體正氣反應能力的表達，可以讓銀屑病的治療變得容易很多。

經歷了太多的發熱，遵醫囑不用退燒藥、消炎藥而身體變好、疾病變得好治的病例後，我們在廣汗法體系中給發熱留出了重要的位置，並且把藉由自然發熱、疾病變得容易治療的規

律上升到「法」的高度，命名為「發熱誘導療法」。

直接的意思是：發熱是在人體內「練兵」（軍事演習），在鍛鍊的過程中，可以誘導身體對於頑固的疾病發生整體的反擊，正氣振奮，身體的問題變得容易解決。

7. 發熱是好事嗎？

答：任何事情都要適度，發熱也是如此。所以，完整的表述應該是「適度發熱是好事」。

什麼是發熱呢？發熱是身體有問題，然後身體本身有能力自發解決的一種外在表現形式。如果身體有了問題，表現不出來，那說明身體的表現能力差，是身體弱的表現。從這個意義上講，發熱是好事。但是，發熱太過，會過多地消耗人體的正氣，對人體整體的代謝產生影響，這就不好，需適當地給予控制。

適度的發熱其實是身體的正氣在與邪氣做鬥爭的表現。我們應該順著這個方向給予鼓勵和幫助，使這種「給邪出路」的過程更順利，而不是盲目地去壓制。

每次的發燒都是對人體免疫能力的一次鍛鍊，就是在給身體這個「國家」「練兵」。永遠沒有戰事，軍隊的戰鬥力就會削弱。所以，從這個意義上講，適度的發熱也是好事。

8. 發熱時需要注意什麼？

答：發熱時身體肯定不舒服，如會沒精神、打瞌睡、食慾下降等，這是身體的一種自我保護。我們要做的是，順應身體的這種自我保護，適當飲水、飲食清淡、少吃飯、多休息，同時在保證生命安全的前提下，靜觀其變，不要盲目地用退燒藥或者抗生素。

但是，如果發熱過度，會產生一些急性的損傷，適當的藥

物控制還是需要的。我們反對的是濫用藥物，而不是反對用藥。

　　9.　燒到多少就需要處理呢？

　　答：每個人的身體素質不同，每個人的承受能力也不同，所以不能一概而論。在臨床上，有燒到很高如42℃的患者，也沒有問題，而身體卻變好了。

　　我們的建議是：在安全的前提下適度發燒。

　　10.身體內的「火」應該在哪個位置？

　　答：應該是小腹。讓「火」安於火位，心火可以下溫，使少腹保持暖暖的，是一種好的身體狀態。

　　11.人體中的「火」、「鍋」比喻一種什麼樣的狀態？

　　答：人體內要很好地完成把食入的水穀化成能用的「氣」的過程，需要幾方面的配合：

　　（1）一口好鍋（脾胃）；

　　（2）適量食材（飲食）；

　　（3）恰當的火候（陽氣）。

　　少食則鍋利，靜心則陽氣足而久，微動則陽氣通而緩，小火慢燉。人體可謂是一架精密而完美的儀器，用上述淺顯而準確的比喻去建立一個人體的框架、模型，可謂是一種很好的學習、交流和傳播中醫學的方法。

　　12.安全發熱有捷徑嗎？

　　答：安全發熱，沒有捷徑。「萬般不可急，功到自然成」，只有先調整好身體，才能達到能發熱的健康狀態。

　　13.什麼叫炎症也能「溫」？

　　答：「溫」是溫通的意思，是指在安全的前提下，用溫通之法，讓身體熱起來，藉助發熱的過程，使體內和體表的鬱阻

變通，鬱開熱散，使邪外出，從而達到不治炎症而炎症自癒的效果。

14. 發燒是病嗎？

答：準確地說，發燒是症狀，而不是病。或者說，發燒是表現。

如果說發燒是身體抵抗力起作用的外在表現，退燒就是在打壓抵抗力。發燒是正氣抗邪，不燒是正氣無能；發熱是天賜良能，滅熱是疾病禍根。適度發燒不要怕，不要用退燒藥，不要用消炎藥，消炎藥貌似救人水火，實際是傷人正氣，以致於讓人無力抗爭。

但要注意：上火不是發燒。上火是火不歸其位，目前的上火多是鬱熱，身體一通，鬱火自散。

發熱是華彩的一瞬，需要台下十年功，儲蓄健康，才有可能熱通。

15. 如何儲蓄體內陽氣、靜待發熱？

答：「陽氣內蒸而不驟洩」，儘量做到悠然汗可控，便是儲蓄健康。

儲蓄健康，如「城中糧足可用兵」，便容易在一些誘因激發下發燒。

沒有練好兵，就想打仗，可謂是白白送死。有些人為了發燒，洗涼水澡、淋雨，這些都是讓沒有練好的兵去送死，大錯特錯。我們應堅持自然發燒，天天親近陽光，靜待春暖花開。

16. 適度發燒，吃類似於撲熱息痛的退燒藥，可以嗎？

答：不可以。好不容易發燒，千萬不要隨便去退燒。

發熱是華彩的一瞬，需要台下十年功，對於很多患友來說，發燒是很難的一件事情。

17. 如何在升高體溫的同時減輕皮損？

答：「日行一萬步」是個外形，「悠然汗可控」才是心法。儲溫需要耐心，如同儲糧。知汗不懂儲溫，如同開車不會停。

人體微汗與身體之熱的關係，也正好是「滿屋皆熱，透一點氣出來正好」。

滿屋皆熱，門開一縫，熱而不悶，洩而不驟。

18. 可以想辦法讓自己發熱嗎？

答：既然適度的發熱是好事，那可以想辦法讓自己發熱嗎？比如淋雨，洗個冷水澡等。

其實，不可以。發燒是身體自主、自然地對身體問題的自我反應。如果身體還沒有調整好、做好足夠儲備的話，不恰當的努力只會傷害到你身體的反應能力，如同我們的兵還沒練好就去挑釁作戰的話，結果會是慘敗。所以，做我們該做的，靜待身體自己的變化。

19. 炎症引起的發燒可以用退燒藥嗎？

答：現代醫學認為，炎症是細菌引起的。事實上，人體與細菌、病菌微生物等是共生的關係，也就是說，不發熱的時候，即正常的時候，身體裏也是有細菌微生物的，或者說人的生命本身就有微生物的參與。為什麼發燒會被誤認為是病菌引起的呢？身體內部秩序變亂，微生物存在的環境亂了，微生物出現了不穩定狀態。這時的發燒和微生物的不穩定是並列的，都是人體內部程序錯亂的結果。主要的問題是身體本身的內亂，那麼，治療是應該針對微生物，還是針對身體的秩序呢？當然應該是身體的秩序。

也就是說，炎症是結果，與發燒一樣，而不是發燒的原因。治療應該是針對內亂，而發燒是體內「好大夫」針對身體

的結果進行的處置。如果發燒表現適度的話，體外的醫生就應該順應它的方向，而不是用退燒藥、抗生素去干擾、壓制自癒的過程。

20. 運動對正常出汗有什麼好處？

答：運動可使陽氣宣通，淤滯之處通暢，同時汗路就會通暢，所以運動有助於出汗。

運動是比較靈活可控的，通過運動的節奏、強度、時間等來控製出汗的量和部位是可行的。所以，運動是廣汗法推薦的比較好的出汗手段。

21. 運動的原則是什麼？

答：廣汗法體系講，運動的目的不是塑造肌肉和體型讓別人看，也不是參加競賽奪得名次，而是為了自身身體的健康。圍繞這個目的，運動的原則是「低強度、長時間」，目標是「一滴汗出遍全身」。

另外，心情放鬆，愉悅的運動還會提高心靈的溫度。所以，一方面要把握運動的度，另一方面要注意運動的心情。

22. 哪些運動對疾病有利，哪些不利呢？

答：持續的、和緩的、低強度的運動，有助於微汗。比如，緩慢的下蹲、打太極拳、練八段錦、慢跑、散步、騎車等。

相反，劇烈的運動，會讓汗出過多的運動，我們並不提倡，如打羽毛球、長跑、打籃球、踢足球等。

總的來講，判斷的標準是運動的原則。同一種運動，如果方式不同，也可能會出現不同的結果。比如騎車，如果騎得和緩，達到微汗的目的就是可以的；如果騎得過猛，一會兒就大汗淋漓，那就不對了。再比如勞動，如果把運動的理念融入勞

動中，勞動同時也能達到微汗。可見，把勞動改造成運動，也是很好的。

23. 運動的最佳時間是哪個時間段？

答：不能說哪個時間運動就最好。

時間段的選擇是要看太陽的性質，太陽早上升、中午盛、下午降、晚上潛，每個時間段都有對人有益的方面，這個要由醫生來定。

不過，運動選時間也有一般的原則，即起居看太陽，運動跟著太陽走。

24. 一運動就發熱，好嗎？

答：透過運動的方式使身體發熱，促進體內垃圾的排放，有利於將體表的「寒冰」化開。這樣來說，發熱是好的，但如果發熱過了，不利於身體長久的溫暖，就不合適了。

（1）運動強度要低，使汗水緩出慢下，像小雨一樣滋潤身體，且有利於長期堅持。

（2）調整運動節奏。身體微汗時要降低強度，使陽氣內蒸而不洩，衝擊不易出汗的部位；當身體微涼時要提高強度，保持身體熱的狀態。

（3）運動後不要立即進入冷的環境，要使汗和熱態慢慢消退。期間要注意保暖，且不能受風。

25. 運動的原則是什麼？

答：運動要緩和，不要激烈，「低強度、長時間」就是原則。

運動要可持續，還有一些選擇的原則就是「安全、快樂、健康」。

26. 慢跑多長時間適宜？

答：慢跑不以多長時間為標準，而要看身體是否熱了，是否能夠持續發熱。

需要注意的是：運動不要等發熱了再停，而是快發熱時就停下來。現在很多人都是身體熱了才停止運動，停後汗也就控制不住了。所以，需要提前停下來，讓熱不要來得那麼快，慢慢地來，來了也不要讓熱很快退去。對於很不容易控制熱的患友，要在離熱還有七成的路程時就減緩運動，這樣才容易控制住汗的節奏。

在運動中尋求屬於自己的方法讓汗均勻、讓微汗持續，是我們必須要做的。

27. 天氣和環境會對戶外運動有影響嗎？

答：「起居隨太陽」。無論是用藥還是運動，我們都希望陽氣宣通，促進瘀滯通暢。

大自然賦予我們一個最大的溫熱之源——太陽。對於運動的時間和環境的選擇要儘量去追隨太陽，有了這樣一個原則，大家就容易判斷運動的時間了。

比如清晨，天還是黑的，就有人在外面運動了，這是不對的，要等到太陽出來再運動。晚上太陽落山了，很多人還在跳廣場舞，這也是不對的。還有，在太陽最烈的時候，天氣不好的時候，也不建議運動。所以，不是說風雨無阻就是好的。

運動環境的選擇也是這樣，儘量選擇讓人心情愉悅的、陽光能照射到的地方。有人在戶外運動時會躲避太陽，選擇陰涼地，這也是不對的。

28. 下雨或者陰天也要堅持戶外運動嗎？

答：天氣不好，不建議戶外運動。

有人說有風的時候，就不應該運動，這也是不對的。如果

天氣和風細雨、空氣清新，讓人心情愉悅，可以適當運動。但如果是暴風驟雨就不要戶外運動了，這時我們可以做一些室內的和緩的運動，保持身體的溫潤。

29. 步行多久合適呢？

答：這要因人而異。根據我們出汗的四個標準：微汗，均勻，持續，和緩，來判斷運動的時間和度。要提醒大家的是，千萬不要急功近利，運動不是越多越好，步行也不是時間越久越好，一定不要讓自己感到疲倦，那樣會傷及人體的正氣。凡事都要把握一個度。

30. 室內運動要注意什麼？

答：根據「起居隨太陽」的原則，室內環境不能陰、不能潮，要溫暖、通風，但是也不要有穿堂風。另外，室內運動的方式和強度也要注意運動的原則，即低強度、長時間，一滴汗出遍全身。

31. 在健身房運動可以嗎？

答：如果戶外環境合適的話，儘量選擇空氣好、陽光好、更自然的戶外去運動，一方面空氣流通好，另一方面有陽光照射。

如果沒有條件進行戶外運動，室內也可以，但要注意通風，不要潮濕陰暗。再者，注意運動的強度，要控制好，達到保持微汗的目的。

32. 光靠運動就可以痊癒嗎？

答：這需要對病情進行具體的分析。無論是運動，還是泡澡、曬太陽等，都可以看作是醫生開的一種「藥」，叫生活處方，所以也有藥性、藥量之分析。比如，溫和的運動和劇烈的運動，藥性就不一樣，運動的時間長短（這是劑量）也不同。

複雜的疾病，需要把各種治療手段用到位，綜合治療，共同達到治療的目的。如果疾病的難度係數比較低，單靠某種治療手段也可以達到很好的治療效果。

無感溫度泡澡

1. 什麼是無感溫度泡澡？

答：無感溫度是一個主觀的溫度，自己感到舒服，不涼也不熱的溫度。

廣汗法認為治療的最高目標就是「復歸於嬰兒」，嬰兒在母體內就是一個溫暖舒適的液態環境。無感溫度泡澡就是希望人的身體和心靈沉浸在這種舒適的狀態中，達到一種真正放鬆的狀態。

這種狀態下的泡澡會對皮損的減輕有直接的作用，同時對於全身狀態的改善也會起到很好的作用。

2. 為什麼泡澡的溫度不能高也不能低？

答：有人喜歡泡澡的時候水溫很熱，這是不提倡的。很多時候，高溫洗浴會帶來「紅皮病」的嚴重後果；而溫度低了，又容易感冒，且體表的「冰」不容易融化。相對於熱和涼來講，溫屬於中間狀態，「無感溫度」就是溫的。在泡澡上，「無感溫度」深得中醫之「中」的精髓。

3. 怎麼保持水的恆溫呢？

答：為保持水的恆溫，我們可以預先在澡盆旁邊放一壺熱水，以便水溫下降時及時添加，使水溫儘量保持在一個舒適恆定的溫度。但是，這種方法需要總惦記著加熱水，不利於身心的安靜和放鬆，難以達到持續「無感溫度」的目的。

還有一種方式就是利用一些設備，如外循環動態恆溫靜浴儀，這個儀器可以動態測溫，自動地保持水的恆溫。只要設定好溫度，就可以放心地去享受泡澡的樂趣了。

4. 泡澡時要注意什麼？

答：第一，溫度要控制好，以自己感到舒適為宜，不能涼也不能熱，要無感才好。

第二，環境要溫暖、通風，但是不能直接受風。

第三，心情要愉悅放鬆。

第四，儘量在白天，晚上9點以後就不要泡了。

第五，泡完以後也要注意保暖，不要著涼。

第六，泡澡以後可以抹一點食用橄欖油，形成油包水的膜，利於保持皮膚的溫潤。

5. 泡澡時可以看電影、看書嗎？

答：無感溫度泡澡要求身心都靜下來。如果身心能靜下來，放鬆下來，對於打通身體的瘀滯效果是很好的。所以，建議在泡澡時能冥想入靜最好。如果還不能達到這樣的境界，也可以看電影、看書，專注於一件事也是可以的，但是注意電影和書的內容要選擇能溫暖心靈的、安靜的，而不要去看一些武打、凶殺、偵破、幽靈等激烈而陰暗的內容。

6. 泡澡的頻率如何掌握？

答：身體壯實，皮損廣泛且比較薄的時候，儘量多泡（包括時間和次數，但要求無感溫度泡澡），以不影響精神為度。

7. 秋冬能經常洗澡嗎？

答：首先要明白，洗澡和泡澡是不同的。

秋冬養皮膚，少洗多抹油。也可以這麼理解：可以多泡澡，但泡後需要及時抹油。

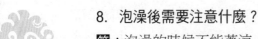

8. 泡澡後需要注意什麼？

答：泡澡的時候不能著涼，泡澡以後也要注意不要著涼。我們在「降牛十八掌」中提到「諸般不可冷」。所以，泡澡時的水溫要合適，泡澡的環境也要合適。泡澡以後，毛孔是張著的，所以一定注意保暖；否則，著涼後又會造成新的氣血阻塞，對治療很不利。

9. 銀屑病患者泡溫泉好嗎？

答：首先，從患者這方面來講，如果是紅皮病的患者，或者是膿疱型的患者，建議不要泡溫泉。

其次，從溫泉這方面來講，溫泉的溫度跨度比較大，有的溫，有的熱。對於銀屑病患者來說，我們主要關注的是溫泉的溫度而不是裏面的成分。所以，溫度適合的溫泉可以泡，如果溫度不適合，還是採用「無感溫度泡澡」為宜。

10. 沒有條件泡澡可以改成淋浴嗎？

答：不可以。淋浴會使皮膚變乾，不利於皮膚的溫潤。所以，無論是銀屑病患者，還是健康人，建議把淋浴改成無感溫度泡澡。

11. 泡澡的時候，水裏可以放藥嗎？

答：治療期間，醫生會開一些泡澡的外用中藥。這樣，在泡澡的時候，不僅有溫潤的環境幫助皮損好轉，而且，泡澡把肌腠打開後，藥物可以更好地對身體的溫通起到促進作用。

12. 泡澡時可以放鹽、醋或者牛奶嗎？

答：治療期間，泡澡的時候只需要把醫生開的藥煎好後放進去就行，其他東西都不建議放，包括鹽、醋、奶、花、精油，以及其他自己買的中藥等。

醫生開的外用藥是針對患者的個體情況提供的個體化的治

療方案，可以很好地配合口服藥物，起到更好的療效。而平素患者可以選用的泡澡時放的一些東西，都沒有針對性，怕起到適得其反的效果——貌似減輕，實則加重。

13. 銀屑病患者泡腳好嗎？

答：不建議。廣汗法對於出汗的要求是量少而勻。腳部對於溫度的敏感度比較弱，當腳上有了感覺，水的溫度就有點兒高了，往往會出現「泡的是腳，出汗的是頭或前胸後背，而出汗不好的地方如小腿還是不出汗」的結果。

生活方式

1. 為什麼調整生活方式比吃藥更重要呢？

答：一般來講，剛出生的嬰兒是沒有病的。經過不恰當的餵養和不恰當的生活方式，慢慢形成了疾病。疾病是之前生活方式的一個小結，這時，吃藥針對結果，而錯誤的生活方式保持不變，還在源源不斷地積累疾病，這就是所謂的致病和治病在作對抗。

如果改變生活方式，讓病怎麼來就怎麼回去，同時用藥解決從前的這個「結」，這樣兩者就共同起到治療疾病的作用。患者是治療的主體，我們非常重視生活處方的貫徹，也就是幫助患者更多地認識健康。

2. 生活方式包括哪些方面？

答：只要是與我們生活相關的所有方面，如衣食住行、吃喝拉撒、心情、工作等都屬於生活方式。

3. 「四多兩溫度」指的是什麼？

答：「四多」指的是適度多曬、適度多動、適度多穿、適

度多吃發物。

「兩溫度」指身體的溫度與心靈的溫度。

4. 穿衣要注意什麼？

答：第一，穿衣的原則是「穿衣務求暖」，一定要保暖。

第二，衣服要透氣。

第三，透過穿衣的調整，幫助人體由不均勻出汗變得均勻。我們一般在穿衣的時候主要關注的是前胸後背，比如大衣、坎肩，實際上，這些地方是容易出汗的。而遠心端的四肢這些不太容易出汗的地方反而不被我們關注，比如胳膊外側、小腿前側。所以，我們要藉由穿衣的調整使身體基本達到均勻的溫暖，然後再透過運動就可以達到均勻微汗的狀態。

5. 居住的環境要注意什麼？

答：向陽、通風，創造溫潤舒適的環境。

6. 什麼樣的工作不利於疾病的好轉？

答：第一，靜多動少的工作，不利於陽氣宣達。第二，上夜班的工作，黑白顛倒，不見太陽，傷及人體陽氣。第三，工作環境不利於溫通發汗的。

我們希望大家在健康和工作之間做一個權衡，如果工作不利於疾病的好轉，或者工作本身就是致病因素的話，建議還是離開這個工作為好。

7. 空調可以用嗎？

答：用得恰當就可用。如果自然界的溫度太冷，我們可以利用空調來創造一個相對溫暖的環境；如果自然界的溫度太高，也可以利用空調做適當調整。總之，溫度要適度，以「溫潤」為度。還有，在打開空調的時候，一定要開一點兒窗戶，讓室內保持通風。

8. 公共場所開空調怎麼辦？

答：在夏天，假如處在一個公共的環境，如辦公室、商場、火車車廂等，空調溫度開得很低，我們又不可左右的時候，可以認為我們處在一個「人造冬天」的環境中，那就應該按照冬天的標準去穿衣。

不要太在乎別人的眼光，那樣將無法關注自己的健康。在對周圍人沒有妨礙的時候，一定要多聽聽自己身體的聲音，而不是總看別人的眼光。

9. 在地下室辦公怎麼辦？

答：辭掉工作。

10. 家裏潮濕怎麼辦？

答：搬家。這個是不容馬虎的。我們從很多患者的發病原因自述中可以發現，很多人發病與長期處於潮濕環境中有關。

11. 宿舍溫度高會影響體溫嗎？

答：會。這也就是我們強調環境溫度的原因。我們要創造一切有利的外環境，以幫助改變機體的內環境。

12. 夏天家裏太熱怎麼辦？

答：可以開窗通風，也可以使用電扇，但一定不要正對著人吹。也可以開點兒空調，但注意溫度不能太低，並且要開點兒窗戶通風。

13. 北方天寒地凍怎麼辦？

答：可以開空調，也可以用其他取暖設備，同時要注意通風和適當地加濕（加濕要選用熱加濕的加濕器，或者家裏放個電蒸鍋，更簡單的就是一鍋熱水放在電磁爐上慢火加熱，持續出蒸汽）。

北方的冬天比較乾燥，注意不要選用那種超聲波的加濕

器，因為它出來的氣是冷的，屬於寒濕，而我們要求的是「溫潤」。

14. 為什麼要多曬太陽？

答：萬物生長靠太陽，人也不例外。太陽是大自然賜予我們的陽氣之源，所以一定要適當曬太陽。

對於銀屑病患者來說，親近陽光非常重要。廣汗法體系中，銀屑病的治療是要透過均勻出汗來達到目的的，曬太陽可以幫助陽氣宣通、淤滯疏通、汗路暢通，所以要適當地曬太陽。

15. 什麼時候曬太陽好呢？

答：陽光可以看作是一味藥，是藥就需要有「藥性」和「藥量」的考慮。寒氣重需要「藥性」強的陽光（中午的大太陽），寒氣不重就需要「藥性」和緩的陽光（早晨的太陽）。「藥量」就是日曬的時間。

一般來說，夏天日曬強烈或者西藏、海南等地的陽光比較猛烈的話，要選在不太強烈的時候曬，比如早晨8點以後，中午11點以前；冬天多數地區的陽光本來就不太強烈，所以什麼時候都可以曬。

16. 怎麼曬太陽呢？

答：第一，曬腿不曬頭，曬背不曬腹。

第二，能裸露的地方儘量裸露，也就是說曬的時候要直接曬。

第三，曬前可以先把要裸露的部位抹點兒橄欖油，避免乾燥，務求「溫潤」。

第四，曬完要到室內或陰涼的地方以前，一定要先把衣服穿好，如果有出汗的地方，可以抹點兒粉或者油，因為室內比

太陽下溫度低，避免涼氣由開張的毛孔侵襲身體。

17. 有風的時候可以曬太陽嗎？

答：如果是微汗，有一點兒風也沒關係。如果出汗較多，一定要注意防風。需要注意的是「賊風」，也就是在你不注意的時候受的風，比如睡著後受的風，還有所謂的「腦後風」。

上面講的風都是不太劇烈的風，如果是大風、狂風還是要避開的。

18. 曬太陽會加速皮膚老化嗎？會得皮膚癌嗎？

答：任何事情都需要把握一個度。比如戶外工作者和種田的農民等，他們長時間暴露在日光下，就要注意日曬對皮膚的傷害了。

但多數人都在室內工作，每天曬太陽的時間本來就很短，所以適度地曬無須擔心這些問題。

19. 哪裏有皮損就曬哪裏嗎？

答：不是的。廣汗法的治療立足於整個人體的健康，而不只是關注皮損。所以，曬太陽的原則也是這樣的，要使整體變通、「溫潤」，而不只是曬皮損。

在身體所有部位中，最應該曬的是小腿。即使頭部有皮損，也不主張曬頭，而是要曬小腿。

20. 曬太陽以後，皮膚癢怎麼辦？

答：可以參考「將汗五佳兆」：紅、癢、新、小、煩。一般來講，曬後的微紅、微癢，或者高溫泡澡後的微紅、微癢，都是好現象。

21. 為什麼不能用光療？

答：光療是一種利用人造光源治療疾病的理療方法，可以說是曬太陽的延伸。

光療和曬太陽有什麼區別呢？我們建議適度日曬，而光療相當於過度日曬。所以，有的人光療後皮損會短時間內減少，但是很快會再出，而且比原來更糟，甚至有的好皮膚也會發黑。這都是過度的照射破壞了身體內部正常的秩序所致。

我們提倡的是溫潤，是自然。溫是不涼不熱，潤是不燥不濕，光療是過熱，不符合自然本質的要求，所以不主張。

一定要記住：我們主張的是綠色、自然、健康的方法。

22.睡眠品質與銀屑病有關係嗎？

答：有關係。睡眠的品質會影響人的精神和情緒，而精神和情緒對銀屑病有影響。

23.怎麼判斷睡眠的品質？

答：要從結果來判斷，如果第二天醒來後感覺精神、精力各方面的狀態都很好，說明得到了比較好的休息。

24.睡眠不好怎麼辦？

答：需要培養良好的睡眠習慣。有些人失眠是由不良的睡眠習慣引起的，因此，培養良好的睡眠習慣是糾正不良睡眠，使睡眠規律和美好的開端。

養成良好的睡眠習慣，需做到以下幾個方面：

（1）睡眠要守時，按時上床、起床，不要賴床和「惡補」睡眠，即使週末、休假時也應如此。

（2）晚餐後不要喝咖啡、茶以及含酒精的飲料，也不要吸菸，因為這些都會引起興奮。

（3）飢餓妨礙睡眠，睡前如飢餓的話可稍微吃一點餅乾、甜食或喝一杯牛奶等。

（4）創造好的睡眠環境，臥室裏避免強光、噪音，溫度要適宜，不要放鬧鐘，選擇適合自己的床、枕、褥、墊等。

（5）把臥室作為睡眠的專用場所，入睡前不閱讀帶刺激性的書報雜誌；不要在床上工作，也不要在床上想今天的煩惱和明天的工作。如果要想，就起床想夠了再睡。

（6）在下午和傍晚時分定時進行體育運動，有助於睡眠。失眠者應該注意的是，睡前兩小時內不要做劇烈運動。適時適量的體育運動，既有助於睡眠，又能增強體質，應該將之養成習慣。

25. 睡眠的行為療法是什麼樣的？

答：（1）除了睡覺以外，其他時間不要待在床上或臥室裏。把床當作睡眠的專用場所，不在床上從事與睡眠無關的活動，不要躺在床上看書、看電視、聽廣播等。

（2）躺在床上30分鐘後如果仍睡不著，必須起床，但是不要開燈（或者打開小夜燈），去做些溫和的事，當真正有了睡意時再上床。上床後，如果仍然不能迅速入睡，就再起床，等再有睡意時再回床。假如始終沒有睡意，那就乾脆不睡。

（3）整夜之中，如果中途覺醒而又不能迅速入睡，可按照上面的方法去做。

（4）每天早晨堅持在同一時間醒來並起床，無論前晚睡得如何。

（5）白天堅決不上床睡覺。

需要特別注意的是，睡不著離開房間時，不要帶著自己最終還會回到床上的念頭（不要急，要隨遇而安），要想到自己不再睡了。

起床後，可進行溫和、平靜的活動，燈光應儘量暗一些，不要抽菸、吃東西或做體操。

26. 睡眠的行為療法還有哪些？

答：睡眠的行為療法還有很多，但都需要有耐心，不能太著急。具體有以下幾種方法：

（1）每日睡前揉湧泉穴

【操作方法】睡前搓腳心，腳心有「人」字紋處（約足底中線前1/3處）為湧泉穴，屬腎經。先以左足心搓右足後跟，起到擦搓左足湧泉穴的作用，再換擦搓右湧泉穴，100次為一輪。如此做3輪，左右300次即可。本療法可加快入睡過程。

（2）梳頭法

【操作方法】用梳子梳頭，方向為前髮際→頭頂→後頭→頸項部（中間、左邊、右邊各梳一次）；從頭頂中央呈放射狀分別向頭角、太陽穴、耳上髮際、耳後髮際（左右各梳一次），每天梳3~5次，每次至少5分鐘。

（3）靜坐冥想法

【操作方法】首先躺下，也可以坐在一把有靠背的椅子上，閉上眼睛，在頭腦裏想像一些比較熟悉且嚮往的景象。如可以想像你漫步來到一片綠油油的草地，草地裏長著各色的小花，芳香撲鼻，隱約的流水聲，一條清澈的小溪，幾條小魚……你可以再想像下去，要有身臨其境的感覺，五官、身體都處於美好的感受之中。想像的題材很多，如遼闊平展的海灘、山青水秀的公園、輕歌曼舞的仙境等。不要想像過於刺激的東西，你在想像的場景裏是悠閒舒適的，你感受的都是一些舒適的景象。你從想像中得到放鬆，得到愉悅，暫時忘卻了失眠帶給你的緊張，說不定在美好的遐想中就酣然入睡了。

除了這些行為療法之外，也可以用一些藥物，這個需要醫生來開處方，自己不要隨便使用。

27. 癢得睡不著怎麼辦？

答：輕微的瘙癢可以使用一些外用藥稍微做一些抑制，讓你能睡覺。如果瘙癢劇烈，對於陰證的好轉是有積極意義的，即使外用藥也不會有太大的作用，這時我們要保持「癢並快樂著」的心態，不要讓焦慮影響治療的進程。

28. 睡覺的時間有什麼要求？

答：起居隨太陽，這是一個很好的原則，但在現實生活中，也許並不容易做到。但是，為了健康，還是希望大家能儘量靠近這個原則，順應正常的生活節律。

29. 午睡重要嗎？

答：中醫養生理論中，有睡子午覺的說法。一天中的子、午時類似一年中的冬至、夏至，是陽氣升降的大轉折，這時人體最好處於靜息的狀態，儘量做到不干擾身體，使之順應天地的變化。

子午之時睡眠，會很好地保持入靜的狀態，靜待天地變化。所以，對於無法入靜的人，午睡還是很重要的。而子時之前入睡，也是很重要的。

30. 一年四季起床的時間都是清晨5：40，這樣對嗎？

答：不對，應該遵循「起居隨太陽」的原則。

31. 如何理解作息看太陽、起居待日昇？

答：作息，要學習太陽的規律——太陽出來，你就工作；太陽下山，你就休息！

日出為晝，日隱為夜，人以陽氣為根本，陽氣生發為陽，陽氣休養為陰，夜裏自然界中的太陽隱去了，人也應該隱去，如果不，就會損陽。

人是經億萬年順應太陽的規律形成了現在的模樣，誰逆

天，天就罰誰。太陽的起居已經融到人的骨子裏，天如何，人便如何，就是順。

逆天也是積累，順天也是積累，積少成多，自會有結果。人應該怎樣，由此不難選擇。

32. 身體健康的總目標是什麼？

答：身體健康的總目標，簡言之是「溫潤」，分別言之為舒適、溫暖、柔和。

有偏需「糾偏」，則需「有感」，是製造新的「不正」來糾目前之偏；不適要「求適」，則需「無感」，是以「正常」來指引。

溫為中，潤為中，這些手段是求適；酒溫，物發，湯清，這些手段是糾偏。總而言之，都是在「執中糾偏」。

33. 白日行、夜黑靜是什麼意思？

答：白天太陽出動，夜晚太陽休息，人體應該順應之，便有了動和靜的區別。靜，助陽氣之生；動，助陽氣之通。

34. 入靜對於銀屑病患者有什麼好處？

答：首先，銀屑病屬於心身疾病，多數患者有心理問題，入靜（包括趨於入靜的訓練）有助於調整心神，有利於治癒。其次，入靜可以幫助人體陽氣的潛藏（簡稱為生陽，適度的運動可以幫助通陽），動靜適度，陽氣不耗（或者少耗）而通，才是人體長治久安之道。

歸根結底，銀屑病的病因在於不通，治療的根本在於想方設法使之通。一時的通不是目的，一世的通才可以保證銀屑病的根治。汗是標誌，通是大法，長久的健康是目標。基於這樣的認識，治療銀屑病時，我們不僅要重視動，更要重視靜，靜則陽生可助通。

心態與健康

1. 心理、情緒與銀屑病有關係嗎？

答：心理和情緒對於銀屑病的影響非常大。銀屑病屬於心身疾病，心的因素比身體的因素更重要。銀屑病發生、發展與患者的個性、情感、緊張、煩惱、憂慮等心理因素及社會環境因素有著密切的關係，是銀屑病發病和加重的重要原因，所以我們需要把患者的心理健康提到一個相當的高度去考慮。

2. 得了銀屑病是不是這輩子就完了？

答：很多人得知自己患有銀屑病之後，會悲觀絕望，覺得這個病治不好，這輩子就完了。這一認識在很大程度上受社會各方面對銀屑病的不實宣傳所致。

大眾流行的說法是銀屑病病因不明，不能根治，甚至說銀屑病是不死的癌症，無形中給銀屑病患者造成不必要的恐慌。還有社會上鋪天蓋地的銀屑病的速效方法在很多人試過後反而越治越重，也給患者以銀屑病確實難於治癒的假象。

與此不同的是，廣汗法體系認為銀屑病是完全可以治癒，並且治癒後可以不復發的。廣汗法和社會上虛假的根治宣傳有著本質的區別。虛假宣傳是以賺錢為目的，並不關注患者的健康甚至生命安全，屬於黑心療法。而廣汗法對於銀屑病有一整套完善的理論（只要放下執著，患者也可以明白其中的道理），是立足於人的長久健康來使疾病自癒的。

廣汗法不僅關注皮損的變化，更關注人的整體健康；不僅關注身體的健康，還關注心靈的健康，是真正的健康醫學。廣汗法不僅給患者以治癒的信心，後續不斷整理的治療實例，也

可以給患者接受治療的安心。

在前面的問題中，我們反覆提到：銀屑病是個好病，是個好老師。如果真能認識到這些，你這輩子不僅沒有完，而且會因為有銀屑病的監督和引導，越來越好。

3. **為什麼開朗的性格有助於疾病的恢復呢？**

答：心理學家研究證明：性格開朗、為人隨和、心態樂觀和對他人充滿愛心，對疾病有較強的預防作用，即使得了也容易痊癒。

相反，固執己見、自怨自艾、否定他人、悲觀多疑、心胸狹窄、神經過敏、缺乏自信，則在很大程度上減弱了免疫系統的功能，相對降低了自身的抗病能力。

從中醫生理學的角度講，開朗的性格可以幫助身體的氣機更為條達，氣血更為和順；從心理角度講，開朗性格善於尋找生活中或者疾病治療中積極的一面。

所以，請大家記住一句話：「性格開朗、疾病躲藏」。

4. **性格不好的人怎麼辦？**

答：性格決定人生，性格決定命運。既然已經認識到性格的重要性，我們要做的就是積極主動地慢慢調整。當然，性格的改變不是一蹴可幾的，我們不可能一下子就變成我們所希望的那樣，這時我們也不必焦慮，可以從認識問題的豁達態度開始一點一滴地去改變。

性格的改變，慢就是快，欲速則不達。

5. **為什麼壓力會對疾病的治療有影響？**

答：銀屑病是身體內氣血不通產生的「結」，壓力會讓我們緊張，緊張就會阻礙「結」的疏通，所以要尋找方法去緩解壓力、釋放壓力，以使氣血條達。

6. 為什麼越著急看皮損，效果越慢呢？

答：「思則氣結」，越著急就越關注皮損；越關注皮損，我們的意念就越集中於皮損，越不利於皮損的疏散；皮損越不通，你就越著急，這樣就會陷入惡性循環當中。

反之，放鬆心情，關注整體的健康，關注出汗的情況，這個「結」就容易疏通，從而進入一個良性循環當中。

治療中，最需要關注的是「精神好不好」和「出汗勻不勻」的問題，首先關注的是「非皮損」的問題。這樣，反而會讓皮損達到「不治而治」的效果，這點需要廣大患者深思，大量患者親身驗證的實例，是您信心的保證。

7. 什麼是「抓大放小」？

答：廣汗法是以身體和心靈的最終健康為目標的治療體系。疾病症狀的消失只是人體恢復健康過程中自然而然的產物。所以，在治療過程中，身心的健康是大，其餘一切的現象都是小。對於銀屑病患者來說，我們要關注的是精神和出汗的情況，而不是皮損。

8. 如何理解「抓大放小病，從容健康行」？

答：「抓大」是指抓整體健康，如果整體健康在變好，小的問題都可以忽略。也就是抓健康、忽略疾病的意思。

需要注意的是，健康不僅指身體沒有病狀，而且包括心理健康、社會適應健康、道德健康等內容，只有關注後者，才更容易讓身體保持健康。

9. 性格內向或者脾氣急躁的患者就好不了嗎？

答：前面很多問題中都提到性格對於疾病的影響。性格不好的話，要學著慢慢去改變。但是，每個人的性格各不相同，每種性格都有其優劣，我們不能說哪種就好，哪種就不好。比

如，性格外向的人也可能遇事想不開，而性格內向的人雖然不太愛表達，但心靈也可能很豁達。

所以，我們希望，無論什麼性格的人，重要的是對事情的認識態度。一個積極樂觀、豁達平和的人，無論是什麼性格類型，都有助於身體氣機的條達，有利於疾病的恢復。

10. 家裏有事，銀屑病就會加重嗎？

答：很多銀屑病患者有這樣的經歷：本來皮損好了或者減輕了，但是家裏發生了不好的事情或者著急的事情，皮損立刻就又回來了、增多了。這種情況是必然的嗎？

首先，家裏有大事發生，就會著急、焦慮或者悲傷，就會導致氣血瘀結，這似乎是人之常情。

其次，家裏有事，就會忙碌，對於生活方式各方面的關注就顧不上了。

這兩方面對於疾病是不利的。但是，如果我們可以「借事磨心」，身勞而心不倦，那麼，銀屑病也可以不加重。

「臨大事有靜氣」，事情發生了，我們無力去改變，那就冷靜下來，客觀地分析，理智地應對，按部就班地處理，這樣才會把不利的影響控制到最小，而不是讓壞的影響連鎖下去，如多米諾骨牌。

11. 家庭和睦對疾病有幫助嗎？

答：家庭和睦，就容易氣和志達，身體就會經常處於放鬆愉悅的狀態，有利於我們不通的地方通暢，對於身體的健康和疾病的治療是有好處的。所以，我們每個人都有義務為家人創造一個和睦的家庭環境。

如果你的家庭不和睦，你可以儘力尋求一些解決辦法，使大家都做一點讓步，創造和諧的氛圍，對每位家庭成員都有

利。如果無能為力，建議在治療期間，應該先脫離一段時間，使自己的心情能暫時得到放鬆。

12. 為什麼銀屑病患者家屬的關心和理解會對治療有利呢？

答：銀屑病是一種心身疾病，心理因素占較大的比重，家人的理解會在心理方面給予患者支持和幫助，使患者不會出現緊張、焦慮、自卑、愧疚甚至絕望等負面情緒而影響疾病的治療。

另一方面，家人在生活方面給予患者的照顧也會有利於患者生活處方的貫徹。所以，除了患者本人之外，希望銀屑病患者的家屬也要多學習、多瞭解，多配合醫生的治療。

13. 打麻將、打遊戲會影響銀屑病的治療嗎？

答：任何事情都講究適度。如果只把它當作放鬆和生活的調劑，影響並不大。但是，若沉溺於這些娛樂活動，影響到休息，影響到心情，那就不利了。

14. 銀屑病患者在戀愛中遭受挫折怎麼辦？

答：前面內容談到銀屑病是愛情的試金石，不願意和你共同面對問題的人，還值得你看重嗎？

我們應該感激這個不影響你生命的疾病，讓一些不合格的選手及早淘汰。

這種失戀、分手，其實並不是一個挫折，而是疾病幫助你進行的一次選拔，最終留在你身邊的才是可以共度一生的人。

15. 遇到讓人生氣的事情怎麼辦？

答：第一，儘快脫離讓你生氣的環境。

第二，運動可以疏通因生氣產生的「結」，同時緩解心情。

第三，給自己做心理疏導，如給自己寫信後燒掉；去一個

空曠無人的地方發洩、述說等。

第四，把眼光放遠，感激那些讓我們生氣的人和事，是它們幫助我們成長。

16.遇到了過不去的坎怎麼辦？

答：歌曲唱得好：「沒有流不出的水，沒有搬不動的山，沒有鑽不出的窟窿，沒有結不成的緣，再長的路程也能繞過那道彎。」沒有過不去的坎，在生命面前，任何事情都是小事。

山不過來，那我們自己過去吧。這個「喊山」的故事，你聽過嗎？有所感悟嗎？

17.如何保持樂觀積極的心態？

答：送大家一種態度：「悠然的積極」。

如果你有一個積極的人生態度，生命中很多美好的事物會向你靠近。但是，太積極就會對自己有一些過高的要求，內心會產生焦慮。

所以，我們提出「悠然的積極」。這樣，我們就可以在放鬆、愉悅的狀態下享受美好，享受追求的樂趣，而不過於關注結果。

18.唱歌也可以治病嗎？

答：選擇積極向上的，令人心情振奮愉快的歌曲，找一個適合的環境，唱適度的時間，就是一件對治病有利的好事情。

19.傳播正能量和治療疾病有什麼關係？

答：關係很大。其實，這是一種思維習慣。有的人習慣盯著事情不好的一面，讓自己生氣鬱悶，然後把這種情緒傳染給別人，這樣的人更容易使身體產生鬱結。

如果發現這樣的苗頭，我們就需要調整自己的眼睛，找出事物積極、美好、陽光的一面，在這個轉變的過程中，我們會發現

心情變好了，讓心情對於疾病的預防和治療產生有利的影響。

古語說：「近朱者赤，近墨者黑」，如果我們赤，那我們的周圍也都是赤；如果我們黑，那圍繞我們的也都是黑。所以，我們要傳播正能量，讓正能量傳染給更多的人，從而影響周圍的環境。

20. 為什麼幫助別人的同時也幫助了自己？

答：第一，能幫助別人，說明我們有幫助別人的能力，這是應該讓我們感到快樂的事情。

第二，幫助了別人得到了別人的認可或者感激尊重，這也是讓我們快樂的事情。

第三，別人因我們的幫助而比原來好了一點點，這也是讓我們快樂的資本。

快樂的心情可以促進我們身體和心靈的健康，所以我們在幫助別人的同時其實也是幫助了自己。

21. 為什麼要學會笑而少生氣？

答：每一種心情的變化，其實都會在瞬間對你的身體產生影響。

在導致不健康的五大因素中，營養失衡、垃圾積累、損耗過度、自然衰老這四個因素加起來的損害，都沒有壓力積累所帶來的損害嚴重。

沒有什麼事情值得你真正生氣，因為生命一定遠比那些事情重要！沒有什麼人值得你真正生氣，所以你無須因為他們而傷害自己！

22. 為什麼要送給銀屑病患者八個字：樂觀、積極、安全、可靠？

許多頑固或不斷加重的銀屑病皮損都是由於患者對治療的

態度過於消極造成的。為了幫助廣大的銀屑病患者更好地認識銀屑病，戰勝銀屑病，我們這裏送給他們八個字：樂觀、積極、安全、可靠。

（1）**樂觀**。樂觀的態度對於戰勝疾病、保持健康是非常重要的，對銀屑病更是如此。要知道銀屑病並不是一種可怕的疾病，它本質上是一種「好病」，是身體問題的反應，一般情況下並不影響全身健康。

（2）**積極**。瞭解了銀屑病並不可怕，是一種普通的皮膚病之後，我們就要放下心理包袱，以一種「既來之則安之」的態度泰然處之，採取正確而積極的治療態度，切勿輕信「包治」和「病因不明」的宣傳，不可病急亂投醫。

（3）**安全**。我們遇到的銀屑病患者中，有許許多多因為治療不當而產生嚴重後果的教訓，所以，安全問題應該放在一個重要的位置加以注意。中西醫專家對於銀屑病治療已達成共識，即「與其亂治，不如不治」。

（4）**可靠**。戰勝銀屑病終歸還是要有可靠的治療手段，所以在治療的不同階段要有所側重，開始時會讓皮損變薄，治療中期要注意配合長效措施，最後階段則注意鞏固療效，進行健康生活方式的鍛鍊、生物回饋等。

23. 為什麼我的患者那麼快樂？

答：其實，我的患者在初診時，也是不快樂的，有的憂心忡忡，有的焦慮不安，有的痛苦，有的鬱悶，有的抱怨……來到這裏，也是半信半疑，心懷忐忑，銀屑病患者該有的心情他們也有。但是，過不了多久，大家就會慢慢地打開心結，開始重新認識自己的病，認識自己的健康問題，認識新的生活，然後慢慢地快樂起來。

我想有以下幾方面的原因：

（1）**消除了恐懼**。透過學習，懂得並且接受「銀屑病並沒有想像的可怕，而且還是個不要命的好病」的觀念。

（2）**有了希望**。認識了廣汗法的治療理念，相信一定可以治好它，只是時間長短的問題。

（3）**消除了顧慮**。廣汗法的治療體系是可以信賴的，最起碼它不會害人，是健康的治療方法，不必擔心「前門拒虎，後門迎狼」的後果發生。

（4）**有了信心**。眼裏看到的都是別人一次次的好轉，相信自己也一定會治癒。

（5）**有歸屬感，找到組織的感覺**。組織了「銀屑病綠色療法志願者群」後，發現患者都非常熱心，尤其對於新來的人，醫生沒有時間解答的問題，患者會熱心地幫助解答，就像自己的朋友一樣。在幫助解答的同時，加深了自己的理解，也同時幫助了別人，符合我們一貫提倡的「自利利他」的大原則。

（6）**有充實感**。加入微信群以後，做一些力所能及的、公益的事情，發掘了自己的才華，感受到生活的充實和幫助他人的快樂。

…………

也許還有其他原因吧，總之，他們越來越快樂，相處得就像一家人似的，這對疾病的康復有極大的好處。

最後，希望每個患者都能快樂就診，快樂治療，快樂生活。

24. 過健康生活，最重要的是什麼？

答：「做人呢，最重要的就是開心啦！」讀完這句經典台詞，你想到了什麼？

每天讀一篇文章讓我們在快樂之中有所收穫，在不知不覺中得到改變，回歸健康快樂的人生。如果有這樣一個機構，能創造這樣一種環境，病就可以迅速治癒，這就叫「溫室先成花」！有為才可心寬，把治療融入生活之中，才能悠然。要順應自然，內心要平衡，以平常心對待人生，安心最重要。一句歌詞寫得好：「內心的平安那才是永遠」。

找回健康，還是掩蓋疾病？

1. 夏季養生最關鍵的三句話是什麼？

答：無厭於日，使氣得洩，若所愛在外。

2. 健康的概念是什麼？

答：1989年世界衛生組織（WHO）對健康的定義是：健康不僅是沒有疾病，而且還包括軀體健康、心理健康、社會適應健康和道德健康四個方面。

3. 什麼是健康人？

答：健康人，在很大程度上講如同嬰兒，體溫約為36.5℃，四肢柔軟，能吃能睡，沒心沒肺，難受就表達出來——哭，也愛笑！「復歸於嬰兒」是健康醫學的理想。

4. 為什麼關注健康比關注疾病更重要呢？

答：其實，這個問題應該有個前提，就是定位於慢性病，才能講關注健康比關注疾病更重要。

根據「抓大放小」的原則，對於慢性病，關注健康自然會遠離疾病，而關注疾病，只能讓鬱結更重，疾病更纏綿難癒。

「思則氣結」，疾病本身就是身體和心理問題造成的一個「結」，如果我們過度關注它，「結」就不容易散開，疾病也就

不容易好。

另一方面，如果過多關注疾病，有時候就會使治療陷入僅僅侷限於減輕症狀的誤區，甚至有時會為了減輕症狀不惜犧牲長久的健康。這是當今社會治療方向上的普遍誤區。

而換個角度看，關注健康（包括身體和心靈的健康）會有助於氣血的通暢，有助於「結」的發散，關注健康會讓我們遠離疾病。

5. 《銀屑病治療入門守則》（2014版）的具體內容有哪些？

答：（1）治療是一個以患者為主體、以疾病為督導、以醫生為教練的過程。

（2）「欲速則不達」，對於一輩子的健康來講，很多時候慢就是快。

（3）要有耐心、恆心和信心。情緒、心態需要理性抉擇後的信心，學習、思考需要恆心，寫階段總結、不斷積累經驗和教訓需要耐心。

（4）集中治療不僅是吃藥，更要學習、揣摩自療，之後過渡到完全自療，最終達到自癒，不再復發。

（5）心理和情緒對於本病的影響至關重要。要學會順應環境，糾正思維習慣，多爭取家人和社會的支持。

（6）最終治療脾胃是關鍵，持正最重要。

（7）理性擇醫，綠色治療，思路暢通，靜待春風。不等，不靠，自己的健康自己把握。體悟正能量，復歸於嬰兒。

（8）治療的原理要牢記：以中和為核心，以通為目的，以微汗（4要素）、體溫為標誌。

（9）屑不傳染，病不遺傳，利人利己，警鐘長鳴。本病有其自然規律，沒有完全治癒時，隨春夏秋冬四季變化，皮損

變化屬於正常，守住微汗，放眼長遠，自會消失。

（10）陽光最重要，運動不可少。心情須放鬆，恐懼得戒掉。穿衣務求暖，飲食助溫散。起居隨太陽，大道法自然。

注意：

（1）以上10條，每日默念（最好背誦）數次，時時修正自己的行為、思想、情緒、習慣。

（2）服藥、指導過程最短一週之內，一般為1~4個月。治癒後應該長期呵護、儲蓄健康。

（3）治療過程中如需服用其他藥物，請先與我們溝通。治療、自療過程中避免不必要的理化刺激，如染髮、紋身、冷水浴、按摩、光療等。

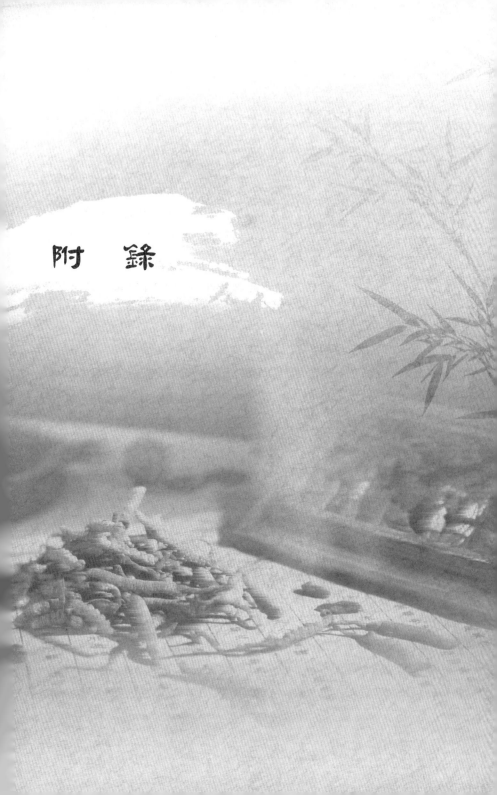

附　錄

降牛十八掌

筆者按：

以下是「降牛十八掌銀屑病志願者群」整理的對於十八掌的解讀，掌名是筆者當初起的，本來要改得更順當一些，但一直沒有閒暇。為了讓更多的人早日享受到「降牛十八掌」的益處，就先發佈出來，對仗的工整等，以後再做推敲吧。

現在公佈的內容都是根據群中的學習與討論記錄整理而成，每個人的整理風格不同，加之時間緊，缺點和不足之處在所難免，希望大家在學習和參考時獨立思考，「有則改之，無則加勉」。

雖然已經是第三稿（第三稿整理者為「四氣調神」），但是離我的要求還有差距。只有在群裏不斷地做這些志願工作，才能暴露自身的缺點和不足，更容易得到進步的機會。

人不怕不懂，就怕不懂裝懂。作為醫生，專業的表述和患者易於理解的語言會有一些差距。於是，我只是對文字混亂、標點不清的地方做了加工。對於道理和文意，儘量做到「原汁原味」的保留，希望大家能夠批判地接受。

我總有一種想法：也許，患者本身半通不通的解讀，會讓別的患者更容易接受。本書附篇的目的不是顯示醫理和文采，而是幫助患者自己理解。

最後說一句，請參考本書正文的醫理闡述，對於此篇則持「拿來主義」的態度為宜。「紙上得來終覺淺，絕知此事要躬行」，在應用中體會，在思考中進步，不要太在意紙上說的對不對，此篇只是為了更好的理解而做的提示。

十八掌掌名

1. 化冰火中精，硫黃來踐行（必備神器——硫軟膏）
2. 溫泉不重泉，無感水中溫（無感溫度泡澡）
3. 安全可發熱，炎症也能溫（為發熱平反）
4. 日行一萬步，悠然汗可控（這運動非那運動）
5. 傳播正能量，逍遙寬心人（管理調控情緒）
6. 陽氣知內蒸，塗油且敷粉（出汗不能多）
7. 何以知活力，晨醒測體溫（重視基礎體溫的長期測量）
8. 抹油日當午，曬腿不曬頭（學會曬太陽）
9. 吃穿坐臥行，諸般不可冷（緊扣「溫潤」）
10. 作息看太陽，起居待日昇（起居隨太陽）
11. 溫酒氣血行，溫湯營衛通（溫酒熱湯）
12. 見汗吃發物，不可忘湯清（發物怎麼吃）
13. 吃飯五分飽，生冷飯後少（控制飲食）
14. 抓大放小病，從容健康行（關注大健康）
15. 白日放歌行，夜黑早還家（追逐光明）
16. 環境知冷暖，溫室先成花（創造小環境）
17. 求醫需擇醫，須是識汗人（選擇比努力更重要）
18. 藥邪勝病邪，能停不妄藥（謹防藥邪）

詳　解

第1掌　化冰火中精，硫黃來踐行（必備神器——硫軟膏）

　　話說，這一日，牛人竹蓮燈芯在微信群裏和大家聊天，一時興起，分享了自己寶貴的降牛神器——硫軟膏。他很開心地問大家：「你們有人在用硫軟膏嗎？用在小腿這裏，我用感覺

不錯，進步很明顯。」

從未用過的七月默默地上網百度了一下，有許多名稱和說法，於是問道：「正確名稱是啥？硫黃軟膏，硫黃膏，還是硫軟膏啊？各大藥店都有售嗎？幾錢？」（七月因為是南方人，習慣問幾錢，指價格多少的意思。）

牛人如月看見了問題，回答說：「硫軟膏啊，我們這裏藥店有賣的，2.5元一支。」

竹蓮燈芯看到後補充道：「網上藥店也有賣的，張大夫正版推薦過的。」

竹蓮燈芯之前總提起那個硫軟膏，七月還以為他是推銷藥品的。看見他特別強調張大夫的推薦，信了大半，但她仍然不明瞭這個硫軟膏具體是做什麼用的，網上的說明書不夠專業和形象。

於是，七月把使用者的回覆做了截圖，上傳到群裏並且回覆道：「可是有網友說不好哦！」

牛人貝貝出現，說了一句話：「治療到什麼程度就可以像正常人？」

竹蓮燈芯很熱心地解釋：「我的皮損已經親自驗證了硫軟膏的神奇作用，確實能軟化皮損，有解冰凍之作用。它最適合老不出汗部位的皮損，我用過後小腿就可以濕潤並且均勻地出汗了！張大夫在《硫黃內用補火熱，外用散寒凝》一文中專門講硫黃。」說到此，燈芯複製了這篇文章的鏈接發在群裏給大家看。

七月仔細看了一遍文章的內容，感覺「化冰火中精」這句描述很貼切硫黃的功效，但是裏面沒有具體講怎麼使用硫軟膏這件事情，於是又提問：「每日抹幾次呢？」

　　燈芯回覆：「不限次數，哪裏不出（汗）抹哪裏。」看七月這麼有興趣，他索性介紹起自己的治療經歷，介紹了他患病和治療時間，還有治療手段，特別是在使用硫軟膏一週後，小腿和全身的皮損出現了他自認為是突飛猛進的效果，即看到皮損逐漸四分五裂——「冰」開始融化，顏色變淺，部分小片逐漸消失。他說著說著又複製了一個張大夫介紹硫軟膏的鏈接給大家看，以進一步證實他的說法。

　　在燈芯這樣頻繁提到張大夫名字的情況下，神奇的事情出現了，張大夫本人也出現了，他感慨地對燈芯說了一句話：「燈芯啊，看來你對『老硫』很有感情，繼續研究吧！」

　　燈芯開心地回答張大夫：「那是。硫軟膏的作用大著呢，自從張大夫您指導我使用後，我的皮損好很多了，當然也離不開您給配的內服藥和每天走一萬步的指導，這三樣在一起，我感覺我一身的皮損在1~2個月後，就會消退乾淨。」

　　如月想到了硫黃的另一種製成品，問張大夫：「淋浴能用硫黃皂嗎？」

　　張大夫說：「硫黃皂外洗會讓皮膚變乾，不符合溫潤的原則，不建議用。」

　　其他人繼續聊著，七月和燈芯在心裏繼續默默體會硫軟膏神奇的作用。七月想去買來試試，然後在網上查閱。

　　雲群主適時地提醒大家：「硫軟膏還是去藥店買吧，網上的銷售機制目前還不完善，反正價格又不算貴。」

　　七月回覆：「嗯嗯，有道理，明天就買來用。」

　　王貌似沒參加討論，沒頭沒腦地問：「小腿很癢怎麼辦，又不可以用手去碰。」七月說：「藥店的人說用花椒水塗抹癢的地方就可以。」雲群主及時出來糾正了七月的說法：「用硫

軟膏。」

快到休息的時間了，牛人們都很自覺地不說話了，張大夫強調說：「日落而息」，呵呵，所以大家都去休息了。

第1掌備註：冰，廣汗法體系中經常用冰比喻銀屑病皮損。皮損覆蓋在皮膚表面，像冰層一樣不能融化，導致皮損的地方始終出不了汗，成為出故障的「排邪通道」。硫黃軟膏如同火，可以像融化冰層一樣讓冰一般的皮損消退，所以張大夫主張用硫軟膏來化「冰」。「老硫」，指張大夫對燈芯開玩笑的說法，「老」在這裏表達很有感情的意思，「硫」就是指硫軟膏了。用「老硫」這個詞語正好生動、擬人化地描述了燈芯對硫軟膏的感情和喜歡。

第2掌　溫泉不重泉，無感水中溫（無感溫度泡澡）

天下之大，無人不知溫泉。「溫泉熱浴不僅可使肌肉、關節鬆弛，消除疲勞；還可擴張血管，促進血液循環，加速人體新陳代謝……」這些在商業的炒作中，似乎成為共識。

可是，張大夫好像並不看好溫泉：溫泉溫度高的70℃以上，低的25℃左右，這都叫溫泉，怎麼能一概而論呢？很多商家宣傳溫泉中含有這個成分，含有那個成分，這些成分是對人體長遠有害處還是好處尚未形成定論，療效應該在溫度，而不在成分。

老白楊出現，一語道破玄機：「泉」不重要，「溫」才是此中妙處，大家不要被表象所迷惑。

牛人貝貝愛提問題：「熱水泡澡，是不是和硫軟膏化冰一樣，會把體表的『冰』（皮損）融化掉一部分呢？這樣的話，是不是溫度越高越好呢？」

張大夫經常跳躍著思考，每個小問題都能與人、與長遠聯

繫起來。如果不談人的承受能力的話，水溫越高，所含的熱量越大，越容易化冰，所以很多患者想當然地採用了高溫泡澡法。但是，我們必須談「人」，必須看「長遠」。於是，泡澡應選「無感溫度」。溫度高了對皮損似乎有好處，但對皮膚卻有壞處（注意：皮損和皮膚是兩回事，要治的是皮膚，而不能只盯著皮損）。很多時候，高溫洗浴會帶來「紅皮病」的嚴重後果；而溫度低了，又容易感冒，且使體表的「冰」更加加重。高溫洗浴形成皮損暫時減輕的假象，大家一定要警惕，這方面我們是有教訓的。

一直沉默的十八子突然說：「重溫不重泉，幾度才舒服？」

眾人聞之，陷入思考中，開始考慮適合的溫度範圍。

張大夫此時淡定地說：「鞋大鞋小，只有腳知道。難道現代人，只看鞋碼不看腳嗎？同理，是溫非溫，只有皮知道。難道現代人，只看度數不管皮嗎？」

牛人家屬丁丁把查到的一些資料發在群中與大家分享。2014年春節，很多患者按照安排停用藥物2~3週，並加強鍛鍊，絕大多數患者都平安地度過了這個不用喝藥的春節。但是，有兩名患者卻出現了問題：一名在泡浴後全身多處皮膚出現紅斑、腫脹，被某醫院診斷為「紅皮病型銀屑病」收住院；另一名則因腿部瘙癢而採用洗浴止癢法，出現雙小腿紅斑、腫脹、滲液。這兩名患者出現問題的原因不在於泡浴和洗浴，而在於溫度過高。很多時候，慢就是快，欲速則不達。短暫的高溫浴（還有很多皮膚科和理療科採用的蒸氣浴）的確可以暫時止癢，貌似使皮損變薄，但同時帶來了「紅皮病」及「皮炎」等惡果，可謂得不償失。

　　張大夫講什麼都忘不了正常的出汗，以及以正常出汗為目標的廣汗法：廣汗法治療在於讓偏離正常的人體慢慢恢復人體的自然，用的都是舒服的、不過分的、符合人體自然的方法。因此，在洗浴方面強調「無感溫度」。廣汗法的目標是「正常的出汗」，強調的是正常（中間狀態是正常，過與不及都是病）。若忘記了廣汗法的中和醫學、自然療法的本質，而只知道出汗可以緩解皮損，對醫生和患者來說都是比較危險的。

　　相對於熱和涼來講，溫屬於中間狀態，「無感溫度」就是溫的。在泡澡上，「無感溫度」深得中醫之「中」的精髓。

　　聽罷，眾人如夢初醒，若有所思，但還是意猶未盡，懇請再細數泡澡的步驟，張大師樂得傾囊相授，細數泡澡的具體操作方法：

　　（1）可用搪瓷臉盆（沒有的話，不鏽鋼盆也可以）熬外用的藥。

　　（2）草藥用紗布包住，冷水浸泡2小時，大火燒沸後，調成小火，再熬10分鐘。

　　（3）澡盆裏先放30℃左右的水半盆，然後，連布包帶藥水倒入澡盆中，繼續加熱水，直至水溫在34℃~35℃之間，然後進入澡盆開始浸泡。

　　（4）繼續調整加入冷水、熱水的量，至自覺無感、舒適為度。

　　（5）第一次泡澡，以10分鐘左右為宜，試探一下有無不適。有不適或者自己不明白的情況，請先暫停，等諮詢大夫後，明白了再泡。

　　（6）第一次如果無不適，隔4~5小時後，可以再泡。只要能保持無感，精神愉悅，時間越長越好。

（7）泡浴的藥水不可隔天用。一天之內可以反覆用，每次使用之前必須用「熱得快」之類的加熱器整體加熱至無感溫度。

（8）夏天天熱，如果在露天環境中泡澡，藥液會變質得較快。所以，應該抓緊上午的時間泡澡，藥液變質後禁止使用。

（9）目前需要邊泡邊加熱水，以達到「恆溫」和「無感溫度」。隨後，等「外循環恆溫加熱儀」產品變成商品後，便可以真正達到「靜則陽生可助通」和「復歸於嬰兒」了，讓治療在愉悅和修行中完成。

（10）最後再強調一下無感溫度，就是不覺得冷，也不覺得熱（無感溫度會有一個範圍，如果是紅皮型，應調至無感範圍內的低限；如果是關節型，應調至無感範圍內的高限）。調到「無感溫度」後，最重要的是保持。

（11）每次泡澡的無感溫度應該是不同的，但可以以上次的無感溫度為基準進行調節，所以每次泡澡應該記錄溫度，以備後面參考和總結。

眾人到此方才罷休，各自露出欣喜之情。大家腦子裏都迴蕩著張大夫的話：溫溫的，潤潤的，軟軟的，舒服的。

白楊感慨道：「牛國傷心地，幸遇一真人啊。」

正所謂，診病脈舌定乾坤，治牛之前先扶正，陰陽平衡牛自平，治牛神功十八掌，溫法汗法是其根，此功又名廣汗法，讀者聽者切記清。

第3掌　安全可發熱，炎症也能溫（為發熱平反）

談及發熱，當今之人，無不恐甚，但凡發熱，無論高低，一概針藥侍候，消炎處理，從小到大，無人不被消過炎。而時

下，此趨勢更甚，在下犬子，就曾連打消炎針月餘，而連續消炎在七日以上者，比比皆是，極盡消炎之能事啊，現在想來，深感恐懼！

今山西有高人者，姓張名英棟，在中醫界摸爬滾打多年，竟練成了傳說中的絕世神功──降牛十八掌。這十八掌，掌掌皆絕招，能致牛死命。

張大夫利用降牛十八掌，不但門診妙手回春，治癒大量「牛人」，而且還利用互聯網，無私傳播他的武功秘籍，為天下醫林興盛做貢獻。

今天要講的，正是第三掌──「安全可發熱，炎症也能溫」。這功夫，憑藉的是紮實的中醫理論和務實的實踐經驗，是當今醫界全新的、綠色的、治療銀屑病的功夫──廣汗法，它囊括了傳統功夫治法之「清熱涼血」法，並指出了其需要提升的地方，使治「牛」從治病向治人發展，可喜可賀啊！

這不，今天的微信群又開始聊起來了，只見張大夫對牛友們說：「切勿濫用消炎藥，善待難得之發熱，難發熱者，想法讓自己熱起來，體溫低於39℃之熱不要發功打擊它！不然，就容易走火入魔，你們這些牛人中，大部分都是走火入魔而得牛皮的，不可不慎啊！」

群裏人很多，初來的牛友驚恐不已，深為不信地說：「我等所患皆血熱壅閉，再發熱豈不火上澆油？」

張大夫問：「爾等是否怕冷乎？是否難汗乎？」

眾牛友答曰：「正是！」

張大夫繼曰：「既然血熱，為何畏寒？此乃體內真氣亂，百脈阻，正氣虛，陽不足，以至體表鬱閉，汗難出，熱邪亦不能出，治療之策當用降龍第三掌，用溫法、汗法讓身體熱起

來，藉助發熱的過程，使真氣順、脈通達，鬱開熱散，使邪外出，而皮損自癒也！」

老牛皮白楊追問道：「我確實怕冷，得牛皮後，我一直沒燒過，既然安全發熱這麼好，能不能快點讓我燒起來？有沒有捷徑？」

張大夫答曰：「世上無難事，只怕有心人。萬般不可急，功到自然成！」

「要讓體溫回歸自然」，從牛群中傳來英子優雅的聲音，「我們要讓身體熱起來……據本人親身實踐，燒到39℃完好無損」。原來她已得到降牛真傳，且以身相試！隨後，眾牛人開始積極交流發言。

牛友王曰：「人體正常體溫（指腋窩溫度）在36℃～37℃之間，超出這個範圍就是發熱，38℃以下是低熱，39℃以上是高熱。」

豔陽天道：「做一些無氧運動，增加肌肉量，可有助於提高體溫。」

牛友王無奈道：「發燒不易啊！」

豔陽天亦有同感，問英子：「你為什麼會發燒？」

老牛白楊火上澆油地說：「英子，說說你發燒的事兒吧。我真燒不起來，除了服藥，我現在也吃辣椒以增加功力，但還是沒上火，所以我的身體寒太重。我看不用『九陽神功』，怕是難把寒毒逼出啊！」

牛仙英子答曰：「張大夫一直在幫我們調和陰陽，具體怎麼發熱，且聽我慢慢說來。不過，我晚上下班才能說發燒一事兒，今天會議多！」

老牛白楊失望地嚥了嚥口水，無奈地說：「英子，等你發

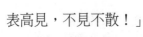

表高見，不見不散！」

牛人家屬丁丁不甘寂寞地說：「體溫體現人體陽氣、活力，體溫升高，免疫力也會升高！」

默默地等待中，英子悄悄回來了，說：「每次發燒都會喉嚨疼，前幾次發燒都在39℃，不過都是只有一天，最近燒了兩天，最高溫度38℃，不到38.5℃。」

牛神七月也應和道：「我貌似只發過一次燒，39.5℃，初三時候，用青黴素和柴胡壓下去的。」

看來牛友們都在為「發燒」而努力，不少已獲康復，擒牛成功！更多的還在路上，溫法、汗法之出現，實為當下牛友之大幸。

老牛白楊若有所思，似有所悟地說：「我一直怕冷，就像中了玄冥二老的『寒冰掌』一樣，張大夫幫我調整了2個月，感覺不那麼怕冷了……他使用的『溫法』很像『九陽神功』，這種功法以陽為主，興陽、助陽，正是克制『寒冰掌』最好的功夫！」白楊激動萬分，戰抖著竟不能動彈，只能眼睜睜地看著微信聊天屏幕。

張大夫又道：「得捨總有道，不爭早與遲，正氣充盈，邪氣自無容身之地！」

大家熱烈地討論著，忘記了牛皮帶來的痛苦，在這裏更多的是歡樂！因為，大家看到了希望。

觀今之牛皮患者，多數無法發熱了，怕冷者甚眾，此與時人想方設法打擊發熱不無關係。在此呼籲，重視安全發熱，少用消炎藥！

第4掌　日行一萬步，悠然汗可控（這運動非那運動）

關於汗的研究與運用，再沒有比廣汗法深刻的了。「日行

一萬步，悠然汗可控」說的是出汗與運動的法門。

說到出汗與運動這個話題，一份南加州大學研究的成果表明：「運動是人得以延年益壽的唯一途徑，能使人延年益壽的並不是運動本身，而是運動能讓人體發熱。當人體發熱到某個界限時，會激活體內一種特殊的終端酶。這個終端酶的功能是加速代謝以及激發皮表汗腺的活躍。而隨著排汗，體內沉積的毒素垃圾會隨之排除，疾病隨之減輕或消除，這就是延年的原因。由此看來，保持某個程度的發熱才是根本。」

出汗與運動固然有利於健康，是不是運動到大汗淋漓就可以達到理想的鍛鍊效果呢？可以肯定地說，大汗淋漓絕對不是鍛鍊要旨，正確的出汗才是關鍵。廣汗法告訴我們，「一時許、遍身、漐漐、微似有汗」才是正常的出汗。

可是，正汗的定義，我們都能倒背如流，但在治療過程中還會有理解上、自身體會上的誤解，那到底如何得正汗呢？要達到正汗，需要同時滿足四個要素：持續、遍身、緩和、微汗。只有滿足這四個要素，才能說明機體陰充、陽足、脾胃和、氣機通達。廣汗法強調適度運動，每次強度不宜過量，以正汗為標準，即透過運動達到長時間的全身緩和、微微出汗最為適宜。

運動的原則又是什麼呢？運動要緩和，不要激烈，以全身出汗更均勻為準繩，重要的是「安全、快樂、健康」。特別是對於小孩的運動，比較複雜，他們可能不會理解廣汗法這些道理。即使運動也是被動的，要麼不愛動，要麼動過了。小孩子正在長身體，不能做影響發育的運動項目。因此，對於兒童運動，「安全、快樂、健康」的原則顯得更為重要。

什麼時間段鍛鍊為最佳呢？在《黃帝內經》中，不僅主張

晚上少鍛鍊，還主張鍛鍊要「必待日光」。其實，運動的最佳時間就是看太陽，跟著太陽走。

運動是改變身體體質、修練性情、走向康復和維持健康的有效途徑。如何才能有效運動呢？首先要堅定信念，堅信透過廣汗法可以使大家走向康復。其次，明確目標，持續、遍身、緩和、微汗，提高基礎體溫。最後，掌握訣竅，掌握運動方式、運動類型、運動量、運動部位、運動強度、運動時間、運動場合。

慢走是一個很不錯的運動方式。慢走是日常生活中最簡單易行的健身運動。運動量雖不大，但效果卻很明顯，不受年齡、體質、性別、場地等條件的限制。慢走可使全身肌肉、關節、筋骨都得到適度的運動。要想增強鍛鍊的效果，可以適當提高速度，邁開步幅，甩開胳膊，全身活動，但要注意遵守正汗的基本原則。

慢走，是一種適合一年四季進行的全身性運動，重點是速度的掌握。身體冷時可適當提速，身體快熱起來時要減速，總以不累、不大汗為宜。

步行時長至少連續1小時，病重時應保證每天累計2小時以上。步行時間最好在早晨、中午，有太陽的時候，天氣晴最好，陰雨、大風天氣不適宜。步行地點要儘量在空氣品質好的公園、小區，但是一定要注意：一旦感覺到腦門要冒汗，就立即降低強度，等緩和了再繼續。

其實，只要日出起床，日落歸家，在陽光中每天堅持慢慢走，不容易出汗的部位多穿點，用不了幾天時間，整個人由內而外都會改變許多。降牛十八掌第四式的神奇之處就在於簡便易行而且效果顯著。搞明白第四式的訣竅，我們就能觸類旁

通，從「日行一萬步，悠然汗可控」還可以演化出很多類似的招式，比如近些年逐漸被推崇的無汗運動，也是非常不錯的鍛鍊方法。除此之外，中國傳統健身法更是一筆寶貴的財富，如太極拳、八段錦、易筋經等，形式多樣，既有系統的套路，也有自成一格的民間方式。

　　總之，降牛十八掌第四式強調，運動是恢復或保持健康的一個必不可少的手段，持續、遍身、緩和、微汗是正汗的標準。凡是能夠使人恢復並且保持其正常出汗的運動，都是可行的。

要點回顧：

　　【原理】透過運動的方式使身體發熱，促進微汗遍身，有利於將體表的「寒冰」化開。推薦運動有慢走、打太極拳、練八段錦、慢騎單車、下蹲起等。

　　【操作及注意事項】（1）運動時間要選在日出至日落之間，切記晚上不宜運動，否則消耗陽氣。

　　（2）運動強度要低，使汗水緩出而持續，像春雨一樣滋潤身體，且長期堅持。

　　（3）適時調整運動節奏，身體微汗時要降低強度，使「陽氣內蒸而不驟洩」，衝擊不易出汗的部位。當身體微涼時提高強度，保持身體熱的狀態。

　　（4）運動後不要立即進入冷的環境，要給人體以緩衝，要讓人體儘量多地保持在溫暖的環境中，且注意不要受風。

第5掌　傳播正能量，逍遙寬心人（管理調控情緒）
　　　　人前說話要正面，待人更要忍讓謙；
　　　　是非之前繞道走，名利淡泊天地寬；

人體陽氣很寶貴，內守陽氣少外傳；

多去幫助苦難者，利人利己皆歡然。

一言先生在做百家講壇，答覆眾人的疑問，交流互動，好不熱鬧。

一言：身體內的火候……火應該在哪塊？

七月：小腿？下部吧，足底？

虞山：下面有火，小腿。

十八子：應該由下而上。

英子：我覺得火在全身。

虞山：人冷冷腿，狗冷冷嘴嘛。

白楊：小腿？

王：從腿熱到全身？

一言：四肢是陽氣之末，是陽氣的表現。火位應該在小腹。

……

一言：火候如何掌握？

虞山：有發熱感覺就緩、靜，切莫等汗出再控制，為時已晚。

七月：怎樣讓丹田生火，旺起來呢？

一言：「少火生氣」也就是說火要有，但不能是「壯火」。

一笑而過：敷熱貼？

白楊：慢火久熬。

一言：要學會控制。

七月：雙手勞宮穴，對著肚臍補火，控制是個難度係數為10分的操作。

一言：「靜則陽生可助通」。要有正能量，讓火安於火位

而下趨不上炎，讓心火可以下溫腎水。心不安則火亂，心怡然則火安，心泰然則神靜。

七月：心火旺！焦慮焦急，所以要做逍遙寬心人！

白楊：一切從心起！

一言：蒸饅頭的火應該在哪個位置？在鍋下，鍋是胃！脾胃是做飯的鍋，少放糧食便容易煮熟。少吃，不傷脾胃。要做熟飯，必須用火。火必須在下，大火則傷，小火正好……

十八子：保住火，要寬心；保住火，不能大汗，有點發熱就停。

一言：心惕惕然如人將捕之，心促促然如欲與人鬥，能火安於下嗎？人用的是氣，就是小火蒸燉鍋裏的原料出來的氣。氣不能多，多則不能久；也不能少，少則無法用。傳播正能量，不是說教，是為了讓心安、身安、氣血和暢。「人活一口氣」，說的是陽氣、正氣，不是歪門邪道的邪氣。

七月：嗯，就是儘量不能擔心、著急。脾胃和就身安，身安則心安，心安則養陽，陽足則破冰。

十八子：有了正氣，要修身，要控制，不讓陽氣驟洩……

求真：要做一頓好飯，就要有一口好鍋（脾胃），一份好食材（飲食），一個好火候（陽氣）。少食則鍋利，靜心則陽氣足而久，微動則陽氣通而緩。

……

先生一席話，點醒夢中人。情緒能影響機體免疫力，良好的情緒可使機體處於最佳狀態，抗拒疾病的襲擊；情緒劇變時，可導致各種身體疾病。要做到身心和諧，要以理性克服感情上的衝動，要善於調節自我情感，對外界的刺激保持穩定的心態，避免劇烈的情志刺激。要透過適當的方式把負面情緒轉

移出來，達到心理平衡。總之，要培養積極心態，幫助別人，傳播正能量；要淡泊名利，心平氣和，做逍遙寬心人。

第6掌　陽氣知內蒸，塗油且敷粉（出汗不能多）

這天晚上私事忙完以後，十八子同學熱出了一身大汗，然後卻有冷的感覺。他想起了微信群，於是打開了手機，和牛人們開始聊天：「有人在嗎？我怎麼感覺出汗以後就有冷的感覺呢？這種情況是穿得不夠多，還是身體本身沒熱量呢？」

熱心的牛人英子出現了，回覆：「出汗以後冷是出汗太多啦！」

沉迷於「硫」、走火入魔的燈芯說：「可以考慮硫軟膏，特別要重視小腿。」

另兩人跳開燈芯的硫軟膏繼續聊——

十八子：「出汗後冷是汗太多了？那我再體會一下。按老師書上寫的，我並沒有形成汗珠，全身潤潤的，熱氣一過就冷。」

英子說：「夏天出汗不能多！身上潮就行了，就是那種熱氣撲到身上，皮膚摸著濕的感覺。我原先也是出汗『困難戶』。你就哪兒不出汗捂哪兒，哪兒出得太多，就往哪兒抹痱子粉！」

燈芯（若有所思地飄過）：「溫潤感，潮潮的……哈哈，我現在就是。」

關注的人多了起來，七月發了個表情。以下是牛人們的聊天記錄。

王：我背上的汗流得很厲害，可小腿還是乾的。

英子：那就在背上抹痱子粉。

王：沒有痱子呀。

英子：不是有痱子才用痱子粉！

王（又強調）：小腿不出汗。

英子：就像張大夫推薦的痔瘡膏，卻不是治痔瘡的。你的汗全出背上了，腿上自然就沒有汗出了。

（說完，英子又想起十八子還在等待回覆。）

英子：腿部多穿，上身少穿。

十八子：明白了，革命尚未成功，我等仍需努力，謝啦！

英子：都會好起來的。

王（繼續糾結）：我上身穿得很少，就這也是一動背上就流汗。

英子（無奈地重複）：嗯，抹點痱子粉、爽身粉。

王：這樣上身就不出汗了嗎？

英子：出，但不會大汗淋漓。

王：喔……（似乎明白了）

英子：上身少了，下身自然多了。

王：小腿不出汗，這也是個方法。

英子：嗯，先試試上身抹粉，腿部仍然多穿。不過，我建議，具體還得聽大夫的。

七月：洗完澡要保濕的話，得抹上抗過敏的潤膚露吧？

娜娜：不是抹橄欖油嗎？

七月：之前的醫生不讓我抹橄欖油，我就扔了。

張大夫：為什麼原來的醫生不讓抹橄欖油？

七月：因為他覺得中國的橄欖油有雜質，對皮膚未必好。

英子：可是我們都用過，並沒有不良反應。

張大夫：食用的橄欖油能吃，總比外用的安全吧？

七月：好吧，我晚上洗完澡就試試。

丁（總結）：湯發汗，油保濕，粉止癢。

英子：這是三字經嗎？哈哈……粉不是止癢，是讓出汗多的地方少出，讓不出汗的地方出來，這叫均勻出汗。

七月：保濕的話，小腿局部夏天可以包保鮮膜嗎？外出走路或許會有聲音，在家不會有影響吧？

張大夫：要透氣，不可用！

Tommy糞：嗯，我覺得封包不是自然法，當年我就夏天包過「達力士」惡化了。

時間悄悄地流走了……

英子（總結陳詞）：日落而息，大家休息吧！

群裏瞬時沒有了聲音。

第7掌 何以知活力，晨醒測體溫（重視基礎體溫的長期測量）

一個人的活力表現在哪裏？筆者認為體溫是人體活力的一種體現。那麼，什麼叫人體的基礎體溫呢？基礎體溫就是經過較長時間（6～8小時）的睡眠後醒來，尚未進行任何活動之前測量到的體溫，又稱靜息體溫。早晨從熟睡中醒來，尚未受到運動、飲食和情緒變化的影響時進行測量。一般來說，基礎體溫是人體一晝夜中的最低體溫。

於是，群裏開始熱鬧起來了。

十八子手裏拿著好幾種溫度計，困惑地問：「用哪種測量好？」

英子：水銀的，兩塊五。

貝：溫度計都大同小異。

七月：不是有電子溫度計嗎？

張大夫：用哪種「武器」測都可以，主要看變化。體溫有

用，體溫曲線更有用。

眾人疑道：測體溫的週期為多長，一個月之中有變化嗎？

英子：一星期就能看出來。

張大夫：一般來講，基礎體溫的低限是36.5℃。據說，39℃以上持續一段時間，體內的癌細胞可以全部凋亡。如果身體有問題，定期能燒一燒，是在自我恢復。

眾人聽罷，十分欣喜，紛紛表示馬上出門買體溫計測一測。

好心的張大夫不忘把自己的測溫秘籍向大家慢慢道來。

（1）睡前，將體溫計放在枕邊，次日覺醒，尚未起床活動時，放在腋下測量10分鐘後讀數，並記錄在專用體溫表上。

（2）早晨量記體溫有困難者，可在每天某一固定的時間測量。

（3）測量體溫前，嚴禁起床大小便、進食、說話等。

（4）月經來潮，遇有發燒、飲酒過度、晚睡晚起等影響體溫的狀況，亦應特別註明。

蒙古格格從去年9月份開始量體溫，一直到現在，中間有幾天沒量，基本都有數據，下面是她測體溫的體會。

（1）如果前一天晚上喝溫酒，出汗不是太多，感覺身體熱熱的，第二天一般體溫都比較高，有時候能達到37℃。如果前一天晚上喝溫酒，出汗太多，第二天體溫不會太高，一般為36℃左右。

（2）女性來月經也對體溫有影響。快來月經前，體溫普遍會高一點，大概為36.5℃；月經結束後，體溫又會降下來，大概為36℃。這都是正常現象。

（3）不管喝不喝溫酒，只要出汗太多，一般體溫都不會

太高。能控制住汗，體溫就會保持住。

（4）如果吃了涼的或者寒性比較強的食品，幾天內也會有體溫降低的變化。

（5）如果身體自身沒有變化，體溫還是很低，說明穿得少或者出汗多。

（6）天氣涼或者自我感覺沒汗，可以考慮略微吃點辣湯，刺激一下。但是，發展期的朋友不建議吃辣，保持吃素最好。

（7）夏天去有空調的地方，注意不要直接吹腦門和頸椎，這樣對身體最不好，容易引起頭疼、感冒，加重濕氣。其實，哪裏都不能直吹，最好離開空調房，離不開就多穿衣服。

第8掌　抹油日當午，曬腿不曬頭（學會曬太陽）

頭喜涼，腳喜溫。

曬太陽，學問深。

先抹油，後護頭。

陰氣走，陽氣來。

求健康，緩駛來。

面對眾人求知若渴的目光，一言先生再次開講。

牛承恩：「抹油日當午」，是中午才能抹油嗎？

七月：每天都可以，隨時，抹油10~20次。

十八子：我曬太陽都在兩點之後。

七月：出門曬太陽抹油是防止肌膚乾燥。什麼是「日當午」？

一言：每個時間段的太陽，「藥性」都不同。早上是升，中午是壯，下午是降，晚上是消。

七月：火力大小不同，熱勢收放不同。

牛承恩：哪個時段好呢？

一言：視身體的情況而定。如果陽氣很不足，自然要用糾偏力量最大的了。但是，若身體在慢慢恢復，如果再壯，身體就受不了了。如果陽氣過旺，就要用隔夜的東西了，目的在消陽。萬物生長靠太陽，主要是看你缺哪塊。從「怕冷」上，可以簡單判斷。還有從「耐冬」還是「耐夏」來判斷。目前一個基礎的判斷是「天涼地涼人也涼」，於是陽不足的人會多。既怕冷又怕熱，就涉及身體緩衝不足的問題了，即脾的功能不行，不能很好地調節。

一笑而過：是不是得吃點兒溫性食物？

滄浪：陽不足，是陽虛還是陰虛？

一言：正確的應該是糾偏，所以醫學講究的是動態。在人們慢慢意識到傷陽的危害時，人群的體質就在慢慢往熱變了。學習者總不能防患於未然，總是滯後於人群的變化。

滄浪：言歸正傳，曬腿，抹油，打傘……

七月：就是調整人體的小環境適應外界的大環境。曬腿、抹油、打傘，是因為百會陽氣足嗎？

一言：天與人在變之前，你應該已有整體的構思，不能臨證亂投……曬的時候要打傘，不要戴帽子，為什麼？

七月：要讓陽氣發散，不能堵塞出路，要有個透氣的孔──百會。

十八子：不要讓任何東西束縛身體，要處於自然狀態。

一言：掌握總體的趨勢，不斷地順應人體，有效地糾正偏頗。「以人為本，長治久安」是什麼意思？

七月：要調整人的心理狀態？

牛承恩：就是以健康為準繩、為基礎來治病，不求短效。

一言：總體目標是人越來越好，一年比一年強。「以人為本」是要把著眼點放回人身上，而不能總盯著病。「長治久安」是要達到長期的治理，使我們離開藥物也能在健康的狀態中很好地保持。

大發（質疑）：頭既然長在最上面，我覺得和太陽有必然關係！不曬頭不好。我問過很多病友，他們都發現光頭好得快，所以要多曬太陽。看來，有必要對曬頭做個統計調查。

一言：胃以上要涼，所以不曬頭。頭部清靜舒服呢，還是頭昏腦脹的好呢？大家可以考慮。中醫傳統觀點認為「頭喜涼，腳喜暖」。

小咩：網上說，中醫認為「頭為諸陽之首」，也就是所有陽氣匯聚的地方，凡五臟精華之血、六腑清陽之氣，皆匯於頭部。百會穴位於頭頂正中，是百脈所會之處。曬太陽時，一定要讓陽光曬過頭頂，最好能曬到正午的陽光，也就是11時至13時。午飯後，不妨走到室外，讓陽光灑滿頭頂，可以通暢百脈、調補陽氣。

一言：談到皮損減輕，我們就又該反思治療的目標了。你是想皮損減輕，還是想健康？頭上已經是諸陽經之會了，再曬補陽，不怕曬「爆」了嗎？哈哈……網上的話，專業的少，傳抄錯誤的很多，不可輕信，一定要學會獨立思考。

總結：不同時刻的太陽，「藥力」不同，要根據自己身體的狀態選擇曬太陽的時間。人也是動態變化的，作為醫者要靈活應變，治未病，讓治療融入生活。

第9掌　吃穿坐臥行，諸般不可冷（緊扣「溫潤」）

我們所吃飯食，要吃溫熱的食物；我們所穿衣物，要注意保暖；坐、臥、行等不同的活動狀態，我們都要保持溫暖。總

之，不管處於何種狀態、何種環境，都不能讓身體感覺到冷，此乃「牛」之大忌！

1. 關於吃

（1）水果能吃嗎？

張大夫講：不管寒性還熱性水果，都不能涼吃。

水果有性涼、性溫、性平之說。具體到哪種水果是涼還是熱，目前仍有爭議。況且水果不是生活的必需品，我們可以暫時不吃。

「上宜清，中宜溫，下宜暖」，古代是否有人說過，我還未考證，但從臨床上來看，應該是對的。

電視節目曾這樣講水果的科學吃法：飯前半小時吃一個水果能增強抵抗力，飯前喝一小碗湯有助於消化液分泌。這強調酶在消化中的作用，關注的是終端酶的作用。這與中醫所講的脾胃有運送、轉化的作用有所出入。消化酶是現代營養學的觀點，而脾胃喜溫和是中醫健康學的觀點。後者更宏觀，更經得起時間的考驗。

（2）不吃水果，營養會不會不夠？

東方的飲食科學分四個階段：求飽，求美味，求營養，求食養，現在的時代應該是求食養階段了。

人與人的脾胃不同，憑什麼需要同等的營養素？那種同樣配方的營養素給所有人用，會有多少意義？

（3）吸收靠什麼？

張主任：脾胃如何，主要看吸收。脾胃不好，往裏填多少東西都吸收不了。這個能理解嗎？

張主任：吸收靠什麼？請回答。

貝貝：吸收看胃和小腸！

七月：以及脾的運化。

張主任：「窮孩子，富孩子」讀書的故事，誰聽我講過？窮孩子無錢買書但好學，翻爛書本細消化，而富孩子呢？同理，我們把不刻意補充營養者比作窮孩子，不給脾胃過多的負擔，重視保護脾胃的主動。

2. 關於穿

農家美園：為使小腿保暖出汗，我套上了腳套，晚上睡覺也這樣，確實感覺皮損退得快一些，這幾天硫軟膏也用上了。

白楊：英子，說說你發燒的事兒吧。我真燒不起來，除了服藥，我現在也吃辣椒，但還是沒上火，所以我的體內寒太重。太陽當空，別人覺得很熱，我在太陽底下不覺得熱。

白楊：農家美園，你的寒也重啊。

農家美園：重，以前一年四季都不怎麼出汗，現在能出汗了，但還是感覺不通，我感覺我是濕氣大於寒氣。

張主任：適度保暖，治濕需緩。

3. 關於坐臥

對於起居知冷暖，我的感覺有以下幾點。（**筆者按：這是患友自己整理的，是否正確，請獨立思考。**）

（1）白天室內充分通風，夜晚緊閉門窗。

（2）夏天，能不用空調就不要用（我自己的感覺是，無論夏天還是冬天，南方還是北方，只要開空調就會感覺皮膚發乾）。

（3）暖氣房同空調房一樣，可以在暖氣片周圍放一盆水。

（4）被褥一定要保持潔淨乾燥，定期漂洗和晾曬。

（5）北方太乾燥，屋裏有空間的話多養一些花草。南方較陰冷，我提倡冬天使用電暖氣。夏天，可以把空調的溫度調

高一些，不要與床直對著，最好在離臥室最近的地方能開窗通風。

（6）隔音（現在市場上應該有那種隔音較好的窗戶）。

（7）對於夏天的蚊蟲，也要提高警惕。我認為多用物理的方法驅蚊蟲，不要採用化學方法。

（8）睡前不聽不看容易激動的歌曲和視頻。

（9）聽從專業人士的指導。晚上提前半小時上床，靜臥做腹式呼吸；清晨晚起床一會兒，按摩氣海穴。

（10）臥室不要乾燥，夜間不能進風，床上保持乾燥。

4. 關於行

一萬步，按一秒兩步計算，需要走一個半小時。走路的時候，帶上一瓶溫開水會更好。

總之，吃謹慎，忌生冷。忌涼性，少涼溫。熱飯後，果可嘗。嚼出汁，吐掉渣。利脾胃，大無妨。穿要暖，記保溫。看出汗，增減層。隨季節，時調衣。春要捂，冬要加。小腿厚，頭外露。全身舒，「牛」離出。坐臥行，仍需溫。多運動，出汗通。「牛牛」走，健出頭。

第10掌　作息看太陽，起居待日昇（起居隨太陽）

說起這降牛十八掌，在牛界如雷貫耳，大名鼎鼎。可是，知道這一神功修練方法的人，卻不多。張大夫每天除了在門診教導大家具體招式外，還要在微信上用「隔空傳音功」講授每招的正確練法，生怕眾「牛」人理解錯誤而「走火入魔」。

「大海航行靠舵手，萬物生長靠太陽」，可見太陽的重要性。前面講過「九陽神功」，以陽為主，興陽、助陽，最終融化寒冰，使陰陽平衡。那麼，陽從何來？直白講，陽就是自然界之太陽。所以，要想學好此功，得先從太陽的運行規律入

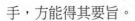

手，方能得其要旨。

想當年，張無忌一日之內練就「乾坤大挪移」，而明教教主用畢生精力卻只練到七成，此所謂「高手練功，一日可成，愚者頑頓，十年難就」。牛人們一定都深有感觸吧。據查證，老牛皮白楊已19年牛齡，卻未能成事，充分證明他以前是「避熱就寒，逆太陽而行」，這正是傳統功法之「清熱涼血」也，如不回頭，此人將難克牛魔而含恨終生！

見老牛皮白楊可憐，張大夫忍不住悄悄透露秘訣：「太陽出來，你才能練功，太陽下山，你就收功！以此大法，養我浩然之氣！別告訴他人，否則廢你武功，逐出山門。」接著道：「只有充分吸收自然界太陽之陽氣，才能製造出身體裏的『太陽』！身體裏有了『太陽』，何愁『九陽神功』不成。」

果然，老牛皮白楊按張大夫秘傳練習，功力猛增，時刻準備找「寒冰掌」比試高下，一雪廿年「牛」恥！

第11掌　酒溫氣血行，湯溫營衛通（溫酒熱湯）

中國是世界上釀酒最早的國家之一，有數千年的歷史。

酒不僅是酒，更是文化的載體。中華酒文化博大精深，自古以來上至皇親，下至平民，都離不了酒。「李白斗酒詩百篇，長安市上酒家眠。天子呼來不上船，自稱臣是酒中仙。」「有朋自遠方來，不亦樂乎」，用美酒來招待朋友，更具親和力。

牛皮癬患者需要忌酒，似乎稀里糊塗地成為「牛」界常規。但是，為什麼忌，不忌究竟會如何，卻很少有人問津。

如今大部分醫生認為，牛皮癬是一種原因不明的慢性易反覆的皮膚病，應該忌一切刺激的飲食，因此酒作為一種刺激性的食物被許多牛人視為洪水猛獸，也因此喪失了很多樂趣。而

央木先生卻反其道而行之，他認為牛皮癬的核心病機在於鬱——不通，鬱就需要用溫熱的東西來化開，因此酒在適當的時機加以適當的運用，可以起到加速治療、輔助治療的效果。

實際上，酒是中醫最古老的藥物之一。不信，你查查「醫」的繁體字的寫法便知。

從古至今，中醫對於酒的運用非常廣泛，有很多用法已經失傳了。張大夫經常告訴我們要獨立思考，獨立思考就是不能盲目地判斷。具體到酒的問題，忌與不忌是有前提的，如果一個牛人在自身出汗較好的情況下適當地飲用溫白酒，加速了溫通，是對病情十分有利的；而不加節制地喝冷酒，甚至酗酒，對任何一個人來說都沒有好處，包括牛人。

這天，諸位牛友又你一言、我一語地在微信群裏聊開了。

英子說：「溫酒貌似比涼的度數高。」

貝貝反駁道：「溫酒度數肯定低，因為酒在加熱的過程中乙醇會揮發，使酒的濃度降低，白酒加熱後喝著更安全。」

馨寶爾問：「必須是高度酒嗎？」

夢裏薔薇回答道：「最好是高度，度數低的酒基本都是勾兌的。」

接著補充：「喝溫酒前要讓身體先暖起來，然後再喝。」

眾人恍然大悟，央木先生總結道：「喝溫酒前要讓身體先暖起來，然後再喝，達到全身微微出汗的效果，這就是具體操作中的『見汗吃發物』。」

七月適時地貼上來之前群聊的總結：酒在古代中醫裏是一種十分常用的藥物。李時珍在《本草綱目》中說，酒有行藥勢、通血脈、潤皮膚、散濕氣、除風下氣的作用。只要會運用，用好了，對健康有很大的好處。在具體操作中，我們需要

注意以下幾點：

（1）目前建議喝的酒是白酒，如今市面上有些低度酒都是勾兌的，所以大家可以適當地選擇一些度數較高的酒。如果是自家釀的、熟人釀的可以不限制度數。不黏稠、沒有加糖的醪糟與溫酒有異曲同工之妙。

（2）不能用啤酒、果酒、黃酒等其他酒類代替。

（3）酒一定要用熱水溫過，不宜燙、不宜涼。

（4）酒量要根據個人情況來定，以喝得不難受為標準，千萬不可酗酒。

（5）酒後身體會發熱，這時最好用棉被把不易出汗的部位捂起來，促進局部血液循環。

（6）飲溫酒前，最好先喝一些拌湯之類的食物，這樣喝起來更舒服。

溫酒的討論告一段落，開始談溫湯。

洋洋：溫湯也能幫助出汗。

靜心：飯前喝湯，苗條健康，越喝身材越勻稱。

七月：飯前喝湯相當於為腸道添加了潤腸劑，使食物可以順利地進入腸胃，有利於消化吸收，具有保護腸胃的作用，同時又增加了一些飽腹感，可以防止我們過度飲食。

求真：需要注意的有兩點：①推薦的葷湯有羊湯、牛肉湯、魚湯、蛋花湯、土雞湯（現在市面上賣的雞大部分在生長時被注入了激素、抗生素，所以家養的土雞最好）；素湯有小米湯、白菜湯、豆腐湯、番茄湯等。②喝湯在飯前和吃飯時比較好，飯後喝湯不太好。

最後，央木醫生開始給大家總結：治牛皮癬應糾寒涼之偏，「溫潤」是身體舒適健康的總目標。酒溫、發物、湯清，

都是在「執中糾偏」，執中糾偏，參天地，近自然。所謂執中，中是終點，須臾不可忘。

第12掌　見汗吃發物，不可忘湯清（發物怎麼吃）

銀屑病患者究竟能不能吃發物呢？首先要明白什麼是發物。《現代漢語詞典》將「發物」解釋為：「指富於營養或有刺激性容易使瘡癤或某些病狀發生變化的食物，如羊肉、魚蝦等。」央木先生認為這麼說失於籠統。劉河間稱「夫辛甘熱藥，皆能發散者」。據此，央木先生認為發物是與「發藥」相對應的，具有「辛甘熱」性味的食物。也就是易動火、動風的食物，如具辛熱燥烈之性和易動火傷津的酒、蔥、薑、椒、蒜、韭、芥、羊肉及煎炒、油炸之物等；具升陽散氣之性和易動風發越的海魚、蝦、蟹、貝等。一般臨床中所講的發物特指「魚蝦辛辣白酒，燒烤火鍋羊肉」。

一些正在治療或者臨床治癒後的銀屑病患者都被醫生交代要嚴格忌口發物。而事實上，不少銀屑病患者在服用發物後都會加重、復發，所以很多銀屑病患者都避發物如蛇蠍猛虎，日常生活和工作應酬有諸多不便之處，但即使如此堅持下去，病情還是反反覆覆，纏綿不休。更有甚者，由於長期以來飲食過於清淡，性味偏寒，不但銀屑病沒治好，還將身體的整體健康都弄垮了，大熱天都有手腳冰涼、精神不濟的毛病，天氣寒冷的秋冬季更是沒法兒過，苦不堪言。

難道牛人就應該一輩子盲目地忌一切發物嗎？

顯然不是這樣。其實，2000年前的《素問·至真要大論》中就提到「其在皮者，汗而發之」。在內經時代，對於發生在皮膚上的問題，首選「發」的方法來治療。銀屑病作為一種全身性、系統性的疾病，其主要表現就是在皮膚上，可見發物是

可以輔助我們治療的，關鍵是什麼時機用、怎麼用的問題，策略一定要注意。

「發」的思路在皮膚病的治療中占有重要地位。央木先生認為銀屑病的發病原理就是機體疏洩不及，產邪多而散邪少。先生在《銀屑病經方治療心法》一書中曾說道：「如果產邪與散邪的程序協調、平衡、穩定，便不會產生銀屑病。而銀屑病的治療就是讓產邪減少，而散邪更順暢。」先生從臨床實踐中得出：「使產邪減少是更長期的、更多屬於養生範疇的措施，而讓散邪的通道更順暢則是比較現實的，更容易在短期內做到的，屬於治療範疇的方法。」

發物既有產熱作用，又有散熱作用。銀屑病患者飲食發物的要點，在於發物運用的時機和尺度。溫酒進入身體，如果先表現以產熱程序為主，就會出現皮損發紅等貌似加重、反覆的情況；如果是以散熱程序為主，散熱作用首先表現，對我們的治療卻有很大好處，表現為出汗增多、變勻。

發物作為一種輔助性的治療手段，在停藥之後仍要堅持服用，更具養生和食療的現實意義。在具體操作中還要注意以下幾點：

（1）汗往均勻變，微微出汗時，才能服發物。對於一些地方汗多、一些地方汗少的不勻情況，吃發物要謹慎，簡言之就是「見汗吃發物」。

（2）服用發物要以湯為主，特別推薦羊肉白蘿蔔湯，同時要注意少吃肉、多喝湯。吃太多肉與黏性的主食會對脾胃不利，造成「壅堵」。

（3）發物要熱服，這個「熱」包括兩個方面：一是指食物的狀態是熱的，不能等涼了再喝；另一方面指熱的烹飪方法，

如魚湯要先把魚油炸後再做成湯。

（4）秋冬季，銀屑病患者要慎食發物。因為天熱的時候，出汗容易，腠理適度開洩，飲食發物可以起到治病作用；但天冷的時候，出汗不易，出汗均勻也不容易，因此發物要謹慎食用，在食用之前最好想辦法先讓身體暖起來，儘量達到遍身微汗再服用。

（5）如果吃發物後出現了皮損變厚、新發等情況，不要驚慌，也不要從此對發物產生畏懼心理，可先暫停吃發物。要明白這是正常現象，如果出汗正常了，是不會出現「加重」情況的，好好反思自己存在的問題，不斷努力踐行「廣汗法」。銀屑病患者如果學會了正確地出汗，無論在治病時還是治癒後，都可以放心吃發物。進一步講，我們可把發物作為銀屑病是否治癒的「試金石」，如果貌似治癒了，一吃發物就會起，說明根本沒有治癒。

氣血鬱結喝溫酒，營衛不通曖湯行。發物使用要看汗，煎湯湯溫還要清。

第13掌　吃飯五分飽，生冷飯後少（控制飲食）

一日，在公交車站等車，看見一小孩子拿著一大包巧克力在吃，一會兒就吃了半袋。我出於好心說了句：「孩子，巧克力不能多吃，吃多了會得病。」小孩子對我說：「我爺爺今年103歲了。」我說：「因為吃巧克力？」小孩子說：「不是，因為他從來不管閒事。」

那麼，問題來了，老爺爺真的是因為不管閒事才如此高壽嗎？

事實上，一個人長壽與脾胃的健康是分不開的。《素問·靈蘭秘典論》載：「脾胃者，倉廩之官。」金元時代著名醫家

李東垣在其《脾胃論》中指出:「內傷脾胃,百病由生。」

影響脾胃功能的因素如下:

(1)**暴飲暴食**。一次進食太多,會加重消化系統的負擔,造成代謝系統受損。其實,我們的消化系統一直在運作,就像心臟一直在跳動一樣。

(2)**飲食過於油膩**。牛奶、油膩食品、甜食,更是加重了脾胃的負擔,不但不能提供供身體吸收與利用的氣血精微,反而成為一種負擔留在體內,堵塞脾胃和肝膽間的經絡,使筋脈得不到滋潤。

(3)**酷暑時節,人們貪圖冷氣,愛喝冷飲,愛吃涼菜**。一杯冰鎮啤酒下肚,從裏到外、從頭到腳都透著涼快勁兒。殊不知,為貪圖這一時之快,成為困擾我們健康的一個大隱患。

特別是銀屑病患者更是要守住脾胃,忌食生冷。如果人體自癒的能量是十分的話,你吃得過多、過油膩,就會有七分能量幫助消化,只剩下三分能量去幫助你修復身體。如果我們吃的不是很多,就有可能是七分能量去修復身體,三分能量去消化食物。

守住脾胃,給自己的身體打好基礎,這樣在治療的過程中,往往會收到事半功倍的效果。

水果一般都是寒性的,如果實在想吃,可在飯後吃。因為飯後脾胃是溫熱的,可以少量進食一些,但千萬不能涼到胃。

食物補身不能多,少吃多餐脾胃和。

瓜果雖好但寒涼,多吃胃冷打哆嗦。

遇病不急多思考,抓大放小整體要。

白日晝夜有分工,靜助陽生動助通。

俗話說,飲食不能多,瓜果飯後少。

滄浪：多和少能有個標準嗎？

張大夫：非常虛的人，是可以暫時吃飽的，以後慢慢減。

白楊：蔬菜和水果都是很好的東西，為啥要少吃？

十八子：生冷。

張大夫：目前，假設水果都是涼的，蔬菜煮熟了都能吃，這樣好操作，以後有更深入的研究再說。剛開始，最好把不夠明白的先假設為涼的……雞蛋可以適當少吃，如果做成雞蛋湯可以吃，但雞蛋湯不能做得太稠。

Tight：有一次，我讀到一篇中醫方面的文章，說人最好不要吃比自己體溫低的東西，因為吃進去會消耗臟腑的熱去溫暖它。

張大夫：現在多數人脾胃都有問題，都屬於脾胃不運的問題。

Tight：沒看病之前，我經常吃冰，沒覺得冷。現在習慣溫暖了，看到冰的就怕。

張大夫最後為大家總結：吃得多不僅浪費糧食，還增加身體內的垃圾，有百害而無一利。

第14掌　抓大放小病，從容健康行（關注大健康）

民間俗語道：窮人看眼前，富人看來年。說的是窮困的人衣不蔽體、食不果腹，只顧得眼前的溫飽，哪怕是種子也煮了充飢，哪還顧得上來年的播種收成。而富人則有計劃，將部分飽滿的種子留下，來年擴大生產，收穫更多的糧食。

如此類推，窮人越來越窮，進入惡性循環之中；富人則越來越富，進入良性循環之中。若將此故事引申開來看，則說明有遠見、有大局觀念的人方能立於不敗之地。

大到一個國家、一個公司，小到一個家庭、一具身體，都

要從大局出發考慮問題，制定決策。考慮了全局的做法才會成功。

如果生病了，每個人可能都會急急忙忙地直奔醫院找醫生確診、吃藥，期盼這個病早日痊癒。很少人會停下來想一下：我為什麼會生病？我身體的哪部分出了問題，導致這個病的發生？

人體有著精密的結構，絕非一個零件一個零件地拼湊，「頭疼醫頭，腳疼醫腳」的做法是錯誤的，是治標不治本。有時還會出現這種情況：治好了頭，腳出問題了；治好了腳，肚子又出問題了。摁下葫蘆浮起瓢，有著一身治不完的病。

具體到銀屑病，銀屑病是一個全身性的，整個系統出問題導致的病，若僅僅把消滅皮損當成主要任務，那就會治標不治本，不僅會反覆發作，還會出現上述的「摁下葫蘆浮起瓢」的問題。

初得病的人，驚恐萬分，哪個不是天天盯著皮損：多了，大了，紅了，腫了，掉屑了……大家都忘了停下來想想：我的身體，我的皮損，誰更重要？是身體好了帶動皮損好，還是皮損好了帶動身體好？

一張白紙上停了一隻蒼蠅，你會更關注什麼？是白紙，還是蒼蠅？人的自然反應多是先關注蒼蠅。但答案應該是白紙。所以，正確的方法很多是需要修練的。

為了不讓蒼蠅來犯，你是選擇撕碎白紙，還是搧動白紙不讓蒼蠅落腳？當然是搧動白紙。所以不要讓煩人的蒼蠅擾亂視聽，我們要的是全身的健康，不是與皮損對抗。

如此說來，我們就可以完全明白自己該做什麼了。

（1）強調身體整體的健康，哪怕是局部出了問題。如上

呼吸道感染，腿部局部疼痛，胃疼，也不必過於驚慌，否則會把全身的平衡打亂，把整個身體搞垮。

（2）醫生在治療過程中，要權衡利弊。在某些時候，為了全身的健康，暫時犧牲局部的利益也是可以的，患者要能理解。如為防止全身感染而截肢。

（3）具體到銀屑病，在治療過程中，哪怕局部皮損出現了變化，如新、小、紅、癢、煩之類的變化，以及皮損增多、變厚等變化，只要整個身體在向好的方向發展，這些暫時的變化不必太在意。（**筆者按：** 我始終認為，任何情況下的皮損變厚都是需要引起警惕的。）

（4）關注心理健康。一個人心胸寬廣，不管什麼事都會看到積極的好的一面，那他一定很快樂，身體也會好。有人問：「什麼是成功的人生？賺了很多錢算不算成功？」回答成功應是全方位的，如有錢、有健康、有幾個好朋友，以及夫妻和睦、兒女孝順等。全方位的成功才是真正的成功。

（5）良好的心態，健康的體魄，是一切病痛來襲時的最好防禦系統。

附原對話：

張大夫：注重整體，注重健康。

十八子：看整體，別盯病。

七月：「大」是整體健康。

張大夫：抓大是指抓整體健康，如果整體健康在變好，小的問題都可以忽略。也就是抓健康，忽略疾病的意思。心理健康、道德健康，身體才會健康。

平人：老師有空研究一下酵素。

張大夫：無法推敲的東西，先擱置。中醫好，好在他經歷

了太多時間的磨鍊和驗證。新的東西也許會有效，但不知道他對於長遠的健康有什麼影響。

第15掌　白日放歌行，夜黑早還家（追逐光明）

「日出而作，日落而息」，出自中國古代的《擊壤歌》。天下大治，百姓無事，田間老父擊壤而歌，觀者嘆息道：「大哉帝德！」老父回答：「日出而作，日落而息，鑿井為飲，耕田為食，帝力於我何有哉！」大意為我每天太陽出來的時候幹活，太陽落山的時候休息，打井喝水，種地吃飯，帝王的力量對我有什麼影響呢？這是古人對自由自在的田園生活的一種嚮往。

一年分四季，一天是一年的濃縮，凌晨3時至上午9時為日春，9時至15時為日夏，15時至21時為日秋，21時至凌晨3時為日冬。日春時，陽氣從肝出生，就像春天播種下莊稼的種子；日夏時，陽氣在心裏長，莊稼在陽光的照射下茁壯成長；日秋時，陽氣漸漸地往肺裏收，莊稼成熟了，要秋收割麥子；到了日冬，陽氣要完全藏進腎裏面，收穫的莊稼裝袋入庫，來年也就是第二天再播種，這是陽氣一天的生長收藏的過程，如環無端，少了哪一個環節，都不會有好收成。

從理論上，我們明白了，那麼我們下面就來看看在日常生活中，我們收成不好，身體經常不適的原因，看看問題出在了哪個環節。

在本該睡覺的深夜卻去進行大汗淋漓的運動，這樣的鍛鍊對健康而言是加分還是減分？健身的人，很多都選擇晚上7點到9點這個時間段健身。據我所知，深夜健身的人也有，有人跑步，有人練器械，但更多的中老年人選擇跳廣場舞。

在中醫的「十二時辰養生理論」中，晚上9點到11點是亥

時，這個時間應該是身體調理、放鬆的時間，也是最佳的入睡時間；晚上11點到凌晨3點，應該是人熟睡的時間。

運動專家的觀點是，最佳的運動時間是「跟著太陽走」，日出而作，日落而息，對健身也同樣適用。在太陽好的這段時間裏進行健身最合適。但是，現在城市的空氣污染越來越嚴重，而且很多人傍晚以後才有時間鍛鍊，以致於晚上鍛鍊。

我們現在經常丟了西瓜撿芝麻，花了大量的錢財和時間在人力、藥力上，殊不知，人力、藥力不及天力，人在天地之間只是一粒微塵而已，微塵只有和自然融為一體，才會「長生久視」；當微塵脫離自然時，就會瞬生瞬滅。（**筆者按**：順應自然才是最重要的。）

附原對話：

白楊：白日放歌行，夜黑早還家。

英子：「白日放歌行」是說心情要愉快嗎？

白楊：唱出聲來，抒發情志，心情愉快。

豔陽天：晚上也要心情愉快，特別是入睡前。

平人：其實，能帶來持久安全感的是強大的內心。

張大夫：白日行，夜黑靜。

七月：白天吸收陽氣，夜晚保護陽氣。

張大夫：內心的平安才是永遠，有能力給予才是強大。

英子：那「夜黑早還家」就是，早點睡覺生陽氣。

張大夫：靜，助陽氣之生。動，助陽氣之通。一切以整體健康為準，一切從大的、積極的角度來看待……憂思傷脾，喜則氣和志達，營衛通利。

第16掌　環境知冷暖，溫室先成花（創造小環境）

俗話說：某某某是溫室裏的花朵，經不起風吹雨打，是指

一個人原來的生活環境過於理想，適應不了社會的真正磨鍊。

回到字面意思來看，則說明溫室是躲避風雨的場所。而我們銀屑病患者恰好需要這樣一個溫室，來讓我們休養生息。在溫室裏養好了，再出去與各種風寒濕邪搏鬥。

我們常說「冬病夏治」，這是老祖宗給我們留下的經驗。我認為這句話的意思是：我們身體的各個器官和組織，在溫潤的夏季才能充分地工作。也就是說，我們的身體喜歡溫暖，害怕寒冷。

隨著現代科學的發展，人們貪圖享受的生活方式，已經大大地違背了自然和生命的規律。吹空調、喝冷飲等一系列可以降溫的手段，這些都是自己幹著逆天的事，傷害的是我們自己。

從2009年開始，我患銀屑病，經過幾年反覆的治療，症狀時輕時重。2007年，我租房子住，夏天潮濕，冬天寒冷潮濕。直到2008年換了工作，我睡得更晚了，一般在晚上12點後才睡。從2009年秋天開始，頭皮屑越來越多，後來經診斷為銀屑病。下面對照這幾年的感覺，以及我學到的一些醫學常識，與大家一起分享我在生活起居方面所做的一些改變。

（1）保證生活環境溫暖

①白天，臥室要通風，最好是對流風。晚上睡覺時，門窗緊閉，嚴防賊風。

②冬天，保證室內溫度。夏天，空調能不開就不開。如果太熱的話，溫度調得不太低，也不對著人吹（有人會說把溫度調低，蓋被子保暖不就行了。可是，我們不能把嘴和鼻子也蓋上吧，我們吸進去的空氣就會讓內臟直接受涼）。同時，把離床較遠的不對著床的窗戶開個縫。

③夏天，蚊子不可避免，我們不要用化學的方法來驅蚊，要用物理的方法，這樣可保證我們呼吸的空氣品質。

（2）出行要保暖

①在日常生活中，應及時添減衣服來適應環境的變化，以自我感到全身暖洋洋為宜。

②重點部位要加強保暖。如小腿、小臂可以加腳套或長手套。

③還有一個容易被我們忽視的問題，那就是對頭部的保暖。根據醫學的解釋，有相當大的熱量是從頭部散出去的，一定要記得戴帽子。

（3）運動求暖

①每天上下班儘量步行或騎車。運動強度，以不累、適時增加運動的量與度為準。對於時間充裕的人，儘量選擇有湖的公園。運動前，適量喝熱水，並且帶一杯溫水，隨時補充水分。

②運動後，避免寒冷的環境，不要馬上洗澡。條件允許的話，馬上用熱水泡腳，這樣可以延長身體由內至外的溫潤時間。平時，不要蹺二郎腿。

③運動的種類很多，選擇適合自身情況的運動最重要，如打太極、練八段錦、快慢跑、游泳等。只要操作方便，自己喜愛，並且不會讓身體感覺到不舒服都是可以的。

持樂觀的心態，有充足的睡眠，有長時間由內至外溫潤的身體，「牛牛」有何懼？

附原對話：

張大夫：先做溫室裏的花朵，鍛鍊得強壯，再去經風雨見世面。

十八子：要時時溫暖，渾身上下暖暖的？

張大夫：無感恆溫、「熱城」，都是創造一種環境，讓大家進入模擬健康的狀態，知冷暖環境的選擇。先找溫室，模擬健康，壯後再出去。在健康和模擬健康之間徘徊是好的，總是離疾病很遠。也就是要識別錯誤的底線。

十八子：用外力幫助嗎？

張大夫：外環境幫助內環境的改變。懂才可以識別，千萬不要越界。錯幾次，才會懂正確的可貴。所以，接近正確時，有些皮損的警示是好的。

一定要知道，什麼是徹底好，那是要經歷模擬正常的狀態3個春夏秋冬後才能叫治癒。

平人：這麼看來，我也是不斷地試錯後，才有緣分接觸廣汗法的，非常珍惜。

張大夫：學一次不如做一次，做一次不如錯一次。珍惜錯誤，在錯誤之中得來的正常更踏實。我們從錯誤中來，最終堅定地走在正確的路上。

第17掌　求醫需擇醫，須是識汗人（選擇比努力更重要）

「大夫，我耳朵疼。」我拿耳鏡看了一下，病毒性鼓膜炎，遂問：「感冒了？吃啥藥了吧？」

「嗯，我前天晚上睡覺著涼了，昨天早晨起來流清鼻涕，去診所看了一下，醫生給我開了點下火藥和消炎藥，昨夜耳朵疼了半夜。」患者受涼了還吃下火藥，不可思議。

我們每個人都有求醫的經歷，醫者有兩種：一是學成後為了生計而無奈行醫，也就是「當一天和尚撞一天鐘」的工作狀態；二是將患者的疾苦感同身受，想盡一切辦法為患者減輕病痛的折磨而閱覽古籍，學習古今賢者。張英棟教授無疑是後

者，我們每位患者都應該學會怎樣辨識醫生的優劣。在中西醫混雜、醫生水準良莠不齊的現狀下，我們能做的就是提升自身的健康知識水準。從文中開頭所講的故事就能看出，患者得病後沒有自己的思考，導致寒者寒之的情況出現。

感冒為小疾，但治療方向錯誤，可以導致寒邪被迫入裏或化熱出現中耳炎、鼻竇炎、扁桃體炎、肺炎等炎症性疾病，或不化熱導致病毒性鼓膜炎、病毒性心肌炎、白血病等，甚則可致寒邪入裏化熱熱不得越時出現牛皮癬！

熱為何不得越？當然是皮膚的排熱器官──汗腺出了問題！

「有病不治，常得中醫」，患者的自癒能力相當於一個中等水平的醫生。

人是自然界最為精妙的傑作。人體是充滿智慧的生命體。人體出現一些小問題是可以自癒的，不必太過恐慌。「過度醫療」可能也與患者的過度恐慌有關。如果我們都能懂點兒健康的知識，就不會那麼恐慌了！

有時自身的力量是有限的，無法將病邪完全驅逐時，需「糾偏」，就要擇良醫，否則後果可能是：

（1）誤診，漏診，治療方向錯誤。

（2）越治越重。

（3）敵我皆損，灰飛煙滅，萬物皆空。

（4）注重短效，不顧長效（譬如掃垃圾）。

張主任用汗法「給邪出路」，讓銀屑病有了另外的出路。「長時間，遍身，微汗」是我們追求的目標。良醫從人體角度出發，透過「天療，地療，自療，治療」的方法，達到正汗的目標。

醫者仁術，但以醫為名，謀財者有之，坑蒙者有之，以致害命者亦有之。學一點兒中醫，增加一點兒有益於健康的知識，擇良醫，找到識汗人。

附原對話：

真正好的東西，就像陽光和空氣一樣簡單。什麼是好醫生呢？

張大夫：懂健康的人、懂正常的人就是好醫生。這涉及對醫生功能的定位。擇醫的關鍵，是醫生能用簡單的話把道理說明白。

白楊：我看很多醫生都有一套說法，患者不好分辨。

平人：是的，能把道理說明白就不容易了。

張大夫：這所謂大道至簡。允許和鼓勵患者多懂和獨立思考的，鼓勵患者質疑的，希望患者和自己一起進步的，就是好醫生。起碼是在進步中，不斷努力的醫生。醫生要告知患者在整個治療中的角色定位，不需要懂的不要去強求；能懂的，一定要深究。出汗是正常皮膚的標誌。所以，治療銀屑病的醫生，一定要懂汗，懂正常，懂健康。

第18掌 藥邪勝病邪，能停不妄藥（謹防藥邪）

自然界中的所有物質都可入藥，從寒熱這個角度來講，我們吃的食物是即不太寒又不太熱的部分，而藥是比較偏的部分。這裏說的藥是中藥，不是西藥，整個大自然是一個生物鏈，筆者個人認為西藥（人工合成藥）除危急重症外是不可常用和久用的。

我們人體的疾病一定可以從生物鏈其中的一環或幾環找到相應的解決方法的，西藥用久了是有害的，它是逆天的！老百姓常說「是藥三分毒」，是有道理的。藥如果誤用，則變為

邪。現代社會裏，藥誤用或過量使用的現象越來越嚴重。擇醫未擇良醫，庸醫誤人、害人，患者難逃藥邪傷害。

現代醫學，更多的是宣傳對疾病的恐懼和對藥物的依賴。這大抵是藥商對消費者的一種洗腦和對醫生的一種綁架行為。

銀屑病難治，多因藥邪。絕大部分患者未擇良醫，未遇到對的方法，誤用各類中、西藥物，甚至「物理療法」，導致身、心不健康，反覆發作，且越發越重。不僅銀屑病，許多疾病皆是如此。比如小兒發熱，此乃是兒童生長發育過程中正常的防禦性反應，是每個人成長的必經之路，而現在的家長皆小題大做，恐慌至極，到醫院反覆拍片（射線損傷）、消炎、抗病毒，最後發熱控制住了，小兒的免疫力卻因多次用藥而逐漸下降了。

在不知不覺中，藥邪已深深進入我們的生活，切記藥物不能輕易用。

附原對話：

張大夫：治療牛皮癬，不要亂治。

白楊：難怪，看病前大夫讓停一個月的藥！

張大夫：亂治包括兩方面，誰知道？說說看。

十八子：自己亂吃藥和醫生開錯藥。

張大夫：對。包括兩方面，醫生亂治和自己亂治。最近，越來越發現自己亂治的可怕。很多牛人都有自以為是的毛病，這點需要注意。在沒有準確明白機理前，不可固執己見。明白的要堅持，沒有徹底完全明白的，不可去亂試。追求自癒是利用合理的途徑，如我們講的自然療法——陽光、空氣、水、情緒、信念，這些都是無害的，無害是底線。醫生的價值是在患者自療的基礎上，給予患者無法疏通的結點以幫助。離不開醫

生和拒絕醫生的幫助，都是極端的表現，都不夠中庸。

降牛小說：《熱城》（節選）

第一回　開宗明義話牛邪，來歷成謎世間奇

好一座千年古城，風光無限——

冬日的朝陽斜照著大地，方圓幾百里，幾乎能嗅出春的氣息。城內街巷縱橫，四通八達，高閣廣廈，闐簷相望，行人如織，商賈雲集。寬闊的街道兩旁，勤勞的人們已經陳列了很多待售的小玩意兒，來自四鄉八鎮的美食更是讓人垂涎欲滴。先輩留下來的各式建築，保存完好，承壽寺、黃帝廟、虛懷觀、踏雪軒、降吾齋、遠志坊、古縣衙、戲樓等等，好不氣派！不由得讓人嘖嘖稱奇。

城內鐘樓附近，長澤街上一家「裙子茶樓」，常年生意火爆，車水馬龍。遠遠的，肩上搭著白毛巾的小二就招呼上了，「客官，您老往裏請——」。可別小瞧了這茶樓，功能齊備，茶、餐、酒、宿、溫泉無一不有，更好玩的是還能聽評書。說書人大家叫他牛承恩，其人長得老氣橫秋，滄桑悲愴，一臉愁苦，講故事以自己的悲慘經歷為主。他得了一種怪病，名叫牛皮癬，這段時間都在說這個病，引來了很多人駐足聽書。原來，得這個病的人很多，都被折磨得死去活來。牛承恩見多識廣，消息靈通，大家都想從牛承恩這裏聽點什麼，探得這個病的更多情況。

說來奇怪，牛承恩自打進了這座城，就再也沒出去過。有人問他：「你老家在渝北，怎麼就流落異鄉，沒有思念故土之情嗎？」他神情悲感，若有所思地喃喃道：「不是我不想回

去，是我出不了這個城門，別人都可以自由出入，可是我看到的城門卻始終是關閉的，沒法出去。」

後來，有很多牛人因想聽他說書，也來到了這裏，這些牛人也和牛承恩一樣，進來了就沒法出去了。慢慢地，這個城裏牛人越來越多，時間一久，大家都管這個城叫「牛兒國」，而它原來的名字反倒都不被人記得了。

今晚牛承恩正在說書，我們且去聽聽看。

只聽醒木一響，牛承恩扯著嘶啞的嗓音開腔：

古往今來，中華大地上，武林正邪之爭瀰漫江湖，此消彼長，經久不息，多少豪俠武士，醉心其中，無數翹楚佳人，樂此不疲。而他們之所以能馳騁江湖，懲惡除奸，皆因身懷絕學而屢創神奇。醫界亦是如此，多少神醫聖手，懸壺濟世，或推廣養生，防病治未病；或起死回生，創造了無數故事。然有一邪魔──牛皮癬，戾氣衝天，橫行九州，無論各路豪傑醫術多高明，卻奈何它不得，無法根除。近年來，此邪愈來愈強，為禍鄉里，塗炭百姓，大有一發不可收拾之勢，無論誰碰到它，都束手無策。承恩也飽受牛癬之苦，無法解脫，找了無數有名的醫生，包括最有名的紫雪滅蹤冰封堂堂主莫冰峰，不共戴天迷蹤派掌門萬君沙，運功、服藥、外搽無計其數，不僅沒治好，反而越來越嚴重了，以致現在全身都是牛皮癬。

本人窮其精力，四處走訪打聽，終於找到了牛皮癬的來歷，原來這牛皮癬大有來頭：話說1300多年前，牛魔王與眾神廝殺，寡不敵眾，束手被擒，降服於天宮。後偶知兒子「紅孩兒」並非己出！愛妻鐵扇公主亦為太上老君之情人……牛魔王震驚悲憤，妖性大發，憤世嫉俗，誓與天下人為敵！於是，扯毛化灰，混合牛血，採雲層之冰，煉成「冰牛伏熱散」（後文

簡稱「冰牛散」）。每當冬季來臨，幻化成雪，飄落而下，進入百姓飲水之中，百姓食之，有平素攝生不當者，便會寒毒內生，畏寒怕冷，萎靡不振，繼而毒發，體表長屑，白如煙灰；屑下皮紅，厚如牛皮；皮破血出，奇癢難忍，此即「牛皮癬」，學名「銀屑病」，世人聞之色變，見之心驚，得之慾死，死而後快！有歌謠為證：

> 來而不走牛皮癬，一日得病一生怨。
> 白屑覆身難見人，手抓奇癢血滿身。
> 兒童得之父母愁，青年得之無配偶。
> 中年得之妻子散，老年得之淚雙流。
> 帥哥因之俊不在，美女憑之無人逑。
> 世人懼之如見鬼，灰心喪氣欲跳樓。
> 蛇蠍心肺牛魔王，與我結下永世仇。
> 天若有眼捉住你，千刀萬剮不收手！

此謠說得無比悲憤，表達了天下牛人對「牛魔王」的痛恨，能否克制「冰牛散」，耐心等待有下文。

說到這裏，承恩停頓了一下，頓時，台下唏噓聲四起，紛紛喝采叫好！這時，牛承恩注意到，今天台下有很多生面孔，特別是前排幾人，模樣看不太真切，但他們並未喝采卻是肯定的，似乎還帶有兵器，牛承恩心中忽有一種不祥之感！

欲知後事如何，且聽下回分解。

第二回　承恩說書被羞辱，莫萬二俠爭霸主

上回說到牛承恩說書一段完畢，得到台下一片喝采。承恩喝了一口苦丁茶（後來承恩才知道，苦丁茶會助長「冰牛散」的威力，此是後話，先放下不表），得意地環顧台下四周。這說書堂內和往常一樣，是座無虛席，只是今天前排座席上幾位

器宇不凡之人，遠遠看去，似乎來者不善。

居中桌子坐著兩個人，一人身穿白衣，胸前掛著一件奇特兵器——傳音器，此人神情莊重。旁邊端坐一人，似是他的女徒弟，頭戴潔白小帽，懷抱一針形尖銳武器，針的一端連著粗管，管中還有液體蕩漾。靠窗桌子坐有三人，居中一位青衣長衫的道長，面容慈祥，神情嚴肅，微閉雙目，右手抓著一本摸皺了邊的古書。左邊侍立一男童，手持一柄青鋒長劍，面容清秀；右邊一白衣女童，懷抱拂塵一柄，嬌俏伶俐。靠牆桌子，只坐了一人，長衫馬夾，戴金絲眼鏡，瘦臉長鬚，面帶幾分倔強，左肩上搭著一個灰色褡褳（是古代人背到肩上的布袋子），一手撚鬚，一手背於腰間。

後面一張桌子，坐著一男一女，男的金髮碧眼，非我族民。戴一副厚重的眼鏡，氣質儒雅，顯得高深莫測，女子則纖細柔美，小巧可人，靈動飄逸，從身形看，輕功應該了得。真是男女才俊，實在般配。

緊靠著這張桌子，一張桌子上竟擠坐著四五個人，穿衣打扮上看起來有點亂，似乎把那幾桌人的風格硬生生都集中了起來，傳音器、褡褳、書，最奇怪的是一個個塗脂抹粉，讓人不由得心生厭惡。

只見長鬚老者站起來，高聲叫道：「牛承恩此言差矣，長『牛皮癬』志氣，滅我人類威風！」

牛承恩定睛一看，立即起身拱手道：「原來是紫雪滅蹤冰封堂莫堂主，失敬失敬，晚輩言語不當之處，還望賜教！」

冰封堂堂主道：「閒話少說，你且說說，牛皮癬到我手裏，經我清熱冰封大法之後，不是都藥到病除了嗎?你在此妖言惑眾，抹我功績，毀我名聲，難道不知我的手段？」

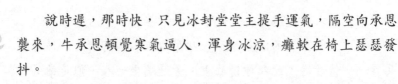

說時遲，那時快，只見冰封堂堂主提手運氣，隔空向承恩襲來，牛承恩頓覺寒氣逼人，渾身冰涼，癱軟在椅上瑟瑟發抖。

眾人不約而同驚呼：「隔空寒冰掌，說書先生麻煩大了！」

這時，冰封堂堂主飛身上台，向台下拱手道：「眾位英雄好漢，此人當日在渝城時，得牛皮癬，曾經請我給他施功治療，本人運用獨門功法，融合冰片苦參大黃之寒，甚至拿出我派鎮派之寶紫雪冰蟾，每次都功到病除，沒想到他跑到這裏來說沒人能治此病，壞我名聲，你們說，我該不該收拾他？」

台下鴉雀無聲，一片寂靜。片刻後，有人用很難聽清的聲音嘀咕道：「我也找你治過，確實沒治好啊！」隨之附和之聲漸成一片：「是啊，當時皮癬是沒了，可沒多久，又出來了。」

突然一道白光閃過，只見居中的「白大褂」已站在了台上，背著雙手，昂頭斜視台下，緩聲道：「不共戴天迷蹤派掌門在此。」

冰封堂堂主略顯驚慌道：「原來是萬掌門，久仰大名，百聞不如一見啊，閣下的獨門武器『殺菌毒飛針』已遍佈大江南北，威震天下，幸會幸會，不知萬大俠今日有何見教？」

「你那寒冰掌確實不怎麼樣！只能對牛承恩這樣的水貨有點用處！」

冰封堂堂主立刻面如豬肝，手結寒冰正要撲打，迷蹤派掌門傲慢地掃了他一眼：「你想試試我的萬菌殺毒手？」攝於萬掌門的威名，莫堂主不敢貿然出手，只是擺了擺架子。

迷蹤派掌門萬君沙接著說道：「牛皮癬，是細菌病毒感染所致，只能用殺毒的方式才能治好，我的萬菌殺毒手才是擊敗它的致勝招數，我的武館遍佈大江南北，年輕人得牛皮癬者，

都去我的武館學習此功了，就連你冰封堂的一些武館都設在我的武館裏，都是靠我的影響才得以存活，你還不明白嗎，還想跟我動手？」

冰封堂堂主莫冰峰聽此一說，像被雷擊一般，不服氣道：「萬掌門這麼說可就不對了吧，想我冰封派源遠流長，博大精深，冰封派八大絕世武功曾獨步天下，無人能敵。只可惜到我這一輩，很多招數都已失傳。但仍有一絕，那就是『清』，寒冰掌就是代表招數，功力並不比別的門派遜色，仍可以雄視天下，萬掌門可別藐視我冰封派及前輩，否則，別怪我不客氣！」

迷蹤派掌門搖頭呵呵一笑：「你冰封派已如明日黃花，不談也罷。」這時，那個金髮碧眼的老外站了起來，操著生硬的中文道：「萬大俠所說的殺毒功夫，可是西方傳入中國的？那可是了不起的功法，我是來自希臘的西西弗斯，在中國能看到我西方的功夫，真是太高興了！」緊接著說：「我也是牛人，懇請萬大俠傳我『萬菌殺毒手』，治好我的牛皮癬，救我出苦海。」

迷蹤派掌門萬君沙聽他這麼說，得意揚揚道：「How are you！西西弗斯，Welcome to China，你找到我學功夫，找對人了，你這徒弟我收了！」又道：「不過，冰封堂堂主說的沒錯，這個牛承恩該打，大家知道嗎，他也找過我，我可是用我的絕招給他殺死了全身的細菌和病毒，治好了他的病，現在居然說沒人能擊敗牛皮癬？置我不共戴天迷蹤派於何地？」

台下開始騷動，大家紛紛議論，這個說：「滅蹤不是把得病的線索都滅了嗎？迷蹤不是我們更找不到回家的路了嗎？」那個說：「這個人我知道，找他治牛皮癬好得快，復發更快，

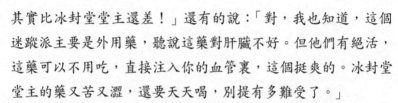

其實比冰封堂堂主還差！」還有的說：「對，我也知道，這個迷蹤派主要是外用藥，聽說這藥對肝臟不好。但他們有絕活，這藥可以不用吃，直接注入你的血管裏，這個挺爽的。冰封堂堂主的藥又苦又澀，還要天天喝，別提有多難受了。」

這時，迷蹤派掌門把傳音器攥於手中，轉身對牛承恩道：「你要當著大家的面向我道歉，否則，別怪我不客氣！」

牛承恩道：「萬大俠所言不差，我在你處是治得牛皮癬看不到了，可是最後還是復發啦，這怎麼算治好了呢？哎喲，快給我解寒冰之毒吧，好冷啊！」

「真是可憐之人必有可恨之處，瞧你這晦氣樣兒！嘴還又臭又硬！你道歉不道？」迷蹤派掌門已運氣上手，只見雙手青筋暴起，慢慢變成深黑色，這正是江湖中傳說的「萬菌殺毒手」。

牛承恩無法動彈，眼看就要被毒手所殺，情勢萬分危急！

突然台上又竄出一人，弓著身子，一張口，小煙嗓中夾著幾分謙恭、幾分傲慢：「諸位別慌，在下渾水摸魚霹靂掌盟主魏離土，向各位請安——」說起這魏離土，江湖中人都知道，自小不學無術，雖然不是名門正派，但善於結交官府，糾結一幫烏合之眾，還有很多信眾，卻也成為一股貌似強大的實力。所以江湖中人一般不願得罪，避之唯恐不及。無奈這幫人不練功，只是在嘴皮子上使勁，於是哪裏熱鬧鑽哪裏，什麼熱門幹什麼，其信徒也多愚昧之輩。

莫冰峰與萬君沙二人見到這魏離土，不約而同地向他拱拱手，算是打了一個招呼，便欲撤身。魏離土哪能放棄這熱鬧的機會，攢了攢勁兒，操著他的公鴨嗓吼著：「兩位仁兄不要走，我們來擺個擂如何——」

欲知後事如何，且聽下回分解。

（白楊初稿，志願者集體創作）

銀屑病健康醫學療效標準探討

什麼叫療效？這個問題看似簡單，治療的效果就叫療效。實際上卻有引領醫學發展的關鍵性作用，很不簡單。健康醫學有健康醫學的療效標準，疾病醫學有疾病醫學的療效標準。健康醫學的療效是看是否恢復和保持了健康，而疾病醫學的療效標準是說是否讓症狀短期或長期消失了（包括掩蓋症狀在內）。本文探討的是銀屑病健康醫學療效標準的細節問題。

筆者以對患者長久健康的重要性為尺度，將療效分為三類，分別為整體健康、局部健康和關鍵症狀的變化。其中，整體健康是處於最基礎、最重要的位置，為其他兩類提供了保障；局部健康處於中間位置，將整體健康和關鍵症狀的變化有機地聯繫起來，使療效標準成為一個有機的整體；關鍵症狀，在三類中處於最不重要的位置，但為了和目前主流的疾病醫學溝通，這類內容也不可忽視（這類內容強調了關鍵症狀，對於疾病醫學的發展有引領作用，其作用在於讓疾病醫學與健康醫學有機地結合起來）。

具體到銀屑病，這三類內容概括表述為：精神好不好，出汗勻不勻，皮損薄不薄。以下做詳細說明。

（1）精神好不好，對應於整體健康的內容。

患者來治某病，醫生一定要知道。看到一個壞果子，就要想到很可能是樹幹或者樹根都發生了問題，而不能只盯著一個結「果」做文章。比如有的患者怕冷嚴重，有的患者甲狀腺功

能低下，還有銀屑病的表現，最需要關注的是什麼呢？很多醫者會回答，肯定是「急則治其標」。問題是如果不急，醫生是不是也只琢磨皮損的問題？患者急著治皮損是可以理解的，但醫生作為內行來講，如果不會領著患者學會「內行看門道」，那就不能說是「內行」了。

臨床中，很多時候你會發現，如果不管整體的諸如嚴重怕冷、甲狀腺功能低下等問題，疾病根本上就不可能臨床治癒，更談不上根治了。除了皮膚健康的問題，其他都包括在「精神好不好」之中。

（2）**出汗勻不勻，對應於局部健康的內容。**

怎麼知道皮膚是否健康呢？筆者找到了客觀的指標，即出汗。傳染病系統裏講，正常的出汗標準見於《傷寒論》第12條，桂枝湯方後注「一時許，遍身，漐漐，微似有汗」。而對於雜病範疇的銀屑病來講，特別是頑固的肥厚、斑塊銀屑病，針對外感傳染病的正常出汗標準是不夠的，筆者將之調整為更適合頑固性銀屑病的「一天到晚，全身，總是，暖暖的潮潮的」四點，具體講就是儘量長的時間、儘量多的範圍、儘量和緩的態勢、儘量少的出汗，四點同時觀測，觀察到便是皮膚健康的變化情況，簡要描述為「出汗勻不勻」（出汗最需要關注的部位是脛前，也就是小腿前面。多數情況下，這裏是最不容易出汗的部位，但臨床觀察，最終是可以出汗的）。

（3）**皮損薄不薄，對應於關鍵症狀的內容。**

銀屑病皮損，從上往下看，可以看到鱗屑、斑、浸潤；從自覺症狀看，可以知道是癢、疼，是乾、濕，還是沒有感覺；置於整個皮膚背景看，可以看到大小、聚散；置於整個人體看，可以看到長在上還是下，伸側還是屈側；從疾病的發展

看，可以瞭解到皮損有沒有新發，發展是快是慢……在如此紛繁複雜的症狀中，如果不能清晰地認識到皮損只是身體整體不通在皮膚上的體現，就不能抓住銀屑病皮損的關鍵指標——厚薄和聚散。筆者將之具體描述為「越薄越好、越散越佳」，簡稱「皮損薄不薄」。

　　以上為筆者的探索，以整體健康和皮膚健康為最終目標，同時能兼顧皮損變化（即「立足長效求實效」）。關於對銀屑病健康醫學治療方案的療效評價標準的探討，敬請大家指正。

政

致「降牛十八掌」
志願者群

在本書的最後，特別要感謝的是「降牛十八掌」志願者群的朋友們。

沒有他們，這本書的內容可能不會這麼豐富多彩，生動有趣。

每個人在自己的專業領域，也許都會犯這樣的錯誤——自己知道的東西，就會想當然地以為別人也知道，於是就會在表述的時候，簡捷而籠統——很多時候，這是不利於非專業人士接受的。

醫生留在腦海裏的東西，應該是「知其要者一言以終」的，但是患者多數是非醫學專業人士，所以可能更需要「囉囉唆唆」、循循善誘的敘述。有了志願者群群友的加入，專業知識的傳遞就有了很多「二傳手」。

第一部分的「患友之聲」多是群友寫的，第三部分的問題是群友整理後我做出的回答，附錄部分的「降牛十八掌」是群友自己整理的……群友寫得也許不夠精練，甚至不夠準確，但是通過這些「二傳手」的思考，能引導廣大患者開始獨立思考，這樣目的就達到了。

醫療的主體是患者，醫生有責任讓患者明白得病和治病的機理，只有這樣，患者才會很好地配合治療，主動地找回自己的健康。只有這樣，患者才有可能在疾病治癒後保持健康，達到根治不復發的目標。

如果沒有與志願者群的「親密接觸」，對於患者的健康教育仍會停留在「自以為是」的層面。在群裏，大家向我學習，我也在向大家學習。

四個多月的日子，我與大家共同度過，這本書就像老照片一樣將那些一起度過的美好時光珍存起來。群裏來了很多新朋

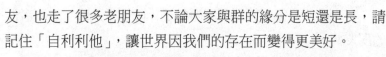

友，也走了很多老朋友，不論大家與群的緣分是短還是長，請記住「自利利他」，讓世界因我們的存在而變得更美好。

好了，下面我要記下那些閃光的名字，每個名字都會勾起一段「降牛」群裏的美好記憶。先借用群友大發的一句名言「感激排名不分先後」，接下來我鄭重地寫下他（她）們的名字：英子，七月，十八子，熊出沒，平人，白楊，虞山，滄浪，如月，萱草，蒙古格格，豔陽天，洋洋，孫小空，羊小咩，大發，求真，貝貝，太陽，李莫愁，丁丁，小秀才……祝願大家一天比一天好，一年比一年更健康！

歡迎至本公司購買書籍

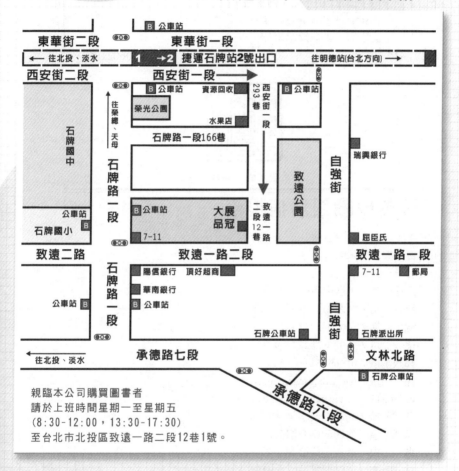

親臨本公司購買圖書者
請於上班時間星期一至星期五
(8:30-12:00，13:30-17:30)
至台北市北投區致遠一路二段12巷1號。

建議路線
1. 搭乘捷運
　　淡水信義線石牌站下車，由月台上二號出口出站，二號出口出站後靠右邊，沿著捷運高架往台北方向走(往明德站方向)，其街名為西安街，約80公尺後至西安街一段293巷進入(巷口有一公車站牌，站名為自強街口，勿超過紅綠燈)，再步行約200公尺可達本公司，本公司面對致遠公園。

2. 自行開車或騎車
　　由承德路接石牌路，看到陽信銀行右轉，此條即為致遠一路二段，在遇到自強街(紅綠燈)前的巷子左轉，即可看到本公司招牌。

國家圖書館出版品預行編目資料

張英棟談銀屑病根治/ 張英棟著.
——初版，——臺北市，大展，
面；21公分—（中醫保健站：87）
ISBN 978-986-346-193-7（平裝）
1.乾癬 2.中醫治療學
415.731 106021068

張英棟談銀屑病根治

著　　者/張英棟
責任編輯/宋偉　李華
發 行 人/蔡森明
出 版 者/大展出版社有限公司
社　　址/臺北市北投區（石牌）致遠一路2段12巷1號
電　　話/（02）28236031，28236033，28233123
傳　　真/（02）28272069
郵政劃撥/01669551
網　　址/www.dah-jaan.com.tw
E-mail/service@dah-jaan.com.tw
登 記 證/局版臺業字第2171號
承 印 者/傳興印刷有限公司
裝　　訂/眾友企業公司
排 版 者/菩薩蠻數位文化有限公司
授 權 者/山西科學技術出版社
初版1刷/2018年（民107）1月

定價/450元

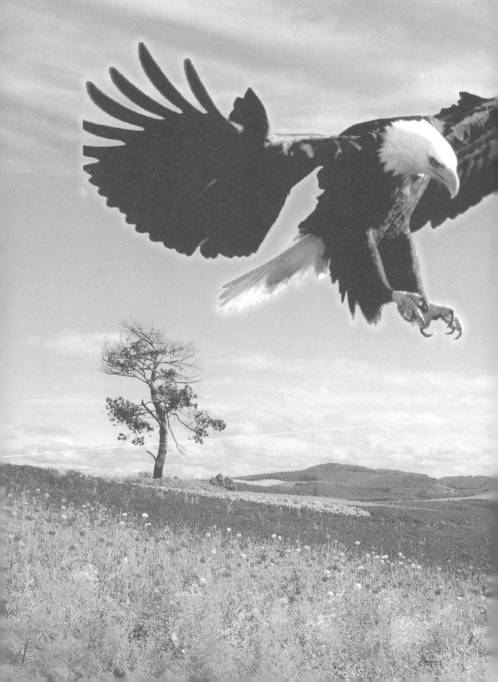

大展好書　好書大展
品嘗好書　冠群可期

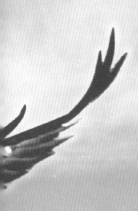

大展好書　好書大展

品嘗好書　冠群可期